Arnold Mindell

Quantengeist und Heilung

Auf seine Körpersymptome hören und darauf antworten

vianova
Verlag Via Nova

Arnold Mindell

Quantengeist und Heilung

Auf seine Körpersymptome hören und darauf antworten

Der Durchbruch eines renommierten Therapeuten definiert den Prozess der Gesundheit neu.

via nova
Verlag Via Nova

Übersetzung aus dem Amerikanischen:
Sibylle Herzog

Wissenschaftliche Fachberatung:
Dr. Achim Goeres

Englischer Originaltitel:
The Quantum Mind and Healing
How to Listen and Respond to Your Body's Symptoms

Hamptons Roads Publishing Company, Inc.
1125 Stoney Ridge Road
Charlottesville, VA 22902

Haftung

Die in diesem Buch gemachten Vorschläge zur Arbeit mit Symptomen erfordern gelegentlich, dass man sich in zeitweise veränderte Bewusstseinszustände begibt. Wenn Sie, liebe Leserin, lieber Leser, sich mit veränderten Bewusstseinszuständen unwohl fühlen, suchen Sie sich psychologische oder medizinische Unterstützung, bevor Sie einige der Übungen im Text ausprobieren.

2. Auflage 2009

Verlag Via Nova, Alte Landstraße 12, 36100 Petersberg
Telefon: (06 61) 6 29 73
Fax: (06 61) 9 67 95 60
E-Mail: info@verlag-vianova.de
Internet:
www.verlag-vianova.de
www.transpersonale.de

Umschlag: Marketing Design Service GmbH, Hamburg
Satz: typo-service kliem, 97647 Neustädtles
Druck und Verarbeitung: Fuldaer Verlagsanstalt, 36037 Fulda

ISBN 978-3-86616-036-1

Inhaltsverzeichnis

Dank

Ein großes Dankeschön an …

– Susan Kocen für die Transkription meiner am Processwork Center of Portland gehaltenen Vorlesungen und Seminare.

– all jene, die in Portland, London, Zürich, Tokyo und vielen anderen Städten an meinen gemeinsam mit meiner Partnerin Amy Mindell gehaltenen Kursen und Seminaren über die Themen der Quantenmedizin teilgenommen haben. Euer Experimentieren, Zuhören und Hinterfragen lockte die Ideen für dieses Buch aus mir heraus.

– Richard Leviton von Hampton Roads für dein ermutigendes Interesse an diesem Buch und den Vorschlag des ersten Untertitels „Die Quantendimensionen von Symptomen". Deine Ideen setzten viele neue Gedanken in mir frei.

– Margaret Ryan für ihre bemerkenswerte Fähigkeit, durch die Bearbeitung des Textes entscheidende Gedanken dazu beizutragen und herauszuarbeiten. Wie bringst du es nur fertig, so gut in den Geist des Autors hineinzuschlüpfen?

– Carl Mindell, dass er mich auf die Physiklastigkeit der ursprünglichen Fassung hinwies und mir half, mich besser auf Ärzte und Patienten zu beziehen.

– Randee Levine Tully, dass sie meine Fehler im Bereich der Musik erkannte.

– Sharon Sessions von der physikalischen Abteilung der Universität Oregon, dass sie meine Aussagen über die Physik überprüfte, insbesondere Gedanken hinsichtlich dessen, was die Thermodynamik über das Universum aussagt.

– Heike Spoddeck für ihre Hilfe bei vielen Details und die Bitte um mehr Bewusstheit in Bezug darauf, wann ich mich in einem Alltagsmodus des Denkens befinde und wann ich als Träumender denke.

– Dawn Menken, Jan Dworkin, Max Schüpbach, Joe Goodbread und andere Freundinnen und Freunde, dass sie das Bestreben in mir auslösten, die Wissenschaft der Körperarbeit mit den tiefsten Erfahrungen des menschlichen Geistes zu verbinden.

– meine Freunde und mutigen Interpretierer und Neuformulierer der Physik Fred Alan Wolf, Nick Herbert und Amit Goswami für die zukunftsweisende Natur ihre Arbeit.

– an Jai Tomlin, Pierre Morin, Mitch Stargrove und Larry Dossey, die mir halfen, Medizin und alternative, nichtlokale Medizin zu verstehen.

– liebe Geister der Lehrerinnen und Lehrer, die um mich herumsitzen, während ich dieses Buch schreibe: Marie-Louise von Franz, die mir 1961 in Zürich C. G. Jungs Gedanken der Synchronizität nahe brachte; Franz Riklin, dass er mich in den Schamanismus einführte und mir aufzeigte, wie er im Alltagsleben gelebt werden kann; C. G. für seine Unterstützung im Hintergrund bezüglich aller Dinge, die mit, wie er sagte, „Seele und Materie“ zu tun haben. – die verschiedenen Ärztinnen und Ärzte der Allopathie, der Alternativ- und Komplementärmedizin, die meine Klienten, Freundinnen und Helfer sind, für das, was ich von euch gelernt habe.

Obgleich sie nicht mehr leben, muss ich den erstaunlichen Urvätern der Quantenphysik, Louis DeBroglie, Erwin Schrödinger, John von Neumann, David Bohm und Richard Feynman, danken; und den lebenden Physikern der Hyperräume, Michio Kaku und Stephen Hawking, für ihre Aussagen über die virtuellen Räume, imaginäre Zeiten und andere Realitäten hinter dem Leben.

Liebe Amy, deine Arbeit über Kreativität lehrte mich, Marionetten ernst zu nehmen. Zusammen mit deinen Marionetten half dein wissenschaftlicher Geist, mich zu prüfen, meine Gedanken zu klären und mich zu belehren hinsichtlich der Quantendimensionen der Symptome, von denen ich annehme, dass kein Physiker (ohne Marionette) jemals daran gedacht hätte. Du hast geholfen, beinahe jedes Kapitel dieses Buches zu entwickeln und zu lehren. Danke.

Vorwort

Wie beeinflussen Gedanken unseren Körper? Wie gebrauchen wir unser aufmerksames Gewahrwerden, um die Erfahrung von Körpersymptomen zu transformieren? Was können wir tun, um mit der Angst und den Schmerzen umzugehen, die mit Kopfschmerzen, Rückenschmerzen, Schwellungen und Beulen, Müdigkeit und Benommenheit einhergehen? Welche Rolle, wenn überhaupt, spielt unsere subjektive Erfahrung bei Krebs oder bei Herzproblemen? Wird all dies durch die Genetik, die Umwelt oder den Zufall hervorgerufen? Gibt es so etwas wie Intelligenz hinter all diesen Problemen?

Ja. Es gibt eine tiefe Form von Intelligenz im Hintergrund. Ich nenne sie den Quantengeist und werde aufzeigen, inwiefern er eine Quelle der Heilung sein kann.

In *Quantengeist und Heilung* erforsche ich Verbindungen zwischen der traditionellen Biomedizin und alternativen medizinischen Verfahren und weise auf empirische und quantenmechanische Grundlagen der Körperintelligenz hin. Meine therapeutische Arbeit mit Einzelnen und Gruppen veranlasste mich, spezielle Bereiche der Psychologie, der Physik und der Medizin zu studieren und diese Wissenschaften miteinander zu kombinieren. Dieses Buch gründet auf der Entdeckung der ähnlichen Grundstrukturen, die unseren subtilsten Erfahrungen und der subatomaren Physik zugrunde liegen. Die Entdeckung dieser Strukturen hat mich zur Entwicklung neuer Ansätze in der Art und Weise, über Menschen zu denken und mit Körpersymptomen zu arbeiten, geführt.

Das Studium der Nanoereignisse und der Nanomedizin („nano" ist eine Vorsilbe, die den einmilliardsten Teil [10^{-9}] einer Maßeinheit bezeichnet, wobei hier atomare und molekulare Prozesse beschrieben werden, die sich im Bereich eines Milliardstelmeters ereignen) wird bald viele Fortschritte in der Gegenwartsmedizin hervorbringen. Medizin und die mit ihr verbundenen Disziplinen der Psychologie und der Physik werden noch näher zusammenrücken, als dies bereits heute der Fall ist. Doch gibt es nur wenige vereinheitlichende Paradigmen, die die Forschung in Anatomie, Psychologie, Psychobiologie, Biophysik, Medizinaltechnik, medizinischer Ausbildung, Allgemeinmedizin und medizinischer Diagnose mit den vielen Psychotherapien, einschließlich der Bewegungs- und der Musiktherapie, verbinden.

Der Hauptziel von *Quantengeist und Heilung* besteht darin, den Fokus auf Körpersymptome zu richten. Dieses Buch soll in erster Linie praktisch anwendbar sein. Zugleich besteht ein zweites Ziel darin, vereinheitlichende Ideen vorzuschlagen, um die eben erwähnten Felder zusammenzubringen. Die in diesem Buch vorgeschlagene Praxis basiert auf wissenschaftlichen Erkenntnissen und aus alten Traditionen stammenden Ideen. Diese Erkenntnisse und Traditionen erörtere ich im Verlauf des Buches ausführlich in Textstellen im Extrakasten. Wissenschaftlich interessierte Leserinnen und Leser finden zusätzliche Ausführungen zu Ideen und Theorien im Anhang.

Beim Schreiben stiegen zahlreiche Gefühle in mir auf. An jenem Abend, bevor ich die Endfassung dieses Buches zu schreiben begann, erwachte ich in einem Traum. In jenem Traum, realisierte ich, befand ich mich im Hochgebirge in der kühlen Nachtluft. Irgendeine große Kraft hatte mich dazu gedrängt, in den Bergen zu wandern, bis ich alleine auf einem Pfad gegenüber einer Felswand stand, die eine Seite eines hohen, zerklüfteten Gipfels bildete. In den Schatten der Dunkelheit vermochte ich die Gegenwart einer Art von Geist sowie eine von den Bergen ausgehende ehrfurchtgebietende Kraft zu spüren. Ich konnte jene Kraft fühlen, sie aber nicht beschreiben.

Beim Aufwachen wusste ich plötzlich, dass der Titel dieses Buches über Körpersymptome mit der Intelligenz und den Kräften der Natur verbunden sein sollte, mit demjenigen, das ich den Quantengeist genannt habe. In einer Art Halbschlaf schrieb ich die folgenden Absätze, die sich wie eine an uns alle gerichtete Mitteilung der Kraft des Berghanges anfühlten. Heute wehrt sich mein Alltagsverstand gegen jene Absätze aufgrund ihres fast schon unverfrorenen Tons.

> Die Richtung deines Lebens zeigt sich deutlich in einigen deiner Träume. Im Alltagsleben verhältst du dich jedoch, als wärst du nicht sicher, was du als Nächstes tun sollst. Tagsüber verspürst du eine bestimmte, aber subtile Kraft der Stille von den tiefsten Räumen der Nacht ausgehen, die deinen Körper ins Leben bewegt, aber dennoch ziehst du es für gewöhnlich vor, diese Kraft zu ignorieren.
>
> Wenn du auf dein Leben zurückblickst, stellst du fest, dass diese Kraft immer gegenwärtig war. In der Tat scheint dein Lebensweg beinahe zwangsläufig zu sein. Was zu dieser oder jener Zeit als zufällig erschien, scheint bei näherer Betrachtung unvermeidlich gewesen zu sein. Im Moment scheint das Leben chaotisch, willkürlich zu sein. Blickst du jedoch auf dein Leben zurück, erkennst du, dass sich die Kraft der Stille hinter jeder scheinbar zufälligen Handlung befand. Der besondere Weg, den du „Leben" nennst, scheint unvermeidlich, obgleich du in bestimmten Momenten deiner Vergangenheit glaubtest, mit jener Kraft verhandeln zu können. In der Rückschau scheint der Weg unaufhaltsam zu sein. Rückblickend erkennst du, dass du der Kraft lediglich zustimmen und dich mit ihr bewegen oder ihr nicht zustimmen konntest und vernichtet wurdest.

Es ist zwecklos vorzugeben, diese Kraft existiere nicht, da ihre Gegenwart zu ignorieren sie in ein erschreckendes Erleben von Körpersymptomen verwandelt. Verhalte dich so, als wäre die Kraft nicht da, und das Leben wird bitter und der Raum füllt sich mit Geistern. Öffne dich im Alltagsleben für die Kraft der Stille, und das Leben erscheint wie eine unendliche, ehrfurchtgebietende Reise.

Die Kraft der Stille ist nicht nur mit deiner persönlichen Existenz, sondern auch mit dem Ursprung des Universums verbunden. Für die Wissenschaft ist die Kraft der Stille eine nicht messbare Realität, und doch wird ihre Kraft in der Mathematik der Quantentheorie sichtbar; sie ist in der Zeit nicht auf die Geschichte und im Raum nicht auf die Grenzen dieses Planeten beschränkt. Diese Kraft besitzt eine subtile Intelligenz, eine Art Quantengeist.

Nach diesem Traum schien *Quantengeist und Heilung* der perfekte Titel zu sein, da sein Inhalt genau der Art und Weise entspricht, wie wir geheimnisvolle Körperereignisse und Gesundheitsfragen erfahren, die bislang der Natur, Gott, der Psyche, Quantenprozessen (Überlagerung von Zuständen, Nichtlokalität, Verschränkung usw.) oder dunkler Materie (der theoretischen, unsichtbaren zusätzlichen Materie, die im Universum benötigt wird, um dessen Expansionsgeschwindigkeit zu erklären) zugeschrieben wurden.

Die Beziehung zwischen Physiologie, Medizin, Physik und Psychologie wird seit Jahren diskutiert. Der Standpunkt dieses Buches besagt, dass mathematische Aussagen, die Elementarteilchen, Moleküle und menschliche Körper beschreiben, Projektionen von Traumerfahrungen sind.

Quantengeist und Heilung spricht zu jenem Teil in Ihnen, der am Verständnis von Symptomen und an experimenteller Arbeit mit eigenen Körpersymptomen sowie den somatischen Problemen anderer interessiert ist. Für denjenigen Teil in Ihnen, der unter Symptomen leidet, die in Verbindung mit körperlichen Krankheiten entstehen, gibt es spezifische Methoden, sich diesen Symptomen zu nähern und Bereicherung durch sie zu erfahren. Für die an der Integration verschiedener Felder interessierte Wissenschaftlerin ist die Perspektive, die ich bezüglich der Wissenschaft einnehme, einfach: Die menschliche Wahrnehmung ist das erste Prinzip. Die Natur unserer Wahrnehmung und Erfahrung ist die Basis jeder Beobachtung oder Theorie.

Das Schreiben dieses Buches brachte mich in direkten Kontakt mit dem am meisten „realistischen“ Teil von mir, einem Teil, der mitunter die subjektive Erfahrung ignoriert. Der konservative Wissenschaftler in mir ist der Ansicht, es sei besser, sich ein Leben lang auf eine Disziplin zu konzentrieren. Dem pflichte ich bei. Dennoch ließ sich aufgrund meines lebenslangen Interesses an der Arbeit mit Körpersymptomen etwas in mir nicht von der zur Verfolgung einer Disziplin erforderlichen Gründlichkeit zurückhalten. Ich kann nur eingestehen, dass ich nach besten Kräften versucht habe, dieses Buch so rational, so vernünftig und verständlich wie möglich zu schreiben.

Mein Ringen erinnert mich an die Worte von Erwin Schrödinger, einem der Urväter der Quantenmechanik. In der Einführung zu seinem kleinen Buch *Was ist Leben?* sagt er:

> „Bei einem Mann der Wissenschaft darf man ein unmittelbares, durchdringendes und vollständiges Wissen in einem begrenzten Stoffgebiet voraussetzen. Darum erwartet man von ihm gewöhnlich, daß er von einem Thema, das er nicht beherrscht, die Finger läßt. Das gilt als eine Frage des *noblesse oblige*. Man erlaube mir, hier für den vorliegenden Zweck auf die noblesse, sofern überhaupt vorhanden, zu verzichten und mich von den an sie geknüpften Verpflichtungen zu befreien. …
>
> Einem einzelnen Verstand ist es beinahe unmöglich geworden, mehr als nur einen kleinen spezialisierten Teil [der Wissenschaft] zu beherrschen. Wenn wir unser wahres Ziel nicht für immer aufgeben wollen, dann dürfte es nur den einen Ausweg aus dem Dilemma geben: daß einige von uns sich an die Zusammenschau von Tatsachen und Theorien wagen, auch wenn ihr Wissen teilweise aus zweiter Hand stammt und unvollständig ist – und sie Gefahr laufen, sich lächerlich zu machen.“

Die Arbeit mit Symptomen lässt manchen unter uns bisweilen keine andere Wahl, als unser Wissen über Psychologie, Medizin, Physik und spirituelle Traditionen einzusetzen, ohne alle Disziplinen vollkommen zu beherrschen.

Aus diesen Gründen, und um ein besseres Verständnis des Körpers und der Psychologie zu erlangen, habe ich mehr als zwanzig Jahre, nämlich seit der Veröffentlichung von *Dreambody*, gezögert, mein Verständnis dessen, wie Träume mit Körpersymptomen verbunden sind und sie beeinflussen, niederzuschreiben. In Kapitel 2 des 1982 erschienenen Buches *Dreambody* wies ich darauf hin, wie viel der Traumkörper mit der Quantentheorie gemein hat. Ich ging damals nicht näher darauf ein und richtete den Fokus stattdessen hauptsächlich auf die Mythologie des Traumkörpers. Während der dazwischen liegenden zwanzig Jahre haben mich die Ergebnisse der psychologischen und somatischen Interventionen in Bezug auf den Traumkörper überzeugt. Ich erforschte und erweiterte die Grundgedanken und machte sie für die Arbeit mit Individuen und Gruppen in allen denkbaren Bewusstseinszuständen anwendbar. Heute haben mich meine Erfahrungen, Experimente und Übungen mit mehr als einhunderttausend Menschen weltweit dazu gebracht, dieses Buch zu schreiben: den Versuch zu unternehmen, Medizin und Psychologie mit der Physik der Nichtlokalität zu verbinden.

Unser Körper ist dort lokalisiert, wo wir sind. Andererseits ist der Körper nichtlokal: Er wird durch Beziehungen und Gruppen, durch unmittelbare ebenso wie durch stellare Ereignisse berührt. Nicht nur werden wir durch die menschliche und die natürliche Umwelt berührt, auch das, was in uns geschieht, verändert unsere Welt. Wie Sie im weiteren Verlauf dieses Buches erfahren werden, müssen solche Veränderungen, die in der Quantentheorie vorweggenommen werden, nun Teil einer neuen Quantenmedizin oder nichtlokalen Medizin werden. Wir können die Probleme im Körper nicht lösen, indem wir nur ins Innere des Körpers blicken. Um manche unserer Probleme zu lösen, müssen wir mit der ganzen Welt arbeiten, genau so, wie wir sie erfahren.

Möge dieses Buch Patienten und Patientinnen, Ärztinnen und Ärzten und Theoretikern zu einem größeren Verständnis verhelfen und zur Linderung physischer Schmerzen beitragen.

Yachats, Oregon, 2002
www.aamindell.net

I.

Die Kraft der Stille in Symptomen

1. Die Kraft der Stille

> Wenn wir nicht zu träumen wagen, werden wir nichts finden. … Träume sind die Art und Weise, wie die spannendste Wissenschaft stattfindet.
>
> *– Dan Goldin,*
> *Leiter der U.S. National Aeronautics Space Agency*[1]

Körpersymptome sind furchtbare Schlachtfelder voller Intensität und Schwierigkeiten. Wenn Sie Ihre Symptome verleugnen, unterdrücken Sie den Kampf, und die Symptome verfolgen Sie die ganze Nacht lang. Richten Sie Ihren Fokus jedoch bloß auf deren Realität, werden Sie deprimiert und ängstlich, insbesondere dann, wenn sie nicht sofort geheilt werden können. *Quantengeist und Heilung* stellt Prinzipien vor, die erklären, wie und warum sich Ihre Körpererfahrung verändert, indem Sie auf eine reale und traumartige Weise mit Ihren Träumen und Körperempfindungen arbeiten.

Liebe Leserin, lieber Leser, meine Verpflichtung Ihnen gegenüber besteht darin, dafür zu sorgen, dass diese Prinzipien sowohl für Ihren Körper als auch für Ihren Geist plausibel sind. Meine Grundaussage lautet, dass Ihre durch Aufmerksamkeit entstehende Wahrnehmung mit dem subatomaren Bereich Ihres Körpers interagiert. Als ein nach Lösungen für innere Probleme suchender Mensch am Beginn des dritten Jahrtausends müssen Sie erreichen, was unsere Wissenschaften noch nicht erreicht haben. Sie müssen nicht nur im wachsenden Bereich der Biomedizin Hilfe suchen, sondern auch, indem Sie das tiefste Träumen und die Quantenebenen Ihres Körpers erforschen. Auf diesen Ebenen werden Sie dasjenige antreffen, was ich die Kraft der Stille, die Intelligenz Ihres Körpers und dessen Verbindung zum Universum nenne.

Um diese Erforschung zu erleichtern, schlage ich im Verlauf des Buches verschiedene Schritte vor, die Ihnen helfen sollen, Ihren Körper und Ihren Geist auf der subtilsten aller Ebenen zu erfahren und zu verstehen. Neben der Unterstützung Ihrer persönlichen Reise biete ich auch die Vorschläge von Medizinern, Therapeutinnen, Physikern und Biologinnen, Allopathinnen und Alternativheilkundlern in Bezug auf die Vereinheitlichung bestehender Paradigmen an. Die von mir eingeschlagene Richtung soll die Brillanz der heutigen Wissenschaften mit den frühen Weisheitstraditionen vereinigen. Wir werden den Schamanismus ebenso wie Quantenphänomene, die Psychologie und die Biochemie durchstreifen, um neue Methoden zum Verständnis von und der Arbeit mit Symptomen zu entwerfen.

Frühere und heutige Arbeit

In früheren Büchern – *Dreambody* und *Traumkörperarbeit* oder: *Der Lauf des Flusses* – demonstrierte ich, dass Träume in allen Arten von Körpersymptomen widergespiegelt werden. In *24 Stunden luzid träumen* empfahl ich einen schamanistischen Lebensstil, der in luzidem Bewusstsein vierundzwanzig Stunden am Tag gründet. In meinem letzten Buch *Seine Träume deuten lernen* benutzte ich Ideen der australischen Aborigines und der Quantentheorie, um das, was wir Therapeutinnen und Therapeuten seit Freud und Jung „Traumarbeit" nennen, auf den neuesten Stand zu bringen.

In *Quantengeist und Heilung* stelle ich nun Lehren der Physik und der Psychologie dar, indem ich folgende Punkte neu erwäge:

- Träumen und die Quantendimension von Symptomen,
- die Ursprünge des Lebens und inwiefern Bewusstheit ein Anti-Aging-Faktor ist,
- wie die Quantentheorie Musiktherapie für Symptome sein kann,
- wie Gemeinschaften den Körper beeinflussen und
- neue, nicht toxische Lebensstile, die das Wohlbefinden fördern.

Meine Ideen sind das Ergebnis zweier Faktoren: einerseits der Physik und andererseits 40 Jahre therapeutischer Erfahrung mit Menschen in allen Bewusstseinszuständen und mit allen erdenklichen Körperproblemen. Für mich ist die Physik eine Theorie, eine praktische Tatsache und auch eine Metapher für unsere Psychologie. Mathematik und Physik sind symbolische Formeln, die tiefe veränderte Bewusstseinszustände ebenso wie physische Prozesse beschreiben. Neue Ideen entstehen in der Physik nicht nur aufgrund von Experimenten und Theorie, sondern auch, weil unser Bewusstsein bereit ist, neue Aspekte des Universums in uns selbst zu entdecken. In meinem früheren Buch *Quantum Mind* habe ich aufgezeigt, wie jeder die Physik für sich selbst erfahren kann. Die Mathematik der Physik ist wie der Traum hinter der Realität. Folglich kann jeder Einzelne die unmessbaren Felder der Quantenwellen in der Physik erfahren, da diese virtuellen Felder, wie ich weiter unten aufzeigen werde, Landkarten von subtilen Körpertendenzen darstellen ebenso wie von Ereignissen in der realen Welt.

Während die Mainstream-Wissenschaft den Fokus darauf richtet, die Auswirkungen der Nullpunktenergie im Universum zu messen, und darüber diskutiert, ob subtile Energiefluktuationen die Entstehung des Universums verursacht haben, empfehle ich eine Meditation darüber, wie die kleinsten Andeutungen von Bewusstheit unser Leben auf einer Ebene erschaffen, die ich die Kraft der Stille nenne. In *Quantum Mind* erörterte ich, inwiefern diese Andeutungen „Tendenzen" darstellen, die in der Quantenphysik, der Psychologie und der Meditation zu erkennen sind. Selbstreflexive Strukturen, wie sie in der Mathematik der Physik – der Basis der Quantentheorie – zu finden sind, können als Metaphern dafür gesehen werden, wie die Kraft der Stille Bewusstsein, Realität und alle Lebensfreuden, Probleme und Symptome erschafft.[2]

Im vorliegenden Buch zeige ich auf, dass diese subtilen, universellen und unmessbaren Tendenzen dasjenige erschaffen, was wir in unserem Körper als die Kraft der Stille spüren können. Darüber hinaus sind diese Tendenzen mit der Selbstreflexionsfähigkeit des Universums ebenso wie mit unserer eigenen Fähigkeit zur Selbstreflexion verbunden. Aus diesen Einsichten ergibt sich eine Schlussfolgerung für die Medizin: Nicht Krankheit zu heilen, sondern das Bewusstsein zu schulen ist die grundlegendste Aufgabe für Medizinerinnen und Mediziner. Körpersymptome sind nicht nur Probleme, die gelöst werden müssen. Chronische Symptome sind *Koans* – anscheinend nicht zu beantwortende Fragen, die der Erweiterung des Bewusstseins dienen. Viele solcher Symptome machen es erforderlich, dass wir unser Alltagsdenken fallen lassen und unsere Bewusstheit gebrauchen, um die Kraft der Stille in unserem Körper wahrzunehmen.

Der heutige allgemeine biomedizinische Standpunkt bezüglich des Körpers erinnert mich an einen Stadtplan. Auf jenem Plan finden Sie einen Punkt, der Ihren Wohnort repräsentiert, den Standort Ihres Körpers. Die meisten unter uns denken von sich, sie befänden sich an irgendeinem Punkt auf irgendeinem Plan. Die Wahrheit dieses Standpunktes in Bezug auf Raum und Zeit sei offenkundig. Dies ist jedoch nicht die ganze Wahrheit.

In Träumen ebenso wie in der Quantentheorie befinden sich unmessbare und doch erfahrbare Teile von Ihnen nicht nur an einer Straßenecke, in einer Stadt, in einem Land, auf irgendeinem Kontinent oder einer Insel auf dem Planeten Erde. Auch befinden Sie sich nicht nur in diesem Sonnensystem oder in der Milchstraße. Vielmehr befinden Sie sich in der Konsensusrealität (KR) an jenem Punkt auf dem Plan *und* gleichzeitig sind Sie im Traumland durch das ganze Universum verstreut. Daran zu glauben, Ihr Körper befände sich einzig an einem bestimmten Ort auf dem Planeten, kann Störungen in Ihren persönlichen Beziehungen verursachen sowie Symptome erzeugen.

Die neue Medizin muss entdecken und sich daran erinnern, dass das, was auch immer in diesem Universum (oder in diesen Paralleluniversen) geschieht, unseren Körper beeinflusst, ebenso wie das, was wir fühlen und denken – das heißt, wie wir Dinge erfahren –, das ganze Universum berührt. Wir leben in einem Universum, das aus reellen und virtuellen Realitäten besteht. Daher muss die neue Medizin „lokal" sein und sich mit dem Körper in Zeit und Raum befassen, und sie muss „nichtlokal" sein, um sich mit der Art und Weise auseinanderzusetzen, in der die Welt um uns herum unseren Körper beeinflusst.

Am Beginn des einundzwanzigsten Jahrhunderts muss das Alltagsbewusstsein Einspruch erheben und uns sagen, dass Quantenrealitäten und subjektive Erfahrungen Phantasieprodukte sind und man ihnen nicht trauen kann. Erstens möchte ich dem Alltagsverstand helfen, sich zu entspannen, indem ich ihm zunächst versichere, dass die vorliegende Theorie alles, was in der modernen Medizin und der Newtonschen Physik und Chemie bekannt ist, mit einschließt und bestätigt. Ich lege sogar nahe, dass die vorliegende Arbeit die Quantentheorie auf psychologische Weise bestätigt. Zweitens behaupte ich, dass das Ignorieren der in Träumen und in der Quantentheorie symbolisierten subtilen Erfahrungen zu körperlichen Krankheiten und Un-Wohlbefinden beitragen kann. Mit anderen Worten, Sie brauchen eine experimentell verifizierbare Medizin und Physik ebenso wie subjektive Erfahrungen.

Übung: Experiment mit imaginärer Zeit

Wie hilft das Wissen um die reellen und die virtuellen Realitäten des Universums meinen Körperproblemen im Hier und Jetzt auf eine „bodenständige" Art und Weise? *Quantengeist und Heilung* beantwortet diese Frage mit einer Theorie und schlägt Wege vor, die Theorie persönlich zu erfahren.

Wenden wir uns zunächst der Erfahrung zu. Das Körperexperiment, das wir gleich machen werden, unterstützt Sie darin, zu spüren, wie die Kraft der Stille Ihren Körper bewegt. Danach erörtern wir eine Theorie darüber, inwiefern diese Kraft zu Beginn des Universums im Reich der imaginären Zeit gegenwärtig war.

Lassen Sie mich zunächst noch etwas hinzufügen. Da die Kraft der Stille, wie alle Konzepte bezüglich des Quantenbereiches in der Physik, nicht direkt zu messen ist (nur die Auswirkungen können in der Realität überprüft werden), müssen Sie Ihre eigene subjektive Erfahrung und Fähigkeit, Dinge zu spüren, über die es keinen „Konsens" mit anderen gibt, gebrauchen und sich darauf verlassen. Bei dem, was im Folgenden geschieht, entdecken Sie vielleicht Tendenzen zu denken, zu phantasieren und sich in eine bestimmte Richtung zu bewegen, noch bevor Sie sich tatsächlich in jene Richtung bewegen.

> *Beginnen wir mit Ihrer Körperwahrnehmung.* Sitzen, stehen oder liegen Sie zunächst in einer Position, die Ihrem Körper etwas Bewegungsfreiheit lässt. Wenn Sie sitzen, sitzen Sie auf der Kante Ihres Stuhls. Wenn Sie liegen, setzen Sie sich ein wenig auf.
>
> *Entspannen Sie sich nun für einen Moment in Ihrer Position.* Machen Sie einige Atemzüge. Drängen Sie nicht. Wenn Sie sich entspannter und ein wenig ruhiger fühlen, sind Sie bereit weiterzugehen.

Halten Sie Ihren Körper relativ ruhig, während Sie frei und natürlich atmen. Gebrauchen Sie Ihre Aufmerksamkeit, um wahrzunehmen, zu welcher Art Bewegung und in welche Richtung sich zu bewegen Ihr Körper tendieren würde, wenn er dürfte. Bewegen Sie sich noch nicht in jene Richtung, sondern erforschen Sie einfach die Tendenz, sich auf eine bestimmte Art oder in eine bestimmte Richtung zu bewegen. Geben Sie sich Zeit. Die Tendenz wird sich schließlich zeigen. Nehmen Sie nun die Tendenz und deren Richtung wahr, selbst wenn Ihnen die Tendenz ungewöhnlich erscheint.

Sobald Sie sie wahrnehmen, erlauben Sie jener Tendenz, Ihren Körper langsam in die zuvor gespürte Richtung zu bewegen. Bitte nehmen Sie möglicherweise auftauchende Bilder zur Kenntnis. Nehmen Sie sich Zeit. Welche Phantasien und Bilder steigen auf, während Sie sich bewegen?

Während Sie sich noch immer langsam bewegen, folgen Sie Ihrer Vorstellung über jene Bewegung, bis Ihre inneren Bilder Ihnen ein Gefühl für die Bedeutung der Bewegung vermitteln. Was könnten Ihre Tendenzen, Phantasien und Bewegungen möglicherweise für Sie bedeuten? Welche Bedeutung scheinen sie für Sie zu haben? Vertrauen Sie Ihrer Intuition bezüglich der Bedeutung. Fokussieren Sie Ihre Aufmerksamkeit auf jene mögliche Bedeutung und notieren Sie sie sich.

Gehen Sie schließlich, nachdem Sie die Bedeutung aufgeschrieben haben, zu der Bewegung, die Sie gerade gemacht haben, zurück, und fragen Sie Ihren Körper, welche Körpererfahrungen, Symptome oder Ängste vor Symptomen er erzeugen könnte, um Ihnen diese Tendenz bewusster zu machen. Welche Art von Symptom oder von Ängsten vor Symptomen könnte jene Tendenz stärker zum Ausdruck bringen, so dass Sie sie zur Kenntnis nehmen müssten? Verspüren Sie bereits die Anfänge solcher Symptome oder haben Sie Angst vor solchen Körperzuständen?

Einer meiner Klienten, der unter Todesängsten litt, machte dieses Experiment für sich zu Hause. Er erzählte mir, dass seine Aufmerksamkeit ihn erkennen ließ, dass sein Körper dazu tendierte, sich zu entspannen, und sein Kiefer herunterfallen wollte. Nachdem er schließlich seinen Kiefer hängen ließ, hatte er eine plötzliche Phantasie. Sein Kopf fiel von seinem Körper herunter und hinterließ ein Bild seines Körpers, das ihn frei atmend zeigte und vollkommen offen für den Atem, der einfach einströmen konnte. Er sagte: „Die Bedeutung war offenkundig: Lasse deinen Kopf, deine inneren Programme fallen, und öffne dich." Er berichtete, zu seiner Überraschung hätten sich seine Todesängste aufgelöst, als er erkannte, dass sein „Kopf" oder sein rationaler Verstand zu sterben versuchte!

Dieses Experiment hat Ihnen vielleicht auch ein Gefühl für die Art von Körpertendenzen vermittelt, die vorhanden sind, bevor sich Bewegung ereignet. Ihr Gefühl für diese Tendenzen nenne ich die Kraft der Stille – eine subtile Kraft, die Ihren Körper bewegt. Gewöhnlich zeigt sich Ihnen diese Kraft nur dann, wenn sie in übertriebener Form, wie zum Beispiel in angsterfüllten Phantasien oder Körpersymptomen, erscheint.

Die Kraft der Stille ist sowohl eine subtile Körperempfindung als auch die treibende Kraft hinter Ihren Träumen. Sie versucht, Sie auf subtile Weise einen bestimmten Weg entlang zu bewegen und verleiht dem Leben eine spezielle Bedeutung. Diese Bedeutung wird nur ersichtlich, indem Sie auf Ihr Leben zurückblicken oder in einem bestimmten Moment mit jener Kraft in Verbindung treten.

Der Kraft der Stille nicht zu folgen lässt Sie sich zumindest un-wohl fühlen. Ihr Körper fühlt sich wohler, wenn Sie sich mit ihr in Richtung ihrer subtilen Kraft bewegen.

Aspekte der Kraft der Stille

In den folgenden Kapiteln zeige ich auf, wie diese Kraft nicht nur in den subtilen Bewegungstendenzen Ihres Körpers erscheint, sondern auch in

- Ihren chronischen Symptomen,
- Ihren Langzeitverhaltensmustern, Problemen und Talenten,
- den Stimmungen und Menschen, die Sie am meisten beunruhigen, und
- Ihren Beziehungsschwierigkeiten oder Gemeinschaftsproblemen.

Die Kraft der Stille, die sich in Tendenzen manifestiert, ist eine Art Ziehen oder Drängen, das in unserer Wahrnehmung der Empfindung einer Art von Atmosphäre oder Stimmung oder Feld, in dem wir leben, entspricht. Ich bezeichne diese Atmosphäre oder diese Tendenzen als „intentionales Feld", obgleich wir gewöhnlich keine Absicht hinter der Atmosphäre oder ihrer subtilen und leicht zu ignorierenden Kraft der Stille gewahr werden.[3]

Ich werde aufzeigen, inwiefern das Fokussieren auf solche subtilen Erfahrungen eine Art *nichtlokaler* Medizin darstellt, da diese subtilen Tendenzen möglicherweise nicht nur mit uns selbst, sondern mit der ganzen Welt, in der Tat dem ganzen Universum, verbunden sind.

Physik, Zen und die Kraft der Stille

Lassen Sie mich eine Theorie vorschlagen, wie sich die subtilen Erfahrungen in unserem Universum verbinden könnten. Beginnen wir zunächst mit der Annahme der Physik, dass die im subatomaren Reich für alle Materie gefundene Grundstruktur – die Quantenwellenfunktion – eine der grundlegendsten Strukturen unseres gesamten Universums ist.

Als Erwin Schrödinger, einer der Urväter der Quantentheorie, diese Wellenstruktur zum ersten Mal in den 1920er Jahren entdeckte, war er sicher, dass sie „materiell“ sei. Er nannte die mathematischen Wellen dieser Struktur „Materiewellen“. Heute wissen wir, dass diese Wellen nicht materiell sind im Sinne von messbaren Wasserwellen. Sie sind aber grundlegender als die offenkundige Materialität großer Objekte und Körper. Diese Grundstruktur ist mathematisch exakt und sagt die Wahrscheinlichkeit voraus, dass Ereignisse in der Alltagsrealität eintreten.

Die Wellenfunktion ist typisch für viele Ideen der Quantenphysik, die sehr verschieden sind von der Newtonschen Physik der Ereignisse im Alltagsleben. (Siehe Text im Kasten weiter unten für eingehendere Informationen über die Wellenfunktion.)

Klassische Physik und Quantenphysik

Klassische Physik und Medizin sind eng verbunden mit dem Ursache-Wirkungs-Denken, dem kausalen Denken von Isaac Newton, dessen Ideen aus dem späten siebzehnten Jahrhundert zu uns heute gelangen. Was in der klassischen Physik ein Ball oder ein Objekt oder Körper irgendeiner Art zu sein scheint, stellt man sich in der Quantenphysik als Atome oder subatomare Teilchen vor. In der Tat beschreibt die Mathematik der Quantenphysik eine Welt, in der Ursache und Wirkung, ganz zu schweigen von der exakten Bedeutung von Punkt und Teilchen, nicht länger sicher sind.

Die Quantenphysik wird mittels mathematischer Struktur en beschrieben, die dem nahekommen, was ein Beobachter in der Alltagsrealität sehen kann. Die *Position* und *Geschwindigkeit* eines Teilchens kann zum Beispiel in der Alltagsrealität nicht gleichzeitig präzise gemessen werden. Darüber hinaus gibt es nicht nur einen einzigen Weg, die Mathematik der Quantenphysik zu verstehen.

In einem Artikel des *Scientific American* vom Februar 2001 mit dem Titel „100 Years of Quantum Mysteries“ beschrieben der für seine Arbeit über schwarze Löcher preisgekrönte Physiker John Wheeler und der Physikprofessor Max Tegmark, was sie „die geheimnisvolle Seite der Quantenphysik“ nannten: „Trotz der frühen

Erfolge der Quantenidee wussten Physiker noch nicht, was sie von deren seltsamen und scheinbar ad hoc entstehenden Regeln halten sollten. Es schien kein leitendes Prinzip zu geben. Was war diese ‚Wellenfunktion'? … Dieses zentrale Rätsel der Quantenmechanik bleibt bis heute ein starkes und kontroverses Thema."

In einer Aussage, die ihn für seine Unverfrorenheit bekannt machte, behauptete der Nobelpreisträger Richard Feynman, man würde sich etwas vormachen, wenn man meine, die Quantenphysik zu verstehen. Feynman, wahrscheinlich der größte Physiker seit Einstein, sagte in seinem Buch *Vom Wesen physikalischer Gesetze:* „Ich glaube, ich kann wohl sagen, dass niemand die Quantenmechanik versteht."

Jedenfalls stimmt ein Teilchen in der Quantenphysik nicht länger mit unserer herkömmlichen Vorstellung eines Teilchens überein. Darüber hinaus gibt es für Teilchen nicht die eine Interpretation der Wellenfunktion – die mathematische Struktur, die ihr Verhalten beschreibt –, da es keine direkte Methode gibt, die Wellenfunktion zu messen. Die meisten Physikerinnen und Physiker sind wie Werner Heisenberg, der die Unschärferelation entdeckte, der Ansicht, dass man über den nicht messbaren Teil der Quantenwelt keine festen Aussagen machen sollte.

Die Strukturen der Quantenphysik und ihrer Mathematik sind für Wissenschaftlerinnen und Wissenschaftler nicht deshalb akzeptabel, weil die Grundgleichung, die sog. Schrödinger-Gleichung, gemessen und überprüft werden könnte, sondern weil sie statistisch messbare Ergebnisse vorhersagt. Gleichermaßen können Träume in der Psychologie, wie mathematische Strukturen, nicht genau gemessen werden, und niemand weiß genau, was sie sind. Dennoch sagen auch Träume das wahrscheinliche Alltagsverhalten von Träumenden voraus. Obgleich eine bestimmte Deutung diskutiert werden kann, akzeptieren Therapeuten und klinische Psychologinnen weltweit im Wesentlichen den Gedanken der Traumarbeit.

Die Quantentheorie ist wie die Vision oder der Traum, den eine Künstlerin hat, bevor sie ein Bild malt. Die Künstlerin mag zwar ein vollkommenes Bild des entstehenden Bildes in einer Vision sehen, doch in dem Moment, da sie das Bild auf die Leinwand malt, geschehen unvorhersehbare Dinge. Das schließliche Bild ist unvorhersehbar. Gleichermaßen ist die Quantentheorie eine Art Vision dessen, wie das Universum funktioniert. Sie liefert allgemeine Umrisse, aber nicht alle letzten Details. In diesem Buch zeige ich auf, inwiefern die Quantentheorie nicht nur eine Vision der physikalischen Ereignisse, sondern auch der psychologischen Erfahrung darstellt.

Der Kosmologe Stephen Hawking benutzt in seinem Nachdenken über das Universum Quantenstrukturen, um den Moment der Schöpfung zu verstehen.

Er legt nahe, dass am Beginn der Zeit – als die Zeit Null war – „imaginäre Zeit" existierte. Hawking benutzt diesen „Traum" oder diese Vision, da die Physik ohne die Quantentheorie rückwärts nur gut funktioniert bis 10^{-43} Sekunden nach Beginn des Universums. Davor funktioniert die Nicht-Quantenphysik nicht. Hawking benutzt Quantenwellen als die „Vision" oder die Theorie über den ersten Moment.

Was geschah am Beginn des Universums? Hawking legt nahe, dass eine unmessbare „imaginäre Zeit" den Beginn unseres Universums beherrschte, bevor es „realen" Raum, „reale Zeit" oder „reale" Materie gab.[4] Sein Gedanke ist vielleicht gar nicht so verrückt, wie es scheinen mag. Schließlich haben Sie soeben erfahren, wie subtile Tendenzen und Strukturen in Ihrer Vorstellung existieren und vorhanden sind, bevor sie reale und messbare Bewegungen hervorbringen. Am Beginn des Universums, noch bevor es die physikalische Realität, wie wir sie kennen, gab, hat es möglicherweise subtile, winzige, traumartige Erfahrungen oder Tendenzen in einer traumartigen oder imaginären Zeit gegeben.

Wie ich bereits nahelegte, scheint es mir, dass die Quantenphysik nicht nur das materielle Universum beschreibt, sondern auch das psychologische. Durch die Arbeit mit Tausenden von Menschen habe ich herausgefunden, dass alle Körperbewegungen und Symptome zurückverfolgt werden können bis zu den winzigsten, subtilsten „imaginären" Erfahrungen, die ihren „reellen" Alltagserscheinungen vorangehen. In gewisser Hinsicht *beginnen Symptome* (und alles andere im Leben) *in der imaginären Zeit, die als ein subtiles Körpersignal – beziehungsweise die Kraft der Stille – gefühlt werden kann.*

Werner Heisenberg, ein weiterer Urvater der Quantentheorie, sagte als Erster, dass die Wellenfunktion hinter der physikalischen Realität eine imaginäre oder unmessbare „Tendenz" zur Realität hin repräsentiert. Mit anderen Worten, der Quantentheorie und den Ansichten einiger Kosmologen zufolge werden reale Ereignisse durch unmessbare Tendenzen beschrieben, aus denen sie entstehen. Eine weniger komplizierte Art, dies zu sagen, besteht darin, als Angehöriger der Aborigines zu sprechen und zu sagen, dass die Welt in der „Traumzeit" entstand. Ich nenne die fühlbaren Auswirkungen der Traumzeit „die Kraft der Stille".

Die Kraft der Stille der Traumzeit liegt hinter allen Erscheinungen; sie ist einer der Schlüssel zum Verständnis dieser Welt. Die Kraft der Stille ist eine Idee und eine Erfahrung der *frühesten Quelle* der Ereignisse. Um diese Kraft zu gebrauchen – das heißt zu lernen, sich mit ihr zu bewegen und mit Symptomen zu arbeiten –, muss man nur lernen, seine Aufmerksamkeit in der Stille zu fokussieren. Wahrnehmung ist ein Kernelement, wenn es um körperliches Wohlbefinden geht. Gewahrwerden ist vielleicht der Schlüssel zu Antworten auf viele Fragen.

Zen und Träumen

Gewahrwerden in reduzierten Bewusstseinszuständen erinnert mich an die Art und Weise, in der einer meiner Freunde eine der schwierigsten Lebensfragen beantwortete. Dieser Freund, Keido Fukushima, der in Kyoto lebt, erzählte mir eine jener Geschichten, die er auf dem Weg zum Zen-Meister (und Oberhaupt der zen-buddhistischen Rinzai-Sekte) erlebt hatte. Als er ein Schüler war, gab ihm sein Lehrer ein Koan zu beantworten. Als Keido das Koan hörte, lauschte er zunächst tiefer in sich hinein. Während er dem Unbekannten folgte, begann sein Körper als Antwort auf das Koan zu tanzen!

Sein Lehrer war erfreut über diese „Antwort" und fragte, woher der Tanz gekommen sei. Während er auf die Antwort wartete, wies der Lehrer meinen Freund an, die Stadt, in der sie lebten, zu verlassen, um mit einer Gruppe von japanischen Ureinwohnern zu leben, die so tanzten. Nachdem er jahrelang mit der Gruppe gelebt hatte, wurde er Zen-Meister. Als sein Lehrer starb, erzählte mir Keido, tanzte er jenen Tanz für ihn auf seinem Grab.

Auf ähnliche Art und Weise stellt Ihnen das Leben viele nicht zu beantwortende Fragen. Ihr Körper versucht ebenfalls Antworten zu tanzen. Indem Sie lernen, Ihre Aufmerksamkeit zu fokussieren, vermögen Sie die unvorhersehbaren Bewegungen in Ihnen zu benutzen, um viele scheinbare Rätsel, einschließlich Ihrer Körpersymptome, zu lösen.

In gewisser Hinsicht sind Körpersymptome Koans, die von Ihnen verlangen, Ihren Körper „tanzen" zu lassen, das heißt, Ihr Bewusstsein zu gebrauchen und die tiefsten Aspekte Ihrer selbst wieder zu erfahren. Ist Ihre „Quantenwelle" mit dem Universum verbunden, tanzen die subtilen Bewegungen Ihres Körpers ebenfalls im Rhythmus des Universums.

Über dieses Buch

Um diese Ideen umfassender zu erklären und weitere Vorschläge für Experimente mit innerer Arbeit zu machen, habe ich dieses Buch in Teile gegliedert, die den Fokus auf die Arbeit mit einzelnen Symptomen und deren Verbindung zu Beziehungen, Altern und Freiheit hinsichtlich des Lebensstils richten.

In Teil 1, Die Kraft der Stille in Symptomen, zeige ich auf, dass die zentrale Aufgabe der Medizin darin besteht, das Bewusstsein für die subtilen Kräfte des Lebens zu fördern. Nach dem Studium der Quantenphysik und der Psychologie ebenso wie medizinischer und spiritueller Ansätze in Bezug auf den Körper spreche ich von „Regenbogenmedizin", einer Mischung aus Biomedizin, alternativen Traditionen und Physik. Regenbogenmedizin entsteht durch die Erfahrung dessen, wie sich das Leben spontan zeigt und uns ein Gefühl des

Wohlbefindens vermittelt. Regenbogenmedizin hat viele „Farben“. Viele allopathische und alternative Heilmittel sind eher monochrom, das heißt, sie verfügen über weniger Ebenen und sind einfarbiger als ein Regenbogen. „Einfarbige“ Heilmittel schließen Aspirin und Vitamine, Entspannungstechniken und therapeutisch hergeleitete Lösungen für persönliche Probleme ein. „Einfarbige Medizin“ ist ein entscheidender Teil des größeren Bildes, das auch das Träumen mit einschließt.

Teil 2, Nichtlokale Medizin: Die Welt in Symptomen, benutzt die Quantenphysik und Übungen zur inneren Arbeit, um zu demonstrieren, inwiefern der Körper nichtlokal ist – das heißt, sich überall dort befindet, wo man selbst oder jemand anderer glaubt, dass er sich befindet. Symptome sind nicht immer durch lokale, auf spezifische Körperteile ausgerichtete Behandlungen zu heilen, da die Körperprobleme, an denen man leidet, in gewisser Hinsicht nicht nur die eigenen sind – sie treten auch in Beziehungen und Gemeinschaftsproblemen, in der Vergangenheit und sogar in der Zukunft auf.

Teil 3, Altern: Chemie, Buddhismus und Entropie, zeigt, wie die Kraft der Stille zu neuen Ansätzen bezüglich des Alterns, der Genetik oder der Abstammung führt. Ich spreche darüber, inwiefern Nahtod-Erfahrungen oder gefürchtete Todeserfahrungen Kreativität ins Leben bringen können. Gegenwärtig treten sowohl in der Psychologie als auch in der Physik neue Perspektiven in Bezug auf Leben und Tod als gleichzeitig existierende Zustände in Erscheinung.

Teil 4, Quantendämonische Lebensstile: Der Körper losgelöst von der Zeit, stellt neue Methoden der Arbeit mit Symptomen vor, die multiple Rollen in Beziehungen und schamanistische Haltungen einschließen. Das Buch schließt mit einer erneuten Betrachtung der Nichtlokalität und Vorschlägen für nichttoxische Lebensstile, die verschiedene Ebenen des Bewusstseins integrieren. Hier finden Sie Ideen, die *Quantengeist und Heilung* zusammenfassen.

In den Anhängen, die sich an wissenschaftlich interessierte Leserinnen und Leser wenden, verknüpfe ich elementare Konzepte über Wellen, Quantenphysik, Parallelwelten und den Quantengeist.

2. Regenbogenmedizin

> Etwas muss den Gesetzen der Physik und Chemie hinzugefügt werden, bevor die biologischen Phänomene vollkommen verstanden werden können. – *Werner Heisenberg*[1]

> Es ist meine persönliche Ansicht, dass die Realität in der Wissenschaft der Zukunft weder „geistig" noch „physikalisch" sein wird, sondern irgendwie beides und irgendwie keines von beiden.
> – *Wolfgang Pauli, Nobelpreisträger für Physik*[2]

In diesem Kapitel schlage ich ein vereinheitlichendes medizinisches Paradigma, die „Regenbogenmedizin", vor und zeige auf, inwiefern deren Konzepte nicht nur in der klassischen und in der alternativen Medizin, sondern in der Physik, der spirituellen Erfahrung und auch in der Erforschung veränderter Bewusstseinszustände zu finden sind. Regenbogenmedizin ist ein anderer Name für multidimensionale Ansätze in der Medizin.

Warum haben wir Mitgefühl für uns und andere, wenn wir krank sind? Dafür gibt es viele mögliche Gründe. Einer der am meisten beunruhigenden besteht darin, dass derjenige Teil von uns, der mit der Konsensusrealität verbunden ist, Krankheit als *nur* „real" oder materiell identifiziert (das heißt als sehr verschieden von der Welt der Träume). Selbstverständlich ist Krankheit real, und sie stört unser Leben. Eine ernstliche Erkrankung kann bedeuten, dass man arbeitsunfähig ist, was bedeutet, dass man Geld verliert, und man leidet Schmerzen, verspürt möglicherweise große Angst, ist nicht in der Lage, sich an den Menschen um einen herum zu erfreuen, und so fort. Kurz, ohne die Kraft der Stille und die träumende Schicht der Existenz kann die Alltagsrealität sehr einseitig und deprimierend sein.

Mitgefühl für einen kranken Menschen zu empfinden identifiziert die kranke Person einzig mit dieser Alltagsrealität. Mitgefühl für jemanden zu empfinden kann bevormundend sein, sofern die in den Symptomen jener Person eingebettete unbegrenzte Macht des Träumens negiert wird und man annimmt, sie sei im Wesentlichen machtlos und von medizinischen Systemen sowie dem Schicksal abhängig.

Beinahe jeder Mensch ist angesichts einer ernstlichen Krankheit und des vielleicht sogar drohenden Todes erschüttert. Dennoch können Symptome in der Welt des Träumens die eindrucksvollsten Botschaften der Unendlichkeit enthüllen. Wenn Sie und ich ebenso wie die Praktiker der gewöhnlichen Medizin sowohl die reale *als auch* die dem Traumland zugehörige Botschaft von Symptomen anerkennen würden, fühlten sich jene, die negative Diagnosen und Einstellungen fürchten, gewürdigt und ermächtigt und würden mit größerer Wahrscheinlichkeit Hilfe suchen.

Die gegenwärtige medizinische Standardhaltung ist zum Teil dafür verantwortlich, dass viele Menschen entmutigt werden, sich die für sie notwendige Behandlung zu verschaffen (ganz zu schweigen von den Kosten, wenn man sich keine Krankenversicherung leisten kann). Mit anderen Worten, wenn man krank ist, ist man *nur* vom biomedizinischen Standpunkt aus krank. Von einem anderen Standpunkt aus betrachtet hat man große Träume in seinem Körper und kann sich – in gewisser Hinsicht – glücklich schätzen, eindringliche Botschaften von der Kraft der Stille zu empfangen.

Regenbogenmedizin verfügt über viele Ebenen

Wie der Regenbogen viele Farben in sich trägt, so trägt auch der Körper – wie alle materiellen Objekte – verschiedene „Farben" der Realität in sich. Eine dieser „Farben" ist diejenige der „Konsensusrealität", der greifbaren physikalischen Aspekte der biomedizinischen Realität, an die wir alle gewöhnt sind. In dieser Realität besitzt der „normale Körper" einen Kopf, zwei Arme, zwei Beine, ein Herz und so fort, und er wird als ein Objekt betrachtet, das in Zeit und Raum lokalisiert ist. Wie alle materiellen Objekte verfügt der Körper jedoch noch über andere „Farben", andere „Frequenzen".

Der Körper besitzt traumartige Dimensionen, die nicht leicht zu messen und in Zeit und Raum zu lokalisieren sind. Wir können die Höhe, das Gewicht und die Temperatur des Körpers messen, aber wir vermögen die Quantenwellenfunktion oder das subtile Gefühl, das ein bestimmter Körper vielleicht verspürt, nicht direkt zu messen oder zu lokalisieren. Dennoch können die meisten Menschen subtile Tendenzen spüren, noch ehe sie sich als erkennbare Muster manifestieren (wie Sie möglicherweise im letzten Kapitel erfahren haben).

Regenbogenmedizin umfasst die reale Zeit und den realen Raum der physikalischen Realität ebenso wie traumartige Ebenen der psychologischen Realität des Körpers. Regenbogenmedizin schließt Teile der klassischen Medizin wie Anatomie, Diagnostik, medikamentöse Behandlung, Chirurgie, Biophysik und so fort mit ein ebenso wie alternative medizinische Verfahren, die mit subjektiver Erfahrung, Traummustern und allen Ebenen des Bewusstseins arbeiten.

Regenbogenmedizin befasst sich zumindest mit drei der folgenden Ebenen der Realität, von denen jede mit einer bestimmten Form von Bewusstsein und Wahrnehmung verbunden ist:

1. *Konsensusrealität:* Beobachtungen von Zeit, Raum, Gewicht und wiederholbaren Messungen.
2. *Traumland:* Erfahrungen von Phantasien, subjektiven Gefühlen, Träumen und traumartigen Figuren.
3. *Essenz:* Wahrnehmung subtiler Tendenzen und ein luzides Gefühl für die Kraft der Stille, aus der die Träume hervorgehen.

Jede Medizin, die sich mit nur einer dieser drei Ebenen befasst, nenne ich „einfarbige Medizin“. Regenbogenmedizin schließt alle Ebenen des Bewusstseins ein.

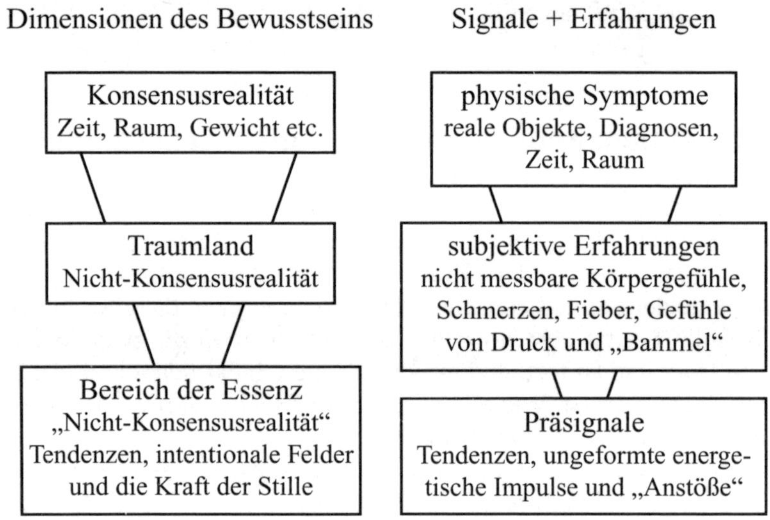

Abbildung 2.1: Regenbogenmedizin und ihre drei Ebenen des Bewusstseins

Regenbogenmedizin und einfarbige Medizin

Einfarbige Medizin konzentriert sich hauptsächlich auf eine oder zwei Dimensionen. Alle kognitiven therapeutischen Ansätze, einschließlich der allopathischen Medizin, das heißt der Schulmedizin, befassen sich hauptsächlich mit dem obersten Bereich von Abbildung 2.1, der Konsensusrealität. Alle Arten von Medizin werden benötigt; „alternative“ Medizin und Schulmedizin sind Teil der Regenbogenmedizin. All die verschiedenen Bereiche werden gebraucht, und keine Medizin ist „besser“ als die andere; sie alle gehören als Teil einem vollständigeren System an.

In der Regenbogenmedizin werden die verschiedenen Ansätze in Bezug auf den Körper mit bestimmten Lebensstilen (Kapitel 21 wird sich eingehend damit beschäftigen) und Weisen, das Universum zu betrachten und zu erfahren, verbunden. Wie ich bereits gesagt habe, besitzt die Regenbogenmedizin, wie der Regenbogen, viele Ebenen. Erlauben Sie mir, einige Fragen zu stellen, um das Denken der Regenbogenmedizin zu erläutern. Wie erklären Sie den Wechsel der Jahreszeiten? Geschieht er einfach? Wären Sie mit der Antwort zufrieden, dass die schiefe Erdachse im Sommer mehr direktes Sonnenlicht zulässt und im Winter weniger? Sind Sie als Alternative zufriedener mit poetischen Beschreibungen dessen, warum die Jahreszeiten wechseln? Erinnern Sie sich zum Beispiel daran, wie Simon and Garfunkel (oder sonst irgendjemand) „April, Come She Will" singen.

Sowohl der Winkel der Erdachse als auch das traumartige Gefühl (zum Beispiel „Eine Liebe, die einst neu war, ist nun alt geworden") werden benötigt, um den Wechsel der Jahreszeiten vollständig zu beschreiben und zu erklären. Sowohl die Ebene der Konsensusrealität als auch die Ebene des Traumlandes sprechen verschiedene Dimensionen, verschiedene Gefühle bezüglich der Jahreszeiten der Zeit an.

Gleichermaßen müssen wir über Bakterien ebenso wie über Träume Bescheid wissen, um das Leben zu verstehen. Gene und Bakterien erklären vieles von dem, was uns widerfährt. Träume helfen jedoch, den Verlauf des Lebens in Form von Bildern und Bedeutungen zu erklären. Die heutige Medizin basiert grundsätzlich auf dem Newtonschen Denken und befasst sich hauptsächlich mit der Konsensusrealität, wobei sie die subjektive Erfahrung weitgehend ignoriert. Die Quantenmechanik ist ganz anders, obgleich ihre imaginärste Seite für die meisten Wissenschaftler „dubios" bleibt. Die Quantenmechanik befasst sich mit unsichtbaren Dimensionen hinter den Ideen der Materie. Sowohl die Newtonsche Biologie als auch die realen und unsichtbaren Dimensionen der Quantenphysik sind Teil der Regenbogenmedizin.

In der nichtrelativistischen Newtonschen Physik – der alten Physik – wird Materie als ein unterscheidbares Etwas im Raum, als ein Haufen Teile und Teilchen betrachtet. In der Quantenmechanik und der neuen Physik wird Materie als mehr ätherisch angesehen; sie gleicht eher demjenigen, das Wissenschaftlerinnen und Wissenschaftler als Äther betrachteten – etwas Vagem, wovon man annahm, es würde den leeren Raum des Universums füllen. Heute, mit Einsteins Relativitätstheorie, wissen wir, dass Äther nicht existiert. Stattdessen haben wir Phänomene wie Quantenfelder im Vakuum. Die Materie selbst ist nicht länger ein großes Stück von etwas; sie ist eine ätherische Welle in einem unsichtbaren Raum. In Kapitel 1 bekamen Sie eine Ahnung davon, inwiefern diese Wellen nicht bloß abstrakte Theorien – oder imaginäre Zahlen in der Mathematik – sind, sondern auch „Tendenzen", wie Heisenberg sie nannte, oder allgemeiner „intentionale Felder", die fühlbar sind.

Die in der Mathematik der Quantenphysik beschriebenen Tendenzen sind Symbole, die die Welten der Konsensusrealität und des Träumens umspannen.[3] Diese Mathematik ist eine Metapher für abstrakte Eigenschaften ebenso wie für die Kräfte des Träumens, die uns dazu bewegen, bestimmte Richtungen in unserem Leben einzuschlagen.

Lange bevor die westliche Wissenschaft entwickelt wurde, erfuhren Heilerinnen und Heiler in schamanistischen Traditionen allerorten solche Richtungsnahmen als Führung durch einen Großen Geist. Ich bin Heilerinnen und Heilern, die ihre Wahrnehmung aktiv in den oben genannten drei Bereichen – Konsensusrealität, Traumland und Bereich der Essenz – gebrauchten, in Afrika, Australien, in Nord- und Südamerika und in Indien persönlich begegnet. In gewisser Hinsicht haben unsere Vorfahren stets um die Quantendimensionen des Körpers gewusst und sie gefühlt, ohne sie so zu benennen.

Für sich genommen hatte uns die westliche Wissenschaft bis heute wenig über den Geist oder das Bewusstsein zu lehren. In gewisser Hinsicht begannen die Einsichten in den Geist mit Freuds Konzeptualisierung des „Unbewussten". Die heutigen Neurowissenschaften erforschen, wie und ob das Bewusstsein auf das Gehirn reduziert werden kann. Die Zukunft scheint mir klar zu sein; der nächste Schritt für die allopathische Medizin wird darin bestehen, eine Regenbogenmedizin hervorzubringen, die Physik, Psychologie und Biologie mit der Weisheit der frühesten Religionen der Menschheit verbindet.

„Arzt und Ärztin" der Regenbogenmedizin

Indem die Medizin neu definiert wird, werden „Ärzte" zu Bewusstseinsspezialisten. Stellen Sie sich eine zukünftige „Regenbogenärztin" vor, die fähig ist, mit dem der Konsensusrealität angehörenden Körper ebenso wie mit dem Traumkörper zu arbeiten. Sie ist eine Person, die Sie aufsuchen, damit sie Ihnen bezüglich Ihrer gesundheitlichen Probleme und Ihres Träumens hilft.

Indem sie Ihren Glauben an Sie selbst stärkt, sagt sie Ihnen: „Meine liebe Freundin, dein beschwerlichstes Symptom ist faszinierend. Du sagst, du verspürst Schmerzen und Druckgefühle in deinem Körper und bist immer ermüdet. Nun, wir werden diese Probleme erforschen und deinem Körper zuhören. Vielleicht stellen dir diese Symptome eine Frage wie ein Koan. Wie ein Zen-Meister hat dir dein Körper in Form eines Symptoms eine Frage über das Leben gestellt.

Wie sollen wir die Antwort auf dieses Koan finden? Gegenwärtig wird die Natur dieses Symptoms von unserer traditionellen Medizin noch nicht vollkommen verstanden. Wir werden es in der allopathischen Tradition untersuchen, aber wir müssen über das hinausgehen, was wir mit unserem Verstand wissen. Dies mag der Moment sein, auf den du heimlich gewartet hast; die Herausforderung, mit deiner tiefsten Natur in Kontakt zu treten. In gewisser Hinsicht können dich deine Symptome zu einer Art Erleuchtung führen."

Wenn dies Ihre erste Begegnung mit einer Regenbogenärztin ist, sind Sie an diesem Punkt vielleicht so schockiert, dass Sie ihre Praxis verlassen. Doch dann, während sich die Zeit und die Kultur verändern und die Praxis der Regenbogenmedizin üblicher wird, verspüren Sie möglicherweise Erleichterung. Sie müssen sich nicht länger zwischen den Wissenschaften und den mystischen Traditionen, zwischen allopathischer und alternativer Medizin entscheiden, da Aspekte aller Paradigmen in der Praxis Ihrer Ärztin – beziehungsweise Bewusstseinsspezialistin – in Betracht gezogen werden. Die Konzepte in Bezug auf Gesundheit und die Pathologie der Krankheit sind noch immer in dieser Praxis gegenwärtig, aber sie sind Konzepte der einfarbigen Medizin und beziehen sich auf Ihr Alltags-Ich in der Konsensusrealität, das bis zu einem reifen, hohen Alter leben will. In der Regenbogenmedizin sind Sie weder krank noch gesund, weder jung noch alt; Sie befinden sich einfach auf einem Weg, über dessen Absicht Sie sich noch nicht bewusst sind.

Vielleicht wird Ihre Ärztin Ihnen als Nächstes sagen: „Deine Symptome von Müdigkeit und anhaltenden Schmerzen sowie der Druck in deiner Brust sind die Anfänge eines Tanzes. Erlaube deinem Körper zu tanzen und auszudrücken, was immer sich in deiner Brust befindet und diesen Druck erzeugt."

Sie beharren darauf, dass Sie nicht gut tanzen können und schon gar nicht vor anderen Leuten. Sie bittet Sie jedoch, sich zu entspannen, und zeigt Ihnen, was sie meint, indem sie ihre Hände etwas ausdrücken lässt, das Ihnen wie eine Marionette erscheint, die Druck erzeugt, indem sie etwas wegschiebt. Sie schlägt Ihnen vor, den flüchtigsten Impulsen in Ihrem Körper zu folgen. Im Handumdrehen hat Ihr Körper Sie auf Ihre Füße gestellt und Sie tanzen. Zuerst fühlen Sie sich wie ein Riese, und dann werden Sie zu einem Riesen und hämmern gegen die begrenzenden Wände seiner Behausung, um aus ihr hinaus zu gelangen. „Lass mich raus, lass mich raus!" Ihre Ärztin fragt: „Warum?" Und Sie antworten, ohne zu wissen, warum: „Lass mich raus! Ich bin zu groß, um in diese Brust eingesperrt zu sein! Ich bin nicht müde, ich explodiere vor Energie, und ich habe eine große Aufgabe zu vollbringen!"

Welch eine Überraschung. Vor Ihrem Tanz dachten Sie, Sie seien ermüdet. Nun fühlen Sie sich energetisiert. Ein paar Minuten später entdecken Sie, worin Ihre Aufgabe besteht: Sie möchten etwas Bestimmtes an Ihnen oder an anderen um Sie herum verändern, oder vielleicht möchte der „Riese" etwas tun, was Sie für eine Wahnvorstellung hielten, wie zum Beispiel, Ihre Stadt zu verändern.

Auf jeden Fall fühlen Sie sich besser, wenn Sie nach Hause gehen, und Sie nehmen die Herausforderung an. Sie brauchen nicht länger irgendeine Art von Medikament, um den Riesen zu unterstützen oder zurückzuhalten. Noch besser ist, dass Sie sich durch die Bewusstheit, die jene Symptome Ihnen brachten, besser fühlen, mit Ihrem allopathischen Medikament oder ohne – und selbst dann, wenn Ihre Symptome wieder auftreten.

Klassische Medizin und Regenbogenmedizin

Die heutige Medizin klassifiziert Krankheiten als entweder infektiös oder nicht infektiös. Mikroorganismen wie Bakterien oder Viren bringen dieser Betrachtungsweise zufolge den Körper durcheinander und erzeugen infektiöse Krankheiten. Nicht infektiöse Krankheiten werden auf eine oder mehrere Ursachen zurückgeführt. Sind die Ursachen unbekannt – wie es zum Beispiel bei einigen Krebsarten und der Fettleibigkeit der Fall ist –, wird angenommen, dass die Ursachen herausgefunden werden. Alter, Genetik, Kultur, wirtschaftliche Situation, Geographie und Klima werden als wichtige Faktoren bei der Entstehung von Krankheiten erkannt.

Vor einigen hundert Jahren waren Pocken, Tuberkulose und Cholera die Haupttodesursachen. In den technisch entwickelteren Ländern unserer Zeit dominieren degenerative Krankheiten wie Herzprobleme und neoplastische Störungen die Morbiditätsstatistiken. Kausale krankheitserzeugende Faktoren werden entdeckt und ausgemerzt, was uns ermöglicht, neuen Problemen des Alterns sowie den mit Krankheit verbundenen psychologischen und spirituellen Elementen zu begegnen.

Alternativmedizinische Verfahren wie die chinesische Medizin, die Homöopathie, die Chiropraktik und andere arbeiten mit den nichtkausalen und psychologischen oder spirituellen Faktoren, die seit Jahrhunderten mit Krankheit in Verbindung gebracht werden. „Energietheorien" konkurrieren mit „Informationstheorien" als Paradigmen zur Erklärung, wie die Teile des Körpers möglicherweise einer Art Kontinuum entlang miteinander kommunizieren, was den realen Körper mehr zu einem verschwommenen Fleck werden lässt als zu einem fixen Objekt.

Die klassische Medizin hat viel von der Newtonschen Physik profitiert, die die linearen und lokalen Ursachen hinter Ereignissen zu verstehen sucht (das heißt jene Ursachen, die unseren Sinnen zugänglich sind). Es gibt Ursachen, die Auswirkungen in der Alltagswelt haben. Versetzt man einem Ball auf einer flachen Oberfläche einen Stoß, rollt der Ball. Gleichermaßen verändert sich der Körper, wenn ihm durch irgendjemanden oder irgendein Material oder eine Chemikalie physikalisch ein Stoß versetzt wird. Das Paradigma von Ursache und Wirkung, das für weite Teile der Medizin und der klassischen Physik charakteristisch ist, hat uns dazu befähigt, die Länge des menschlichen Lebens (in den technisch entwickelteren Ländern) zu verdoppeln im Vergleich zur

Lebensspanne eines Menschen, der vor 120 Jahren lebte.

Im Ansatz der Regenbogenmedizin kann der Ursprung von Krankheiten nicht nur in einfachen oder sogar multiplen Ursachen der Konsensusrealität wie Bakterien liegen, sondern auch in der Kraft der Stille. Auf diese Weise erklärt ein regenbogenmedizinischer Ansatz, was kausale Paradigmen nicht zu erklären vermögen: Warum nämlich manche Krankheiten verschwinden und andere ihren tödlichen Verlauf nehmen; warum sich unser Körper manchmal erholt und manchmal nicht; warum Medikamente in einem Bewusstseinszustand bei einem wirken und in einem anderen nicht.

Mein Punkt ist, dass Regenbogenmedizin allopathische Gedanken über Krankheit und Leiden, Müdigkeit und Druckgefühle, Gesundheit und materielle Ursächlichkeit mit einschließt *neben* schamanistischen Ideen wie Geist in Symptomen, Konzepten bezüglich „subtiler Energie" wie „Vital Flow", „Chi", „Prana", „Lebenskraft" und all den anderen Begriffen, die Heilerinnen und Heiler durch die Jahrhunderte hindurch benutzt haben, um Körpererfahrungen zu beschreiben. Regenbogenmedizin bestätigt die moderne Wissenschaft *und* entwickelt die Verbindungen zwischen Homöopathie, anthroposophischer Medizin und osteopathischen und chiropraktischen Traditionen, die die Multidimensionalität der individuellen Erfahrung wertschätzen. Dies ist keine Frage von „dies oder das"; es geht um das Prinzip von „dies *und* das".

Regenbogenmedizin und spirituelle Erfahrung

Als mein Interesse für das Heilungspotential der Quantentendenzen erwachte, dachte ich bei mir, dass diese Tendenzen, wenn sie so grundlegend für das Wohlbefinden sind, nicht nur in den Konzepten der modernen Wissenschaft, sondern auch in der Religion und ebenso in den spirituellen Traditionen zu finden sein müssen.

Zum Beispiel findet man im Taoismus jene viele Ebenen umfassenden Konzepte, wie sie für die Ansätze der Regenbogenmedizin bezüglich des Lebens charakteristisch sind. Die Kraft der Stille ist dem Begriff des Tao in Laotses uraltem *Tao te king*, jenem geheimnisvollen „Tao, das nicht gesagt werden kann", sehr ähnlich. Dem Sinologen Harold Roth zufolge definieren die frühesten, dem *Tao te king* vorausgehenden chinesischen Ideen über das Tao jenes als „den Weg", „Bedeutung" ebenso wie „Lebensessenz" (vital essence).[4] Gemäß Roth ist diese Idee des Tao „die Grundlage von Gesundheit, Vitalität und psychologischem Wohlbefinden". Das Tao ist das „Eine", das „Unzerstückelte", das „Einfache", eine „leitende Kraft durch unser ganzes Leben", die sich in die Welt der zehntausend Dinge entfaltet.

Dies sind in der Tat Konzepte der Regenbogenmedizin – „Lebensessenz", „die Grundlage von Gesundheit" und „eine leitende Kraft durch das Leben". Roth zitiert eine frühe Beschreibung des Tao, die beinahe wie eine Beschreibung der Art und Weise klingt, wie Quantenwellen Elementarteilchen und das gesamte Universum nicht nur beschreiben, sondern lebendig werden lassen:

> Die Lebensessenz aller Dinge,
> Sie ist es, die sie lebendig werden lässt.
> Sie bringt die fünf Getreide auf Erden hervor
> Und wird zu den Sternen, die sich am
> Himmel zu gemeinsamem Glanz vereinigen.
> Durchströmt sie Himmel und Erde,
> wird sie das Numinose genannt.
> In der Brust von Menschen gespeichert,
> nennt man sie die Weisen.[5]

Die „Weisen", das Tao in der eigenen Brust, ist das, was ich die Kraft der Stille nenne. Im vorangehenden Beispiel war das Tao der Tanz, der darauf wartete, realisiert zu werden. Im vorangehenden Zitat ist die innere Weisheit in unserem Körper dieselbe wie diejenige in den Sternen.

Veränderte Bewusstseinszustände und Regenbogenmedizin

Später deutete Chuang tse das „Tao, das nicht gesagt werden kann", als die „ursprüngliche Kraft". Diese Kraft ist die fühlbare Erfahrung von Bewegungstendenzen, die ein Gefühl des Fließens und müheloser Bewegung oder ein Wohlgefühl auslösen. Zugang zu diesen Tendenzen zu erlangen ruft einen veränderten Zustand des Alltagsbewusstseins hervor. In jenem entspannten, vorurteilslosen Zustand, der mit einem luziden Bewusstsein einhergeht, nähert man sich einer zentralen Erfahrung, die in vielen spirituellen Traditionen zu finden ist, einer Erfahrung der Einheit, in der die Dinge getan werden, ohne dass man sie „tut".

Leere Offenheit heißt *Mu-shin* im Zen-Buddhismus und *Rigpa* im tibetischen Buddhismus. Der tibetische Buddhist Lama Sogyal Rinpoche spricht von einem Vor-Traumzustand oder Rigpazustand als dem „essentiellen, unveränderten Geist, einer Art Intelligenz, die hinter allen Dingen liegt und die erfahren werden kann, indem man seinen Geist entspannt, befreit und ihn heimbringt." Im Rigpazustand könnte man „die innerste Essenz [des Geistes], die von Wandel und Tod ganz und gar unberührt bleibt ... das Wissen des Wissens selbst nennen".[6]

Rigpa ist das Gewahrsein einer Erfahrung der „Essenz", aus der alle Dinge entstehen und erschaffen werden. Im Rigpazustand erscheint die spürende Essenz von Ereignissen – die „Intelligenz des Universums". Man spürt den nichtlokalen, allgegenwärtigen Aspekt jedes so genannten „Alltags"-Ereignisses. In diesem Zustand ist eine Blume nicht nur eine Blume; vielmehr entdeckt man, wie die australischen Aborigines sagen könnten, das „Blumen-Träumen", das heißt die zeitlose Kraft der Blume.

Wie ein Teilchen der Quantenphysik zufolge überall und zu jeder Zeit sein kann, bevor es beobachtet wird, so vermag man im Zustand von Mu-shin oder Rigpa dem Zen-Buddhismus zufolge ein subtiles, nichtlokales „Vor-Gesicht" eines jeden realen Ereignisses zu spüren. Man verbindet sich in seinem Träumen oder in seinem Herzen mit Ereignissen, bevor sie sich in der Alltagsrealität manifestiert haben.

Regenbogenmedizin und Zen als Kreativität

Keido Fukushima demonstrierte diesen Bewusstseinszustand in einem meiner Seminare, als er eine Weile meditierte, bevor er zu malen begann – das heißt seine Kalligraphie ausführte. Er saß in der Mitte des Raumes und meditierte, mit seinem Pinsel und Papier vor sich. Als er sich dann im „richtigen" Zustand befand, nahm er den Pinsel zur Hand und die Kalligraphie war fertig. In diesem Zustand zeigte er, wie der Maler diesen subtilen Tendenzen erlauben kann, seinen Pinsel zu führen.

In der Regenbogenmedizin gibt es, mit leichten Bedeutungsvariationen, viele Namen für diesen Zustand. Da gibt es den Zustand der Einheit, der im Hinduismus als Brahman erfahren wird, den Großen Geist im Glauben der amerikanischen Ureinwohner oder den Gott der jüdisch-christlichen und moslemischen Traditionen, um nur einige zu nennen.

Fukushima Roshi erklärt den Zustand von Mu-shin als „kreativen Geist", obgleich „no-mind", „Leere" oder „Nichts" gebräuchlichere Übersetzungen sind. „Kreativer Geist" ergibt sehr viel psychologischen Sinn für mich, da man, wenn man seinen Geist auf die Kraft der Stille eingestellt hat und Tendenzen spürt, sofort leer ist und sich in einem höchst aufmerksamen und kreativen Zustand befindet.

In diesem Zustand dominieren die Gedanken, Wahrnehmungen und Gefühle des Alltags-Ich das Bewusstsein nicht länger, und man wird offen für die subtilen und unvorhersehbaren Fluktuationen (in seinem Körper und der gesamten natürlichen Welt). Veränderte „spirituelle“ Bewusstseinszustände öffnen einen für eine Art von ursprünglicher Kreativität, bei der unvorhersehbare Phantasien und Bewegungen auftauchen können.

Regenbogenmedizin in der Physik

Der angesehene Physiker David Bohm fügte der Quantenmechanik eine spirituelle oder psychologische Dimension hinzu, als er die Quantenwellen neu formulierte im Sinne dessen, was er „Pilotwellen“ nannte, die, wie er sich vorstellte, materielle Objekte informieren oder leiten. Er sagte, die Wellenfunktion (oder das, worauf ich mich als die Kraft der Stille beziehe) sei eine Art leitender Kraft, die Teilchen darüber informiere, wohin sie sich bewegen sollen, so wie eine Radarwelle Schiffe auf See leite. Obschon andere Physiker, insbesondere Werner Heisenberg, die Wissenschaftler warnte, jegliche definitive Konzeptualisierung der Wellenfunktion zu vermeiden, da sie unmessbar sei[7], wagten Bohm und viele andere Physiker, über die Messungen der Konsensusrealität hinauszugehen.

Regenbogenmedizin ist nicht nur in spirituellen Erfahrungen und alternativmedizinischen Ideen, sondern auch in den Theorien der Physik zu finden. Regenbogenmedizin ist multidimensional; sie schließt subtile leitende Wellen, Gewahrsein des Tao, Mu-shin, Rigpa und ähnliche unmessbare Bewusstseinszustände ebenso wie eine Wertschätzung der konkreten Newtonschen Physik und Körperchemie mit ein.

Die Kraft der Stille ist eine leitende kreative Intelligenz, die in speziellen Bewusstseinszuständen zu finden ist und dazu benutzt werden kann, unsere kreativen Grenzen zu entdecken. Aus diesem Zustand der Stille heraus erscheinen Tendenzen zunächst unterschwellig, dann als Prä-Signale und schließlich als winzige „Flirts“, die die eigene Aufmerksamkeit auf sich ziehen. Im gewöhnlichen Alltagsbewusstsein tendieren wir dazu, diese aufflackernden Vor-Gefühle und winzigen Körperempfindungen zu ignorieren, da sie subtil, irrational oder kurzlebig sind. Wenn wir uns in offenen Zuständen luzider Aufmerksamkeit befinden, werden diese Impulse jedoch mühelos wahrgenommen.

Übung: Flirts als Regenbogenmedizin

Probieren Sie das folgende Experiment aus. Nehmen Sie einen Stift und ein Blatt Papier zur Hand.

Öffnen Sie Ihren Geist. Schließen Sie Ihre Augen für ein paar Minuten, entspannen Sie sich, und konzentrieren Sie sich auf Ihren Atem. Eilen Sie nicht voran, sondern nehmen Sie sich Zeit, bis Sie eine Art „Nullzustand" der Stille erreichen.

Erfahren Sie den Flirt. Nun, noch immer luzid und vorurteilsfrei, öffnen Sie langsam Ihre Augen – oder vielmehr erlauben Sie Ihren Augenlidern, sich sehr langsam von selbst zu öffnen. Blicken Sie in dem Raum, in dem Sie sich befinden, um sich. Lassen Sie Ihr Unbewusstes das Objekt oder die Erfahrung wählen, die in Ihrer umherblickenden Aufmerksamkeit aufflackert, und halten Sie jenes spezielle Flackern oder den Flirt fest. Er kann subtil sein und im verschwommenen Zustand Ihrer Augen sogar vage. Sie mögen feststellen, dass Sie ihn zunächst ignorieren. Gebrauchen Sie Ihre Aufmerksamkeit und halten Sie den Flirt vor Ihrem geistigen Auge.

Richten Sie Ihren Fokus auf das, was auch immer Ihre Aufmerksamkeit auf sich gezogen hat. Reflektieren Sie einen Augenblick oder länger über das Objekt oder das Ereignis. Was ist es? Woran erinnert es Sie? Wie fühlt es sich an, wie sieht es aus?

Erlauben Sie der Kraft des Träumens, sich zu entfalten. Bleiben Sie auf das Objekt oder Ereignis konzentriert und nehmen Sie wahr, was mit ihm (oder in ihm) geschieht, bis Sie in etwa wissen, warum Sie von diesem „Flirt" träumen.

Nehmen Sie Ihren Stift zur Hand und skizzieren Sie schnell etwas. Um Ihr Träumen besser zu verstehen, machen Sie mit Ihrer Hand oder Ihrem Stift auf dem Papier eine Handbewegung, die die Energie Ihres Träumens ausdrückt.

Raten Sie, welches die mögliche Bedeutung Ihres Träumens sein könnte. Was befindet sich hinter jenen Bildern und Erfahrungen? Was in jenem Träumen ist in diesem Moment bedeutungsvoll für Sie? Machen Sie sich eine Notiz darüber.

Fühlen Sie die Kraft der Stille. Wenn Sie bereit sind, fragen Sie sich, wo in Ihren inneren oder äußeren Lebenserfahrungen der letzten Zeit dasselbe Muster erschienen ist, das in dem Flirt erschien. Fühlen Sie die Tendenz, die Pilotwelle, die Kraft der Stille, die Ihnen in jenem Flirt erschienen ist, und stellen Sie sich ein Körpersymptom vor, das mit jener Kreativität verbunden sein oder durch sie aufgelöst werden könnte. Erlauben Sie dieser Kraft, Sie auf irgendeine Weise zu bewegen.

In speziellen Bewusstseinszuständen erscheint die Kraft der Stille als ein kreativer Drang, der mit einem Symptom verbunden sein kann. Sich mit der Kraft der Stille zu verbinden ist eine Art Medizin für Sie. Wenn Sie nicht aufpassen, können Sie leicht jene subtilen Impulse marginalisieren, da sie Ihnen zunächst als so flackernd, so flüchtig oder bedeutungslos erscheinen. Doch auf diese Zustände und Felder fokussieren zu lernen ist, zusammen mit anderen Methoden, sich um sich selbst zu kümmern, Regenbogenmedizin.

3. Nanoflirts und Körperweisheit

In seinem vor der American Physical Society am 29. Dezember 1959 gehaltenen legendären Vortrag[1], der die Ära der Nanowissenschaft einleitete, sagte Richard Feynman: „Die Prinzipien der Physik … sprechen nicht gegen die Möglichkeit, die Dinge Atom für Atom zu manipulieren. ... In der Praxis wurde das noch nicht getan, da wir zu groß sind. … Ich habe keine Angst, die letzte Frage zu stellen, die da lautet, ob wir schließlich – in ferner Zukunft – die Atome so anzuordnen vermögen, wie wir möchten."

Im vorhergehenden Kapitel haben wir herausgefunden, dass aufflackernde winzige Wahrnehmungen, Empfindungen oder Flirts eine große Intelligenz besitzen. Diese winzigen, flirtartigen Wahrnehmungen stellen eine Art „Nano-Bewusstsein" – das heißt Sensibilität für kleinste, subtilste Erfahrungen – dar.

Die Flirts meines Verwandten

Zu den Flirts kommt mir folgende Geschichte in den Sinn. Als mir eines Tages bei einem Familientreffen das Gespräch mit einem Verwandten langweilig wurde, erzählte ich ihm von meiner Arbeit und schlug ihm vor, eine Übung aus einem meiner Bücher auszuprobieren. Wir saßen auf der Couch und ich empfahl ihm, sich zu entspannen und sich einfach auf seinen Atem zu konzentrieren. Nach einer Minute bat ich ihn, seine Aufmerksamkeit durch seinen Körper wandern zu lassen und mir von allem, selbst der winzigsten Sache, die seine Aufmerksamkeit erregen würde, zu erzählen. Nach einer kleinen Pause sagte er, er verstünde nicht, warum, aber es gebe da so etwas wie eine „Trockenheit" in seiner Kehle. „Es ist zu klein, um wirklich störend zu sein, aber genau danach hast du ja gefragt", versicherte er mir.

Ich schlug ihm vor, den Fokus auf die Trockenheit zu richten, da sie mit seiner Aufmerksamkeit geflirtet hatte. Ich sagte ihm, ich würde verstehen, dass er nicht die Art von Mensch sei, die solchen verrückten Phantasien viel Aufmerksamkeit schenke, aber er solle es doch nun einmal versuchen. Ich sagte so etwas wie: „Richte deine Aufmerksamkeit auf jene winzige Empfindung, die genau in dem Moment auftauchte, als du deinem Körper Aufmerksamkeit schenktest. Erfahre sie noch einmal und amplifiziere sie, bis du sie dir leicht vorstellen kannst."

Er schloss seine Augen, legte die Stirn in Falten, als würde er ernsthaft über etwas nachdenken, lächelte dann und öffnete seine Augen. Mit großer Aufregung erzählte er mir, er habe sich, als er den Fokus auf die Trockenheit richtete, in einem ausgedehnten Trockengebiet gesehen: „Es war eine Wüste … nein – es war ein amerikanischer Ureinwohner, der auf dem Boden einer weit ausgedehnten Wüste saß. Ist das nicht eine seltsame Phantasie?“

Ohne meine eigene Erregung groß zu verbergen, fragte ich ihn, was die Gestalt in der Wüste tat. Mein Verwandter sagte: „Er hörte … na ja … gewissermaßen auf das, was er sich als die Stimmen seiner Ahnen vorstellte, die zu ihm sprachen … und ihm sagten, er solle alle seine Beziehungsprobleme loslassen und sich nicht für jeden verantwortlich fühlen!“ An diesem Punkt war er außer sich. Er war schockiert und lachte und sagte mir, er fühle sich stets übermäßig verantwortlich für die Menschen um ihn herum. Er sagte: „Die Stimme des Ahnen in jener Wüste muss zu mir gesprochen haben!“

Ich sagte: „Was gibt es daran auszusetzen, sich verantwortlich zu fühlen?“ Er antwortete: „Etwas muss falsch daran sein. Jedes Mal, wenn ich mich um jemanden kümmere, habe ich Hustenanfälle – was hat das mit dem Gefühl der Trockenheit zu tun?“ Ich legte ihm nahe, er wisse die Antwort auf diese Frage selbst. Einen Augenblick später sagte er: „Ah-ha! Ich sollte mich nicht verantwortlich *fühlen*, sondern den ‚Ahnen‘ gegenüber verantwortlicher *sein*.

Diese Geschichte veranschaulicht mehrere Punkte:

- Winzige Empfindungen oder Flirts sind der Beginn von Kreativität und Phantasie, Geschichten und Träumen. (Trockenheit in der Kehle führte zum Bild eines „amerikanischen Ureinwohners, der auf dem Boden einer weit ausgedehnten Wüste saß“.)
- Flirts sind die Grundlage von Symptomen. (Die Trockenheit war mit den Hustenanfällen verbunden.)
- Flirts sind der Kern oder die Essenz von Symptomen und gleichzeitig deren Medizin. (Das Gefühl der trockenen Kehle bot das Rezept zur Auflösung des Hustens: Mit den „Ahnen“ zu sein, anstatt nur ein Verwalter.
- Symptome sind ihre eigene Medizin.

Nano-Bewusstsein und Medizin

Weder die Physik noch die Psychologie haben bislang genug aus diesen winzigen, nanoartigen Ereignissen gemacht. In gewisser Hinsicht sind die winzigen Flirts für die Psychologie, was die Bewegungen von Elektronen und Atomen für die Physik sind. Man könnte sagen, dass Flirts für die Psychologie das sind, was Nanoereignisse für die Physik sind.

Richard Feynman, der Vater der Nanowissenschaft, legte nahe, dass der Grund, warum wir solche Dinge noch nicht versucht haben, darin besteht, dass wir „so groß“ sind. Gleichermaßen konzentriert sich die Psychologie, indem sie den Fokus hauptsächlich auf die verbalen Erfahrungen und Geschichten von Menschen richtet, in erster Linie auf Ereignisse in Nachtträumen und in der Konsensusrealität und vernachlässigt einzelne anscheinend bedeutungslose subtile Signale, bis sie so groß werden, dass man „darüber sprechen“ kann.

Lassen Sie mich hier nahelegen (und später konkreter mit der Idee des Quantenzustand Cross-over in Kapitel 9 diskutieren), dass die Psychologie der „Flirts“ die subjektive Erfahrung von Nano-Körperereignissen ist. Wissenschaft und Psychologie ignorieren diesen Bereich bis heute, da das Mainstreamdenken und -leben auf die Konsensusrealität ausgerichtet ist. Die Konsensusrealität ist im Wesentlichen ein Elefant im Porzellanladen der Nanoereignisse. Indem wir den Fokus nur auf wiederholbare, der Konsensusrealität zugehörige Arten von Ereignissen richten, wird unser Geist schwerfällig und übergeht leicht die winzigsten subtilen flirtartigen Erfahrungen, die dem Traumland und der Alltagsrealität vorangehen.

Nanowissenschaft

Der Begriff Nano- wird in der Wissenschaft als Vorsilbe benutzt, um den einmilliardsten Teil einer Einheit, 10^{-9} Grad oder .000000001 zu bezeichnen. Zum Beispiel sind 10^{-9} Meter oder .000000001 Meter ein Nanometer. Dies ist die ungefähre Größe eines Atoms. Eine Nanosekunde besteht aus 10^{-9} Sekunden.

Mittels Atomkraftmikroskopen und Scanner vermögen Nanowissenschaft und Technologie die Bewegung weniger Elektronen zu zählen oder einzelne Atome auf der Oberfläche verschiedener Materialien umherzubewegen. Heute gestaltet dieses neue Feld die Chemie und Medizin um, die auf sich verändernden Gruppen von Molekülen basieren, anstatt mit einzelnen Atomen innerhalb einer Struktur, wie Knochen, zu arbeiten.[2] Die Quantenphysik hat die Nanowissenschaft hervorgerufen und benutzt spezielle Mikroskope und Scanner, um Teile von Geweben und Materialien zu erforschen, die bloß ein paar Atome umfassen.

Die medizinische Wissenschaft befasst sich hauptsächlich mit Molekülen und Zellen. Die Nanomedizin wird sogar die Positionen der Atome verändern. Während die Nanomedizin wächst, werden viele Medikamente und Arzneien, die hauptsächlich Moleküle und Zellen reorganisieren, nicht mehr notwendig sein. Ich stimme mit Robert Freitas überein, wenn er im Vorwort zum ersten Band seines Buches über Nanomedizin sagt: „Die kommende Fähigkeit, zielgerichtete medizinische Verfahren auf molekularer Ebene auszuführen, wird der

Praxis der Medizin eine beispiellose Macht verleihen. Innerhalb einiger kurzer Dekaden können wir eine große Revolution erwarten in der Art und Weise, wie der menschliche Körper geheilt wird."[3]

Übung: Nano-Bewusstsein und Körperweisheit erforschen

Große Veränderungen können eintreten, indem wir die winzigsten Wahrnehmungen wertschätzen. Wir wissen bereits aus der Übung „Experiment mit imaginärer Zeit" am Ende von Kapitel 1, dass die Kraft der Stille in den leichtesten Bewegungstendenzen erscheint. Die Übung „Flirts als Regenbogenmedizin" am Ende von Kapitel 2 konzentrierte sich darauf, wie die Kraft der Stille visuelle Flirts organisiert. Die folgende Übung erforscht aufflackernde, nanoartige propriozeptive Körpererfahrungen, die Ihnen in einem mehr oder weniger gewöhnlichen Bewusstseinszustand erscheinen.

> *Nehmen Sie sich einen Augenblick Zeit, fühlen Sie Ihren Körper, und nehmen Sie Kontakt mit Ihrem Atem auf.* Nehmen Sie nun wahr, welche winzig kleine Körperempfindung darum „bittet", wahrgenommen zu werden. Nehmen Sie „aufflackernde" flirtartige oder plötzliche Körpergefühle wahr.
>
> *Fokussieren Sie nun Ihre gesamte Aufmerksamkeit auf jene kleine Sache.* Verfolgen Sie die Empfindungen und erlauben Sie ihnen, sich so zu entfalten, wie sie möchten. Fühlen Sie sie, sehen Sie sie oder hören Sie sie. Halten Sie sie in ihrer Entfaltung nicht mit Ihren bewussten Zweifeln oder Erklärungen auf.
>
> *Experimentieren Sie mit Ihrem Nano-Bewusstsein.* Erlauben Sie jenen Empfindungen sich auf phantasiereiche Art und Weise zu entfalten, bis sie irgendeine Bedeutung für Sie erlangen.

War das, was Sie erfahren haben, auf irgendeine Art und Weise mit Körpersymptomen verbunden, unter denen Sie jetzt leiden (oder in der Vergangenheit litten)? Inwiefern ist der von Ihnen wahrgenommene Flirt möglicherweise eine Kernerfahrung jenes Symptoms? In welcher Weise könnte diese Kernerfahrung oder Essenz Ihr Leben bereichern?

Ihre Nano-Körpererfahrungen können Türen zu neuen Räumen und Bewusstseinszuständen sein. Symptome sind mit Ihrer Psychologie und Ihren speziellsten „Kräften" verbunden. Die Flirts eines Symptoms können – im wahrsten Sinne des Wortes – eine „Medizin" sein für das Leben als Ganzes.

Quantenwellen und Bewusstsein

Aus den vielen Jahren, die ich als Prozessarbeiter therapeutisch mit Menschen in allen Bewusstseinszuständen arbeite, weiß ich, dass nanoartige Erfahrungen wahrzunehmen und über sie zu reflektieren ein erweitertes Bewusstsein erzeugt. In Körperempfindungen und Symptomen ist große Weisheit eingebet-

Bewusstsein in der Physik

John von Neumann war vielleicht am bekanntesten für seine Entwicklung des EDVAC-Computers, der die Grundlage der heutigen Computer bildet. Er war jedoch auch einer der ersten großen Mathematiker der Quantenphysik. In den 1930er Jahren stellte er ausdrücklich fest, dass Bewusstsein in die Gleichungen der Physik eingegangen sei – obgleich er nicht wusste, an welcher Stelle das geschehen könnte. Andere, wie der Nobelpreisträger für Physik Eugene Wigner, sagten, Bewusstsein erschaffe die Realität auf irgendeine Art und Weise. Heute stimmen andere Physiker dem zu.

Die „Science of Consciousness"-Konferenzen der University of Arizona ebenso wie das *Journal of Consciousness Studies* (herausgegeben von Imprint Academic in GB), das *Journal of Frontier Sciences* (herausgegeben von der Temple University in Philadelphia) und viele andere Einzelpersonen und Institutionen repräsentieren eine neue Bewegung in der Wissenschaft.

In *Shadows of the Mind* (1994) bemerkt der führende Kosmologe Roger Penrose: „Eine wissenschaftliche Weltsicht, die das Problem des Bewusstseins nicht auf profunde Art und Weise bewältigt, kann keinen ernsthaften Anspruch auf Vollständigkeit erheben. Bewusstsein ist Teil unseres Universums; daher ist keine *physikalische Theorie*, die ihm nicht einen angemessenen Platz einräumt, ausreichend, um eine wirkliche Beschreibung der Welt zu liefern." Ich würde ihm darin beipflichten, dass es bislang keine physikalische oder biologische Theorie und auch kein Rechenverfahren gibt, das der Erklärung des Bewusstseins nahe kommt.

Wenn Sie daran interessiert sind, das Studium des Bewusstseins in der Physik weiterzuverfolgen, könnten Sie mit Nils Bohrs *Atomic Physics and Human Knowledge* (1958) beginnen. Die grundlegendsten Gedanken sind in *The Physicist's Conception of Nature* von Werner Heisenberg (1958) zu finden. Lesen Sie dann Stuart Hameroffs und Roger Penroses 1996 erschienen Artikel „Orchestrated Reduction of Quantum Coherence in Brain Microtubules: A Model for Consciousness". Einen großartigen Überblick bietet Roger Penrose in *The Emperor's New Mind* (1989) und *Shadows of the Mind* (1989).

tet. Physik und Medizin sind sich jedoch nicht sicher, was Bewusstsein zuerst bedeutet und oder was Bewusstsein ist.

Ich verstehe Bewusstheit im Sinne der beinahe automatisch und weitgehend unwillkürlich ablaufenden Wahrnehmung elementarer Empfindungen. Entwickeln wir Bewusstheit, vermögen wir in der Welt des Träumens bewusst zu werden. In dem Moment sind wir luzid – wie beim luziden Träumen. Ich verwende den Begriff „Bewusstsein“ für alltäglichere, freiwillige Aktivitäten wie die Fähigkeit, über Erfahrungen zu sprechen. Bewusstsein gründet auf Bewusstheit.

Teilnehmer im Bewusstsein

Stellen Sie sich ein System vor, das sich selbst betrachtet, oder noch besser, Sie selbst, wie Sie sich betrachten, oder am allerbesten zwei Objekte, wie Sie und Ihre Teetasse, die im Begriff sind, „sich anzusehen“. In der folgenden Abbildung repräsentiert der durchgehende Pfeil Beobachtung. Die gestrichelten Pfeile unter Ihnen und der Tasse repräsentieren den Flirt, der sich zwischen Objekten wie Ihnen und der Tasse ereignet, bevor Sie erkennen, dass sie einander beobachten.

Während der durch den dicken schwarzen Pfeil repräsentierte Prozess durch eine Videokamera als ein Signalaustausch zwischen Ihnen und Ihrer Tasse zurückverfolgt werden kann, sind Flirts nicht zurückzuverfolgen. Man vermag bloß zu spüren, wie sie einem „auf die Schulter klopfen“ und einen dazu veranlassen, schnell auf die Tasse zu blicken. Die gestrichelten Linien repräsentieren das Flirten – die subtilen, der Nicht-Konsensusrealität (NKR) angehörigen Interaktionen – zwischen Objekten im Alltagsleben, sobald eine Beobachtung bewusst hervorgebracht wurde, so dass man sagen kann: „Ich betrachte meine Teetasse.“

Das Phänomen des Flirtens ist in der Mathematik der Physik impliziert. Dem Physiker John Cramer von der University of Washington zufolge könnten die gestrichelten Linien in Abbildung 3.2 als Wellen in einem imaginären Bereich verstanden werden. Er schlug vor, das, was während des Beobachtungsprozesses geschieht, im Sinne von „reflektierenden Angebots- und Antwortwellen“ zu verstehen, die zwischen der Beobachterin und dem Beobachteten oder der Beobachterin und ihr selbst wechseln.[4] Denken Sie daran, dass man diese imaginären Wellen in der Alltagsrealität nicht messen kann. Sie sind mathematische Konzepte, auf die wir uns als Wellen beziehen, da sie in einem imaginären Bereich wellenartig sind. Diese Wellen können als sich in der Zeit vorwärts oder rückwärts bewegend verstanden werden.

Das klingt wie wissenschaftliche *Fiktion*? Ja. Heute existiert die Idee

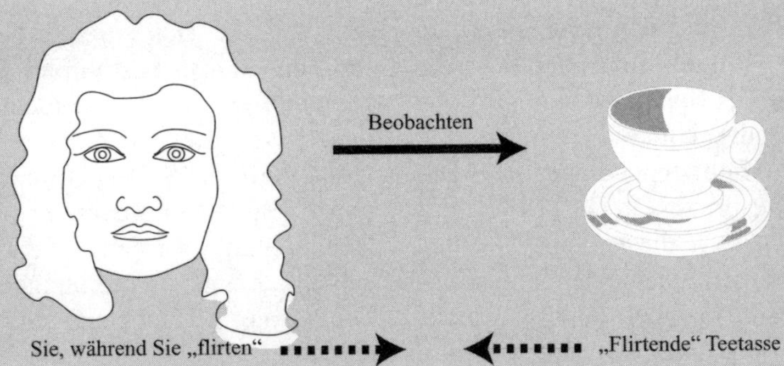

Abbildung 3.1: Beobachtung

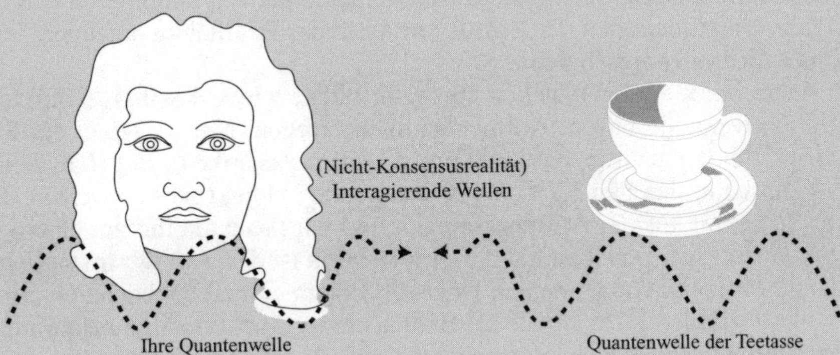

Abbildung 3.2: Interagierende Wellen

der wissenschaftlichen „Fiktion“ nicht mehr. Wie in der neuen Physik *ist* alles, was *möglicherweise* real sein kann – das heißt, alles was vorstellbar ist – in einer anderen Dimension real. Flirts existieren in der Nicht-Konsensusrealität; das heißt, es ist nicht sehr wahrscheinlich, dass es bezüglich ihrer Existenz einen Konsens gibt unter Menschen, die in den großen Städten des 21. Jahrhunderts leben. Man kann Flirts nicht mit einer Videokamera einfangen.

Auf jeden Fall können wir Flirts zusammen mit Cramer (in der Nicht-Konsensusrealität) als die beiden Quantenwellen darstellen.

In der mathematischen Formel der Physik haben diese Wellen die gleiche Stärke und Frequenz, bewegen sich aber in entgegengesetzte Richtungen. Cramer zufolge ist ihre Interaktion derjenigen von Telekommunikationsmaschinen ähnlich; es muss eine Art „Handschlag“ stattfinden, bevor Kommunikation erfolgen kann. Diese beiden Wellen sind dann vergessen, so wie die Klingel- und Pieptöne, die Faxen und E-Mails vorangehen, vergessen sind, sobald man online ist.

In der Mathematik hinter dem Beobachtungsprozess in der Physik multiplizieren sich diese beiden Wellen und erzeugen eine Wahrscheinlichkeit, dass etwas auch dort ist, wo wir es erwarten, wie zum Beispiel ein Teilchen, das sich zu einer bestimmten Zeit in einer bestimmten Position befindet. Bevor sie beobachtet werden, sind diese unmessbaren Quantenwellen nichtlokal und über das ganze Universum verstreut; nach der Beobachtung werden sie zu Wahrscheinlichkeitsbeschreibungen realer Dinge, die in Raum und Zeit lokalisiert sind.

Obgleich die heutigen Physikerinnen und Physiker noch nicht wissen und nicht erklären können, warum diese Wellen mathematisch reflektieren müssen, um Wahrscheinlichkeiten der Lokalisierung in der Realität zu erzeugen, habe ich einen Grund vorgeschlagen.

Reflektierende Quantenwellen spiegeln wider, wie wir winzige Flirts reflektieren, wenn sie unsere Aufmerksamkeit erregen. Nur nachdem ein Flirt von uns reflektiert wurde, das heißt unsere Aufmerksamkeit erregt hat, ziehen wir in Betracht, das den Flirt „hervorbringende“ Objekt zu beobachten. Ein Baum flirtet mit unserer Aufmerksamkeit und wir beachten ihn mit einem reflektierenden Flirt. Das Resultat dieser Reflexion ist das, was wir im täglichen Leben eine Beobachtung nennen. Ist etwas jedoch einmal beobachtet, vergessen wir die subtilen Flirts hinter der Beobachtung. Auf flirtartige Erfahrungen fokussieren zu lernen, sie wertzuschätzen und über sie zu reflektieren, erlaubt der ihnen innewohnenden Weisheit, sich zu zeigen. Dies ist eine zentrale Theorie darüber, wie Nanobewusstsein, Körperweisheit und Bewusstsein miteinander verbunden sind.

Kurz gesagt basiert die Quantenmechanik auf einer Tendenz des Universums, sich selbst zu reflektieren. Das Universum reflektiert über sich; Quantenwellen, Tendenzen oder die Kraft der Stille reflektieren über sich und erschaffen die Alltagswelt. Dieses Geschehen können Sie in Ihrer Psychologie wahrnehmen. Für gewöhnlich haben Sie das Gefühl zu entscheiden, Dinge wahrzunehmen. Durch Introspektion oder Meditationsschulung können Sie jedoch entdecken, dass die Dinge Ihnen zuerst „auf die Schulter klopfen“. Sie flirten mit Ihnen, *gerade bevor* Sie sich umdrehen, um sie anzusehen. Völker der Aborigines sprechen von der Selbstreflexion der Natur im Sinne von Objekten, die über animistische „Kräfte“ verfügen und uns dazu bringen, sie anzusehen. Abbildungen 3.1 und 3.2 veranschaulichen, wie die Dinge uns „auf die Schulter klopfen“, gerade, bevor wir uns umdrehen, um sie zu betrachten, oder unmittelbar in dem Moment.[5]

Viele Physiker haben vermutet, dass Intelligenz, Phantasie und große Kraft irgendwo im Universum existieren. Einstein sagte: „Ich möchte die Gedanken von Gott kennen … alles andere sind nur Details." David Bohm formulierte seinen Glauben an eine große Kraft, als er 1959 sagte: „Die Substruktur der Materie enthält sehr wahrscheinlich Energien, die so weit über Nuklearenergien hinausgehen, wie bekannte Nuklearenergien über chemische Energien hinausgehen. … [Nullpunkt-] Energie stellt einen konstanten Hintergrund bereit, der auf unserer Ebene unter den gegenwärtigen Umständen nicht verfügbar ist. Doch während sich die Bedingungen unseres Universums verändern, könnte ein Teil davon auf unserer Ebene verfügbar gemacht werden."[6]

Diese Gedanken über die Kraft der Nullpunktenergien und damit verbundenen Quantenfluktuationen klingen wie das, was unsere Verwandten, die Aborigines, schon immer wussten: „Hör zu, weißer Mann. Etwas ist da; wir wissen nicht, was; etwas wie eine Maschine, wie Kraft, viel Kraft; es arbeitet hart; es drängt."[7]

Wellen, Schlangen und Medizin

Die Kraft des Universums ist nicht nur in den Quantenwellen der Physik, sondern auch in den sich schlängelnden Wellen der Mythologie zu finden. Die fundamentale Kraft der sich miteinander verbindenden Wellen ist seit Jahrhunderten ein Symbol der Medizin.

Abbildung 3.3 zeigt zwei sich in gegensätzlicher Richtung um einen Stab ringelnde Schlangen. Dieses Symbol, der Merkurstab genannt, ist ein von zwei Flügeln gekrönter Stock oder Stab, um den sich zwei Schlangen winden. Dieser Stab ist das Symbol des medizinischen Berufsstandes und der medizinischen Zweige der U.S. Army und Navy.

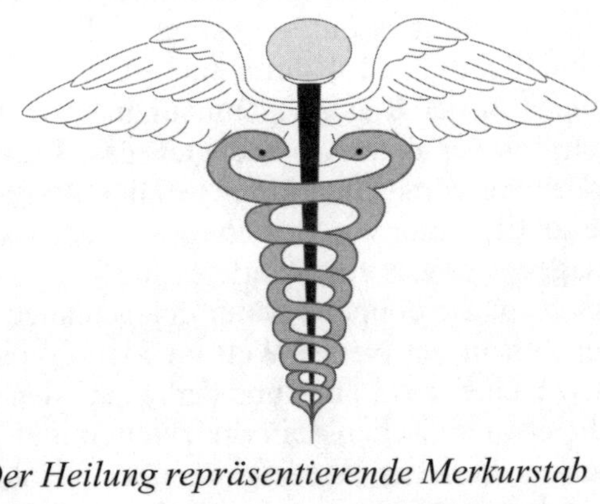

Abbildung 3.3: Der Heilung repräsentierende Merkurstab

Hermes, der Götterbote in der griechischen Mythologie, trug seinen Stab und geleitete damit die Seelen der Toten zur Unterwelt und übte magische Kräfte über menschliche Schlaf- und Traumzeiten aus. Mit anderen Worten, der Merkurstab war das Symbol der Macht, sich vorwärts und rückwärts zu bewegen – zwischen Leben und Tod, Wachheit und Träumen, der Konsensusrealität und dem Traumland. Heute wird der Merkurstab auch als ein Symbol des Handels, der Post und von Botschaftsstandorten benutzt.

Der medizinische Stab

Taber's Cyclopedic Medical Dictionary zufolge tauchte das Symbol der ineinander verschlungenen Schlangen früh, etwa 4000 v. Chr., in Babylonien auf und repräsentierte Fruchtbarkeit, Weisheit und Heilung. Gemäß Marie Louise von Franz in ihrem Buch *Zeit* wurde die Schlange, weil sie Zeit unter der Oberfläche der Erde verbringt, aber durch das Abstreifen ihrer Haut auch verjüngt werden kann, in Griechenland mit der menschlichen Seelenessenz assoziiert und dazu benutzt, die Seele nach dem Tod zu repräsentieren.

Die Idee der Schlange als Quelle des Lebens ist in der ägyptischen Mythologie zu finden, in der Darstellungen der Schlange, die wie die Lebensessenz um den Lebensbaum geschlungen ist, häufig sind. Später trugen griechische Herolde und Botschafter diesen Stab aufgrund der angenommenen Unverletzlichkeit des Symbols; seine Träger waren vor Angriffen geschützt. Später wurde der Merkurstab ein römisches Symbol der Waffenruhe, der Neutralität und der Nichtkämpfer.

Das medizinische Symbol (das auch für Kommunikation oder die Dienstleistungen der Post benutzt wird) der beiden einander anblickenden Schlangen erinnert mich an die – konjugierten[8] – Quantenwellen in der Physik (die Grundlage für Kommunikation und Wahrnehmung), und an Flirts, die Grund-„Substanz" des Heilens in der Regenbogenmedizin. Auf der Quantenebene gibt es eine Symmetrie in der Zeit, was bedeutet, dass Ereignisse in der Zeit entweder zurück- oder vorwärtsgehen können. Dies korrespondiert mit der Verwirrung über die subtile Natur von Beziehungssignalen; oftmals vermögen wir nicht genau zu sagen, wer was zuerst tat!

Auf jeden Fall erscheint die doppelte Natur der Schlange oder der symmetrischen Qualität der Zeit in der Neuen Welt im Symbol einer Schlange mit zwei Köpfen, von denen einer das Leben und der andere den Tod symbolisiert. Abbildung 3.4 ist die etwa zwischen dem dreizehnten und vierzehnten Jahrhundert entstandene künstlerische Wiedergabe einer mexikanischen doppelköpfigen Schlange (siehe *Zeit* von Marie Louise von Franz, Abbildung 9, für nähere Einzelheiten).

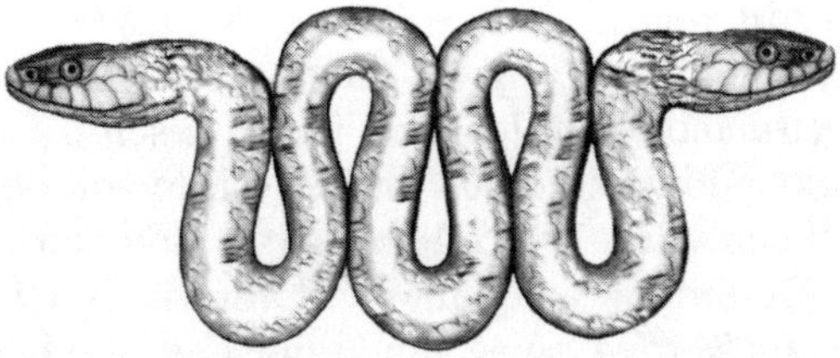

Abbildung 3.4: Die vorwärtsgehende und rückläufige Natur der Zeit.

Flirts und Kundalini

Das Phänomen der Flirts scheint von unseren Vorfahren vor langer Zeit intuitiv erfasst worden zu sein. In China wurden solche Wellen mit den Drachenlinien des Tao und subtilen *Chi*-Energien assoziiert.

In Indien heißt diese Energie *Sat* (eigentlich *Satchidananda*) oder *Kundalini*-Schlangenenergie. Abbildung 3.5 zeigt die erwachende, durch die verschiedenen Körperzentren oder *Chakras* aufsteigende Kundalini-Energie in einem Praktizierenden, die schließlich den Kopf verlässt, um das Individuum mit dem unendlichen Sein, dem *Atman,* zu verbinden.

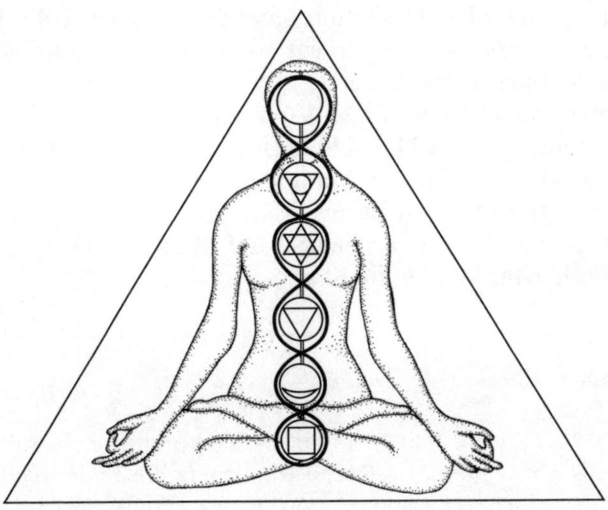

Abbildung 3.5: Kundalini-Schlangenenergie

In der Praxis des Tantra-Yoga wird Meditation als ein Weg benutzt, um mit dieser Schlangenenergie in Kontakt zu kommen oder sie zu wecken und sich dann mit der nichtlokalen Persönlichkeit, das heißt der Erfahrung, alles und überall zu sein, zu verbinden.

Mir scheint, als sei die Erfahrung der durch die Wirbelsäule aufsteigenden Kundalini-Energie eine individuelle, der Nicht-Konsensusrealität zugehörige Version des Bildes, das Physikerinnen und Physiker von der Wellenfunktion und ihrer fluktuierenden oder flirtartigen Energie und den Tendenzen haben. Bei einem privaten Treffen zwischen meiner Lehrerin in der Psychologie, der Jungschen Analytikerin Marie Louise von Franz, und dem bedeutenden Physiker Carl Friedrich von Weizsäcker, das in den 1960er Jahren in der Schweiz stattfand, war ich erstaunt zu beobachten, dass er von den Verbindungen zwischen den Feldern der Psychologie und der Physik fasziniert war. So war es für mich *keine* Überraschung, als ich unlängst folgendes Zitat von Weizsäcker fand, worin er die indische oder hinduistische *Prana*-Energie des Yoga[9] als eine subtile „sich bewegende Kraft" bezeichnet und sie mit der Wellenfunktion vergleicht.[10] Ich bin mir sicher, dass nicht nur von Weizsäcker den Gedanken dieser Analogie hatte, sondern auch viele andere Physiker. Aus seinem Buch *Was ist Leben?* weiß ich, wie wichtig die indische und die Vedanta-Philosophie für Erwin Schrödinger, den Entdecker der Wellenfunktion, waren.

Jahrhundertelang spürten unsere Vorfahren weltweit irgendeine Form von wellenartiger oder schlangenförmiger Energie als die Grundlage unserer subtilen Physiologie. Heute, mit Ermutigung, auf die nicht messbare Erfahrung zu fokussieren, vermögen wir subtile Empfindungen, Impulse, Pulse oder pulsierende Vibrationen – *„etwas wie eine Maschine, wie Kraft"* (in den Begriffen der Aborigines) – zu fühlen, die für uns unter der Oberfläche des Bewusstseins im Körper zu existieren scheinen (so wie sich die Schlange auf der Oberfläche der Erde oder darunter befinden kann).

Für manche unter uns sind diese Vibrationen vielleicht nichts weiter als kaum wahrnehmbare, sich schlängelnde Bewegungen oder Zuckungen, Palpitationen oder elektrisches Zittern. Für andere besitzen diese subtilen Empfindungen jedoch mythische Bedeutung. Zum Beispiel erfuhren Praktizierende des Siddha-Yoga wie der verstorbene Swami Muktananda diese Empfindungen als die subtile Kraft der Göttin Shakti.

Siddha-Yoga

Der Siddha-Yogi Swami Muktananda, den ich als einen meiner Lehrer respektiere, bezog sich auf Kundalini als Shakti und setzte auf diese Weise die Kundalini-Energie mit dem weiblichen Zeugungsprinzip in der Hindu-

Mythologie gleich (in *Play of Consciousness*, S. 18): „Shakti ist … alle Klänge, Schwingung des Absoluten, die das Universum manifestierte. Sie lässt Sprache … entstehen … hat die Macht, das Universum zu erschaffen. … Sie ist die Willenskraft Gottes. … Sie ist Kundalini … spielt immerzu … sie … erleuchtet sich selbst und macht sich bekannt."

Kundalini-Shakti ist das Göttinnenbild der Flirts. Sie ist eine sich selbst erleuchtende Energie – der Klang, die Macht, der Motor, reale Welten erschaffend. Sie ist ein Abbild der „Schlangenkraft", ein mythisches Ebenbild der Schöpfung in der imaginären Zeit, worauf sich Kosmologen wie Stephen Hawking als die imaginäre Zeitdimension der Quantenwellen, die am Beginn des Universums vorhanden war, beziehen.

Wie Muktananda sagt: „So wie ein Same den ganzen Baum in potentieller Form enthält, enthält die Kundalini all die verschiedenen Formen des Yoga. Wird sie durch die Gnade des Gurus erweckt, sorgt sie dafür, das alle Yogas spontan in dir stattfinden. Dies ist Erleuchtung."

Muktananda erfuhr das, was ich die Kraft der Stille nenne, als Shakti, den Ursprung spontaner Bewegungen und des Bewusstseins. Im ersten Kapitel sprach ich von dieser Energie im Sinne von Tendenzen und den intentionalen Feldern, die wir in unserem Körper spüren, bevor sich Bewegung ereignet. Folgt man jenen verborgenen Impulsen und Pulsen, scheinen sich die kleinsten Bewegungen in neue Welten zu entfalten.

Die Analogien zwischen Mythologie und Physik sind faszinierend. Wir müssen beachten, dass Kundalini-Shakti als zwei gleiche und gegenläufige, Heilung und Bewusstsein hervorbringende Wellen dargestellt wird, so wie die Wellenfunktion als zwei gleiche und gegenläufige, Realität erschaffende Wellen dargestellt wird. Darüber hinaus ist Shakti der „Same" oder die Essenz der Welt, so wie Kosmologen die Wellenfunktion als den Beginn des Universums in Betracht ziehen.

Parallelen zwischen unseren aufflackernden subtilen Körperempfindungen (Flirts), den Ursprüngen der Realität im Traumland, Quantenwellen und der Kundalini-Shakti-Energie weisen auf verschiedene Aspekte dieser unterschwelligen Empfindungen hin.

1. Aufflackernde Körperempfindungen sind erste Stadien bewusster Erfahrung.
2. Diese frühen Stadien werden durch schlangenartige Symbole und die Mathematik der Wellen symbolisiert.
3. Die Schlangen- oder Wellenessenz reflektiert sich selbst.

4. Durch Selbstreflexion erschafft sie die Konsensusrealität, basierend auf subatomarer, unterschwelliger Körperweisheit.

Kundalini, *Chi*, die Symbolik des Merkurstabs, Schlangenkraft, Tendenzen, intentionale Felder, Quantenwellen – sie alle sind Konzepte und Bilder von der uns allen innewohnenden unvorstellbaren Spontaneität und Kreativität. In jenen Momenten, da Sie sich mit der subtilen Kraft der Stille verbinden, spüren Sie vielleicht, dass vormalige gesundheitliche Ängste Nanosignale waren, Zugänge zu einer neuen Art von Weisheit.

4. Die Hyperräume von Symptomen

… wir müssen unsere Analyse mit einer unendlichen Anzahl von allen möglichen miteinander koexistierenden Universen beginnen.

– Der Physiker Michio Kaku[1]

Vor zwei Jahrhunderten könnten viele Menschen Regenbogenmedizin mit Hexerei oder der sakrilegischen Natur der „modernen Wissenschaft" assoziiert haben. Heute ist Regenbogenmedizin einfach multidimensionale Medizin. Während einfarbige Medizin sich hauptsächlich auf eine oder zwei Dimensionen des Bewusstseins konzentriert, schließt Regenbogenmedizin alle Bewusstseinsebenen mit ein.

Obgleich sich die Zeiten schnell in Richtung einer umfassenderen Medizin verändern, richten die heutigen medizinischen Einstellungen den Fokus im Allgemeinen auf die physischen, räumlichen und zeitlichen Aspekte dessen, was als „Krankheit" bezeichnet wird. Psychologische Ansätze vermeiden für gewöhnlich den physischen Körper und fokussieren auf das Verhalten betreffende oder traumartige (transpersonale und spirituelle) Erfahrungen. Einfarbige Medizin und einfarbige Psychologie konzentrieren sich auf eine oder höchstens zwei Dimensionen oder „Bewusstseinsräume".

In diesem Kapitel erörtere ich, wie multidimensionales Bewusstsein mit der Erfahrung von „Hyperräumen" verbunden ist, und weise darauf hin, wie diese Räume die verschiedenen Wissenschaften und Praktiken zu einem Regenbogen-Paradigma verweben.

„Innere" und „äußere" Zeit

Die meisten Menschen nehmen an, dass die Konsensusrealität – das heißt die Welt der menschlichen Kontakte, der linearen Zeit, des Raumes und der Materie – wichtiger ist als Träume und die Erfahrung von Tendenzen. Vielleicht erinnern Sie sich, einmal über einen Traum gesprochen zu haben, als sei er imaginär, obgleich diese „imaginären" Traumräume und Traumzeiten erschreckend oder hinreißend „real" sein können. Der Übergang zwischen den verschiedenen Welten und Dimensionen ist manchmal verwirrend. Zum Beispiel spricht eine Person, die aus dem Koma erwacht, als befände sie sich in einem Traum. Medizinisches Personal wird die andauernde traumhafte Kommunikation wahrscheinlich als pathologisches Ereignis betrachten.

Wie die meisten inneren Erfahrungen besitzen die subjektiven Erfahrungen des Körpers einen anderen Zeitverlauf als die Geschwindigkeit der Konsensusrealität – die Geschwindigkeit, mit der sich eine Uhr bewegt. Sie können den Unterschied fühlen. Drängt Ihr Alltagsverstand Ihren Traumkörper in Richtungen, in die er nicht gehen will, bringt der Körper eine Art Stressreaktion hervor, eine innere Rebellion gegen die Alltagszeit.

Führt, der chronologischen Zeit zu folgen, Sie zu weit von Ihrem Körpergefühl oder Ihrer propriozeptiven Zeit weg, kann die Form Ihrer Rebellion vielleicht eine „Erkältung" oder „Grippe" genannt werden. Im Gegensatz zu einem gewöhnlichen Bewusstseinszustand fügen sich in einem taoistischen Bewusstseinszustand die Tätigkeiten der Realität und die Erfahrungen des Traumkörpers nahtlos zusammen. Das Tao erinnert mich an das alte griechische Konzept des *Kairos*.

Im antiken Griechenland (ebenso wie in anderen Teilen der Welt) versammelten sich die Fischer jeden Morgen im Hafen und dachten bei einem Frühstück darüber nach, ob der *Kairos* – das heißt der richtige Moment – zum Fischen gekommen war. *Kairos* wahrzunehmen bedeutete, das Wetter und irrationale Erfahrungen als eine Quelle der Führung wahrzunehmen, wenn es darum ging, zu beurteilen, ob günstige Umstände vorhanden waren oder nicht. Wenn der *Kairos* gegenwärtig war, *gingen* die Fischer an die Arbeit. In jenen Tagen und in jenem Land war *Kairos* – im Wesentlichen multidimensionale Wahrnehmung – Teil der Konsensusrealität. Heute bedeutet Konsensusrealität, Kronos, dem Gott der linearen Zeit zu folgen: „Triff eine chronologische Verabredung und halte sie ein, ob dein Körper zustimmt oder nicht!"

Diese beiden Arten von Zeit, die wir mit Realität und Nicht-Konsensusrealität assoziieren, *Kronos* und *Kairos*, existieren Seite an Seite. *Kairos*-Zeit ist wie die Spürerfahrung oder Körperzeit. Sie ist nicht besser oder schlechter als die chronologische Zeit; sie ist einfach ein „Hyperraum", das heißt ein anderer Raum jenseits der vertrauten drei oder vier Dimensionen des Alltagslebens.

Was ich Lebensstile der Regenbogenmedizin nenne, unterstützt die Wahrnehmung der verschiedenen Realitäten, Räume und Zeiten. Ihr Bewusstsein zu schulen, um in traumartige Zustände einzutreten oder „luzider" zu werden, ermöglicht Ihnen, Ihre subtilsten Körperzustände wahrzunehmen, zu erfahren und ihnen zu folgen, während Sie die Alltagswelt zu schätzen wissen. Mit Übung darin zu bejahen, was Sie erfahren, füllt sich das Leben mit multiplen Realitäten. Luzidität und Alltagsbewusstsein erlauben Ihnen nun, die der Konsensusrealität zugehörigen Dimensionen eines Symptoms wie den Druck oder die Veränderung Ihrer Körpertemperatur zu verstehen, während Sie gleichzeitig andere Dimensionen erfahren – vielleicht die „Monster" und „Geister" oder die speziellen Kräfte und subtilen Gefühle des Traumzustandes. Auf diese

Weise verspüren Sie vielleicht pochende Kopfschmerzen und visualisieren gleichzeitig einen tanzenden Schlagzeuger, der ein „Pochen" erzeugt, um Sie dazu zu bringen, sich zu entspannen und in eine Trance zu gehen. Der Trancezustand ist ein Hyperraum, der die Kopfschmerzen vielleicht auflöst. Auf diese Weise kann ein Symptom seine eigene Medizin sein. Anders ausgedrückt, Hyperräume lösen Probleme im gewöhnlichen Raum und in der gewöhnlichen Zeit.

Höhere Dimensionen – Hyperräume – sind wichtig für Psychologie und Medizin. Für gewöhnlich denken wir über uns selbst als bloß dreidimensionale Wesen und identifizieren uns auch so. Wir haben nicht einmal ein vierdimensonales Bild von uns, denn wenn dem so wäre, würden wir uns als einen sich bewegenden Prozess betrachten, der sich durch Zeit und Raum hindurch ausdehnt. Anstatt in den Spiegel zu blicken, um zu sehen, wie wir aussehen, würden wir sagen: „Ach, der Spiegel ist lächerlich. Er zeigt mir nur eine dreidimensionale Ansicht von mir. Ich bin vierdimensional! Ich bin nicht das Bild, das ich zu einer bestimmten Zeit und an einem bestimmten Ort sehe."

Wie Hyperräume Probleme lösen

Die heutige Sicht der Konsensusrealität ist drei- oder vierdimensional (Länge, Höhe, Breite und Zeit). Es ist schwierig, vier Dimensionen auf einer zweidimensionalen Fläche wie einem Blatt Papier darzustellen. Lassen Sie mich der Einfachheit halber die dreidimensionale Konsensusrealität auf nur zwei Dimensionen reduzieren, nämlich auf Breite und Länge. Wir pressen die Konsensusrealität zu Erklärungszwecken etwas zusammen. Nun ist die Konsensusrealität wie ein Blatt Papier. Es gibt keine Höhe in diesem „Flachland", da die Konsensusrealität jetzt zweidimensional ist.

Unsere zweidimensionale Flachland-Realität hat kein Oben oder Unten. Stellen Sie sich vor, Sie leben in diesem Land und fahren ein Auto (das muss ein sehr flaches Auto sein!) von links nach rechts und stoßen auf eine Barriere, eine gerade Linie. Ist die Barriere nicht zu lang, können Sie sie umfahren, um auf die andere Seite zu gelangen.

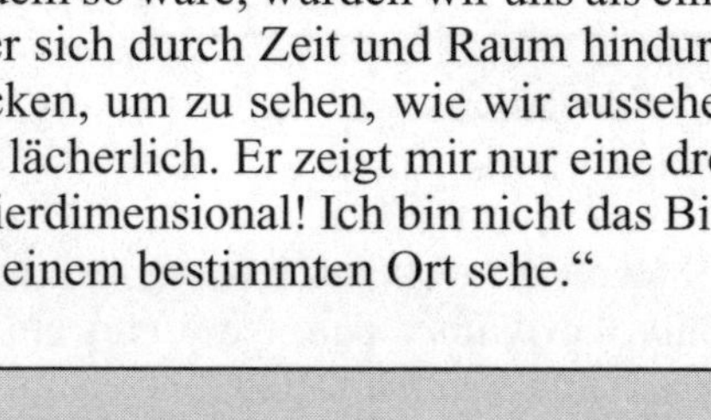

Abbildung 4.1

Ist die Barriere jedoch sehr lang, sind Sie nicht imstande, sie zu umfahren. Sie stecken fest. Mit anderen Worten, im Flachland zu leben ist begrenzend. Wenn Sie feststecken, stecken Sie einfach fest!

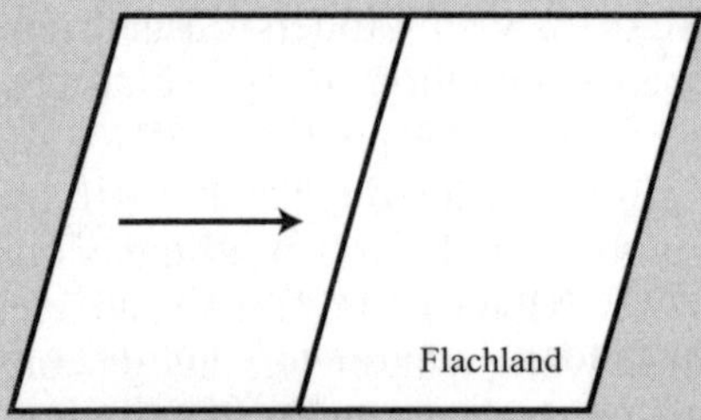

Abbildung 4.2

Stellen Sie sich nun vor, das Glück läuft Ihnen über den Weg, und ein Wesen aus einem anderen Universum kommt ins Flachland und macht Sie mit einer neuen Dimension, genannt Höhe, bekannt. Das Hinzufügen dieser neuen Dimension erlaubt neue Möglichkeiten. Nun können Sie das Hinauf- und Hinuntergehen erfahren, und bald entdecken Sie, dass Sie die zweidimensionale Barriere überwinden können, indem Sie sich darüber erheben. Alles, was Sie brauchten, war eine zusätzliche Dimension, um das Problem zu lösen.

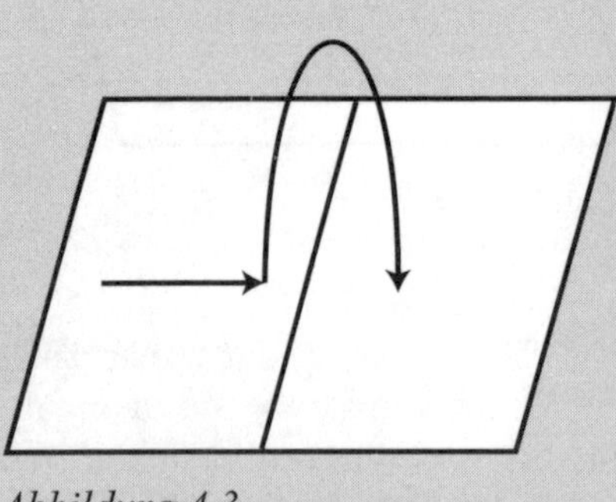

Abbildung 4.3

Wenn Sie wirklich im Flachland leben würden, wäre *Höhe* ein *Hyperraum*. Ebenso leben wir für gewöhnlich, als wären wir Flachländer. Selbstverständlich verfügt das Leben auf der Erde über mehr als zwei Dimensionen; es ist drei- oder vierdimensional (schließt man die Zeit mit ein). Ich benutze das Flachland nur als eine leicht vorstellbare Analogie, um Ihnen folgenden Gedanken zu vermitteln:

Ihrer gewöhnlichen Welt, das heißt Ihrem Alltagsraum (der dreidimensional ist) und Ihrer Alltagszeit (die die vierte Dimension ist) eine andere Dimension hinzuzufügen, bedeutet, in einen Hyperraum einzutreten. *Hyperräume lösen Probleme, die wir nicht in „Realitäten" lösen können, die aus weniger Räumen bestehen.* Zum Beispiel, sich von einem pochenden Kopfschmerz in die Erfahrung des pochenden Schlages der Trommel eines Heilers tragen zu lassen, bedeutet, in einen Hyperraum einzutreten, der vier Dimensionen übersteigt. Der pochende Kopfschmerz ist ein Symptom oder Ereignis in der Alltagsrealität, während die Trommel des Heilers in einem Hyperraum erscheint. Der Konsensusrealität Dimensionen hinzuzufügen schafft Lösungen, die wir nicht für möglich hielten. Hinzugefügte Dimensionen helfen Wissenschaftlerinnen und Wissenschaftlern ein höherdimensionales Universum zu konstruieren.[2] Gleichermaßen hilft Regenbogenmedizin, die Traumdimensionen in „reale", das heißt der Konsensusrealität zugehörige Symptome zu bringen.

Könnten wir einen vierdimensionalen Spiegel finden, würden wir vielleicht ein langes, verzerrtes Bild sehen, das unsere Existenz als Sternenstaub, vorausgehende Leben als Mensch, unser erstes Babyfoto, den Moment unseres Todes und so fort mit einschließt. In einem 2-D-Spiegel würden wir stattdessen bloß eine momentane Ansammlung von Pickeln und Falten sehen und die zeitlichen sowie die Traumlandaspekte unseres Selbst ignorieren.

Eine zwei- oder dreidimensionale Perspektive ist zwar für die meisten Zwecke im Leben ausreichend, aber viele Probleme benötigen mehr Dimensionen, um gelöst zu werden. In einer Hyperraumsicht seiner selbst ist man weder tot noch lebendig, gesund oder krank, sondern ein andauernder Prozess, der sich *zwischen* allen diesen und noch weiteren Zuständen und *durch sie hindurch* bewegt. An jedem gegebenen Ort können wir sowohl tot als auch lebendig sein!

Ohne sie als solche zu benennen, arbeitet die Tiefenpsychologie mit Hyperräumen. Deshalb fragen wir nach Träumen, wenn Klienten blockiert sind. Träume sind eine Art Hyperraum. Wird dieser der Konsensusrealität hinzugefügt, eröffnet er ihr eine neue Phantasiedimension, die eine Art der Problemlösung bietet, wie sie in der flachen alten Konsensusrealität unmöglich schien. (Ohne den Fokus auf das Verhalten in der Konsensusrealität und kognitive Probleme zu richten, bleibt jedoch auch die Tiefenpsychologie begrenzt.)

Einfarbige Medizin bietet Flachland-Lösungen für multidimensionale Probleme. Wenn Sie Kopfschmerzen haben, nehmen Sie ein Aspirin. Wenn Sie sich dann besser fühlen, denken Sie nicht weiter darüber nach. Kehren die Kopfschmerzen jedoch zurück, wird es notwendig, die Ebenen von Traumland und Essenz hinzuzufügen.

Jaques Lusseyran und Hyperräume

Ein möglicher Grund, warum wir Hyperräume ignorieren, besteht darin, dass sie möglicherweise zu klein sind, als dass wir sie erkennen könnten. Unsere Augen sehen kleine Dinge nicht. Zum Beispiel sieht für uns eine Spaghetti-Nudel am Boden auf den ersten Blick wie eine einfache Linie aus. Stellen Sie sich jedoch vor, wie ein winziger Floh dieselbe Spaghetti-Nudel sehen würde. Er könnte meinen, er würde oben auf irgendeiner runden Welt kriechen. Gleichermaßen erscheinen winzige Flirts im Alltagsleben nur deshalb als klein, weil unsere gewöhnliche Wahrnehmung nicht darin geschult ist, die Augenblicke der Realitäten der Nanoebene aufzugreifen. In Träumen können solche Flirts jedoch zu ganzen Welten werden.

Mit anderen Worten, Hyperräume befinden sich genau hier, neben den gewöhnlichen Räumen oder sogar parallel dazu. Die Idee der Allgegenwart von Hyperräumen wie dem Traumland wird in der wunderbaren Autobiographie des blinden Freiheitskämpfers Jacques Lusseyran klar angedeutet. In seinem Buch *Das wiedergefundene Licht* erzählt uns Lusseyran, wie er, nachdem er mit acht Jahren physisch erblindet war, seine Wahrnehmung der Universen des Traumlandes entwickelte, wo Bilder und flirtartige Wahrnehmungen möglich sind.[3] Nach dem Unfall, der seine Blindheit in der Kindheit hervorrief, entwickelte er eine neue Art zu „sehen": „Nun hörten meine Ohren die Klänge beinahe, bevor sie da waren. ... Oft schien ich Leute sprechen zu hören, bevor sie zu reden begannen."

Er fährt damit fort zu sagen, dass, bevor wir etwas berühren, es uns berührt. „Während die Absicht zu berühren entsteht, wird einem bewusst, dass ‚es' einen eigentlich berührt"[4], schrieb er.

Sie und das Objekt, auf das Sie sich beziehen, stehen in enger Beziehung zueinander, verbunden in einer nichtdualistischen Welt. Während Sie für gewöhnlich vielleicht denken: „Jetzt nehme ich diese Vase in die Hand", sind, vom Standpunkt der mehr spürenden Welt der Quantenpsychologie aus betrachtet, nicht *Sie* die Person, die die Bewegung macht; es handelt sich hier eher um ein Zusammenkommen. In einem luziden Zustand spüren Sie, dass Sie sowohl Sie selbst als auch das Objekt sind, auf das Sie sich zubewegen.

Im Taoismus sagt man vom „Tao, das nicht gesagt werden kann", es gehe der Existenz und sogar Gott voran. So sagt uns Kapitel 25 des Tao te King:

Irgendetwas war formlos vorhanden,
Vor Himmel und Erde geboren.
In der Stille und der Leere,
Unerschütterlich steht es für sich da,
Immer wiederkehrend ohne Unterlass.
Vielleicht ist es die Mutter des Kosmos.[5]

Das Reich des Tao ist ein Hyperraum, nämlich diejenige Welt, die gespürt, aber nicht gemessen oder exakt in Worte gefasst werden kann.

Übung: Die Form wechseln

Experimentieren wir nun damit, wie das Einbeziehen der Hyperräume Ihres Körpers Ihnen helfen kann, jedes so genannte Symptom aufzulösen. In der folgenden Übung bitte ich Sie, Ihre Aufmerksamkeit zu gebrauchen, um verschiedentlich die Form zu wechseln, wie Schamaninnen und Schamanen es seit jeher tun. Vielleicht wissen Kinder am besten über das Wechseln der Form Bescheid. Sie spielen nicht einfach eine Rolle, sie setzen sich eine Maske auf, werden zu der Rolle und leben für kurze Zeit in deren Welt.

Sitzen oder liegen Sie bequem. Wenn möglich, erlauben Sie Ihrem Alltagsbewusstsein, sich zu entspannen. Machen Sie ein paar Atemzüge und spüren Sie Ihren Körper.

Wenn Sie bereit sind, lassen Sie Ihre Aufmerksamkeit Ihren Körper sanft erkunden. Scannen Sie Ihren Kopf, Ihre Schultern, Ihre Brust, den mittleren Teil Ihres Körpers, Ihr Becken, Ihre Beine und so fort.

Sehen, fühlen oder hören Sie Ihren Körper. Nehmen Sie irgendeine subtile Empfindung zur Kenntnis, die Ihre Aufmerksamkeit erregt und die Sie zuvor noch nicht wahrgenommen haben.

Nehmen Sie irgendeinen aufflackernden Druck, eine Schwere, ein Zittern, Schmerzen, Brennen und so fort wahr. Nehmen Sie subtile Signale wie leichte Druckgefühle, Empfindungen oder Klänge in Ihrem Körper wahr.

Lassen Sie Ihre volle Wahrnehmung und Aufmerksamkeit zu jener Empfindung gehen. Ist diese Empfindung möglicherweise mit einem Körpersymptom oder einem Symptom, vor dem Sie Angst haben, verbunden?

Werden Sie nun luzid und packen Sie jene Empfindung. Halten Sie sie vor Ihrem geistigen Auge, selbst wenn sie sich anfühlt wie ein glitschiger Fisch, der wegschwimmen will.

Fokussieren Sie auf jene Empfindung oder Ihre Erinnerung daran. Nehmen Sie wahr, wie sie aussieht, sich anfühlt oder wie sie klingt. Amplifizieren Sie ihre Erscheinung, das Gefühl oder den Klang ein wenig. Intensivieren und fühlen Sie die Erfahrung ein wenig mehr. Manchmal hilft es, den Atem zu benutzen, um auf das zu fokussieren, was man wahrnimmt, indem man so atmet, dass der Atem auf jene Empfindung „fokussiert". Versuchen Sie, ein Gefühl dafür zu entwickeln.

Benutzen Sie nun Ihre Hände, um Bewegungen zu machen, die auf irgendeine Art und Weise ausdrücken, was Sie erfahren. Wenn Sie Ihre inneren Erfahrungen ausdrücken können, fragen Sie sich: „Was drücken meine Hände aus?" Hier müssen Sie Ihrer inneren Erfahrung vertrauen, selbst wenn sie irrational ist.

Finden Sie nun, während Sie jene Handbewegungen machen, den ursprünglichen Impuls hinter den Bewegungen. Um den „Samen" dieser Erfahrung zu finden, könnte es Ihnen helfen, dieselben Handbewegungen zu wiederholen, doch während Sie dieselbe Intensität spüren, lassen Sie die Bewegungen immer weniger offenkundig und dafür subtiler werden, bis Sie ein Gefühl für deren Essenz erlangen.

Treten Sie in Kontakt mit der ersten Tendenz hinter jenen Handbewegungen, jener Erscheinung, jenem Gefühl oder Klang. Vielleicht stellen Sie fest, dass Ihre Erfahrung irrational zu sein scheint. Was immer sie ist, glauben Sie daran. Richten Sie Ihren Fokus auf die Essenz, die ursprüngliche Tendenz, den Samen, der Ihre Körpererfahrung entstehen ließ. Imaginieren oder erfahren Sie die Grundtendenz, -absicht, -motivation oder -energie hinter der Empfindung, auf die Sie fokussieren.

Erlauben Sie Ihrem Geist, jene Essenz als einen Klang oder ein Bild auszudrücken. Wenn Sie sowohl einen Klang als auch ein Bild bekommen, versuchen Sie, gleichzeitig den Klang zu machen und das Bild zu sehen – den Klang und das Bild der Essenz jener Energie, die Sie gespürt haben.

Inwiefern ist die Welt dieses Klanges, dieses Bildes, dieser Essenz Ihnen bekannt – und zugleich verschieden von Ihrer gewöhnlichen Welt?

Wie sind Zeit und Raum der Welt dieses Klanges/Bildes beschaffen? Seien Sie eine Schamanin und wechseln Sie die Form in das Bild in seiner Welt. Nehmen Sie sich einen Moment und leben Sie in diesem Hyperraum.

Wenn Sie jene Welt in Ihrem Alltagsleben ignorieren, fragen Sie sich, weshalb. Ist sie zu subtil, zu neu, zu unbekannt? Wie könnten Sie jene Welt benutzen oder in die Ihnen vertrautere integrieren?

Stellen Sie sich vor, diesen neuen Hyperraum zu verkörpern. Wie wären Sie?

Machen Sie sich eine Notiz über die Essenz, die Sie erfahren haben. Versuchen Sie sich nun vorzustellen, in jenem Hyperraum zu leben. Leben Sie in seiner Welt, der Zeit und dem Raum der Essenz.

Fühlen Sie, wie es Ihre Körpererfahrung verändert, in jener Welt zu leben. Wenn dieser neue Hyperraum ursprünglich mit Ihrer Erfahrung von Körperempfindungen verbunden war, waren jene Empfindungen mit möglichen Symptomen verknüpft? In der Welt der Essenz, dem Hyperraum hinter jenen Empfindungen, zu leben könnte sehr hilfreich sein im Umgang mit jenen Symptomen.

Was brauchen Sie, um jenen Hyperraum in ihrem Alltagsleben zu spüren oder ihn darin zu integrieren?

Zum Beispiel verspürte eine Frau mit Herzproblemen eine brennende und pulsierende Empfindung in ihrer Brust, als sie ihren Körper scannte. Die Essenz jener brennenden Empfindung war eine Art „Funke“ für sie, ein winziger und zarter „Lebensimpuls“. Sie sagte mir, dass in jenem Raum zu leben für sie bedeutete, „sehr viel mehr Gewahrsein über flüchtige Empfindungen zu erlangen“, was ihre „starke und eigenwillige Natur“ nur selten erlaube.

Die Räume Ihrer Symptome

In dieser Übung haben Sie vielleicht verschiedene Körperdimensionen, Welten oder Hyperräume wahrgenommen. Während die subtile Erfahrung der Essenz aufsteigt, flirtet sie mit Ihrer Aufmerksamkeit. Sie erscheint als eine leichte Empfindung, ein Wackeln, ein Gedanke oder in pulsartiger Form in der Dimension der Essenz. Sie können sich vorstellen, wie diese Erfahrung der Essenz der Kraft der Stille, wenn sie ignoriert wird, zu einer Wahrnehmung, einem Gefühl oder einem Traumbild im Traumland wird. Wird dieses ebenfalls ignoriert, kann es schließlich als sichtbares Signal oder wahrnehmbares Symptom erscheinen.

Ereignisse wie Schaffensdrang oder Symptome beginnen in den Hyperräumen des Körpers. Wenn Sie über Luzidität verfügen, werden Sie subtile Erfahrungen und die Welten, die sie Ihnen eröffnen, nicht marginalisieren, und Symptome werden nicht Ihre Aufmerksamkeit erregen müssen und Sie an das erinnern, was Sie ignoriert haben. Indem Sie diese Räume wahrnehmen, können Ihre Körpersymptome gelindert werden; und das Beste ist, dass Ihr Lebensstil kreativer werden, sogar lustvoll sein kann.

5. Schamanismus und die Essenz von Symptomen

> Ich kann mit Sicherheit sagen, dass niemand die Quantenmechanik versteht. Nehmen Sie also den Vortrag nicht zu ernst, indem Sie glauben, wirklich im Sinne eines Modells verstehen zu müssen … sondern entspannen Sie sich und genießen Sie ihn. Ich werde Ihnen sagen, wie sich die Natur verhält. Wenn Sie einfach zulassen, dass sie sich so verhalten könnte, werden Sie in ihr eine wunderbare, hinreißende Sache finden.
>
> – *Richard Feynman*[1]

Ersetzen wir in diesem Zitat Feynmans Begriff „Quantenmechanik" durch „die Kraft der Stille", bewegen wir uns von der Physik hin zur Regenbogenmedizin. Dann vermag ich seine Worte neu zu formulieren:

Wir können mit Sicherheit sagen, dass niemand die Kraft der Stille versteht, und Sie sollten auch nicht glauben, sie verstehen zu müssen. Entspannen Sie sich statt dessen, und genießen Sie. Sie werden selbst entdecken, wie sich die Natur verhält. Wenn Sie einfach zulassen, dass sie sich so verhalten könnte, wie Sie sie erfahren, werden Sie in ihr einen wunderbaren, hinreißenden Hyperraum finden.

Wie bereits dargestellt, sind die frühesten Stadien der Wahrnehmung – die Tendenzen der Quantenwelt – im Wesentlichen eine Kraft der Stille. Zunächst nimmt man bloß eine winzige Empfindung wahr. Auf dieser Ebene gibt es keinen Unterschied zwischen Phantasie, Kreativität, Materie, Psyche, Innen oder Außen. Man nimmt einfach das Auftauchen von Signalen und Symptomen und dem Rest des Lebens wahr. Diese Wahrnehmung zu marginalisieren lässt einen sich selbst als einen Körper in drei Dimensionen denken, der Krankheiten oder Symptome hat. Benutzt man sein luzides Bewusstsein, wird das eigene Leben zu einem kreativen und, um Feynmans Begriff zu benutzen, „hinreißenden" Hyperraum.

Die Wahrnehmung zu schulen ist wie die Schulung einer jeden anderen Kapazität: Man benötigt zunächst Unterweisung und dann Übung, um die Fertigkeit zu entwickeln. Im Gegensatz zu anderen Arten der Schulung schulen Sie Ihr Bewusstsein jedoch auf eine Art und Weise, die Sie für viele Welten zugleich öffnet. In meinem früheren Buch *Dem Weg des Herzens folgen* schrieb ich ausführlich über die für diese Arbeit benötigte Art von Bewusstsein. Das Buch ist meine Interpretation des verblüffenden Schamanen Don Juan Matus, jenes Lehrers, über den der Anthropologe Carlos Castaneda so großartig berichtet.

Im ersten Kapitel von *Dem Weg des Herzens folgen* sprach ich über den Mut, den Prozess des Träumens zu entfalten. In gewisser Hinsicht ist dies eine Aufgabe, die niemals endet. Nur Ihre eigene Körpererfahrung und Ihre Träume sagen etwas über Ihren Erfolg bei dieser Arbeit aus. Vielleicht ist dies der Grund, warum Schamaninnen und Schamanen rund um die Welt ihre Lehrlinge prüfen, indem sie deren Träume, irgendwelche Krankheiten, die sie möglicherweise durchmachen, und ihre ekstatischen Erfahrungen erkunden.[2] Diese Erfahrungen bestätigen den Weg, auf dem sie sich befinden, und sagen ihnen, was sie als Nächstes tun müssen.

Mir erscheint die Existenz von Symptomen wie ein großer Traum, der darauf hinweist, dass wir „aufgefordert" sind, uns auf eine neue Art und Weise zu schulen. Die hierfür benötigten Fähigkeiten können nicht durch Anstrengung allein erlernt werden, und jede Situation, der Sie in sich selbst begegnen, scheint anders oder noch obskurer zu sein als die letzte. Die ewigen Philosophien empfehlen jenen, die die Weisheit erkunden, an diesem Punkt Demut. Auf jeder Stufe der Vollendung ist man immer ein Anfänger.

Im Schamanismus und in der Regenbogenmedizin können die erforderlichen Fähigkeiten zwar erlernt werden, aber es braucht Jahre der Übung, bis sie Teil von einem selbst werden. Während Ihrer Selbstschulung werden Sie wahrscheinlich an Ihren Fähigkeiten zweifeln, vielleicht wiederholte Male. Ein Grund für diesen wiederkehrenden Zweifel besteht darin, dass das Schicksal stets dasjenige, was Ihnen gezeigt wird, verändert. Symptome bestehen fort *oder* verändern ihre Natur trotz Ihrer harten Arbeit. Die Arbeit scheint komplex und voller unerklärlicher Kräfte zu sein. Die Idee, unser Leben mit unserem Alltagsverstand zu kontrollieren, muss umgeformt und mit dem Gefühl, der Natur als einer Gefährtin zu folgen, erfüllt werden. Seien Sie gewiss, dass an jedem Punkt Ihrer Arbeit dasjenige, was Sie am meisten verunsichert, ein mangelnder Kontakt mit der Kraft der Stille ist.

Die Schamanin versteht, dass das, was in der Realität wie Herausforderungen des Schicksals aussieht – Symptome zum Beispiel –, keine Gegner sind, die es zu überwinden gilt, sondern potentielle Verbündete. Ob die unerklärlichen Kräfte Monster oder Gottheiten, Körperprobleme, Welt- oder Beziehungsschwierigkeiten zu sein scheinen, sie fordern Sie heraus, Ihre Identität zu erweitern und zu lernen, sich in Hyperräume zu bewegen. Ein Aspekt dieser Kräfte verleitet uns dazu, sie zu benennen, während ein anderer Aspekt sich Alltagsbeschreibungen entzieht.

Schulung in der Arbeit mit Symptom-Hyperräumen

Sowohl die Physik als auch der Schamanismus halfen mir, Symptome auf eine multidimensionale Weise zu verstehen und mich ihnen so zu nähern. Bevor wir im Verlauf der nächsten Seiten an einem Symptom zu arbeiten beginnen, möchte ich mit dem Alltags-Ich mitfühlen, das an Symptomen leidet und Scheu verspürt oder Angst hat, daran zu arbeiten. Gewiss kann zu viel Mitgefühl mit Symptomen die Kraft in ihnen verharmlosen und die dem Problem innewohnenden potentiellen Fähigkeiten für ungültig erklären.

Wenn Sie Ihre inneren Erfahrungen eingehend studiert haben oder meditiert oder an sich gearbeitet haben, zögern Sie vielleicht, den Fokus auf ein Symptom zu richten, insbesondere, wenn das Symptom chronisch, schmerzhaft oder erschreckend ist. Sie mögen das Gefühl haben, bereits zu viel darauf zu fokussieren, und sind gelangweilt oder fühlen sich frustriert. Die folgende Methode der inneren Arbeit führt jedoch über schwierige Erfahrungen hinaus in mögliche Hyperräume. Nehmen Sie die Haltung eines Schamanenlehrlings ein: Freuen Sie sich darauf, Ihr Bewusstsein auf verschiedenen Ebenen der Erfahrung zu benutzen und andere Bereiche, andere Welten zu erforschen. Seien Sie mutig, aber, was noch wichtiger ist, betrachten Sie die Arbeit als eine Wahrnehmungsschulung.

Geben Sie sich Zeit, um Ihre Aufmerksamkeit zu sammeln und Ihrer Erfahrung zuzuwenden. Sie können die folgende Übung alleine oder mit jemand anderem machen. In den Klammern finden Sie Beispiele und Beschreibungen von Erfahrungen anderer. Wenn diese Ihnen den Einstieg erleichtern, lesen Sie sie; falls Sie eine „jungfräuliche Reise" wünschen, ignorieren Sie sie einfach.

Übung: Grundlegende Symptomarbeit

Bitten Sie sich, an ein schwieriges Symptom zu denken und darauf zu fokussieren. Möglicherweise eines, woran Sie bereits gedacht haben, aber vorzugsweise ein Symptom, das Sie jetzt spüren können, oder eines, welches Sie in der Vergangenheit verspürt, aber nie verstanden haben. Mit „schwierig" meine ich, wählen Sie ein Symptom aus, das Sie beunruhigt oder Ihnen Angst macht. (Einer meiner Leser entschied sich, an einem anhaltenden Druck auf der Blase zu arbeiten.)

Fokussieren Sie mit oder ohne Hilfe einer Partnerin auf das Gefühl des Symptoms. Richten Sie Ihre Aufmerksamkeit darauf, und versuchen Sie die Empfindungen des Symptoms so exakt zu fühlen, dass Sie es im oder auf dem Körper eines anderen oder einem aus Ton geformten Körper wieder erschaffen könnten, je nachdem, womit Sie sich in Ihrer Vorstellung am wohlsten fühlen. Machen Sie Ihre Beschreibungsdarstellung des Symptoms so realistisch, dass jeder das Symptom erfahren könnte. (Mein Leser sagte, der Druck auf seiner Blase fühle sich an, als ob sich etwas nach außen stoßen würde, gegen und durch die Wände der Blase hindurch.)

Fokussieren Sie nicht nur auf die Auswirkung, die das Symptom auf Sie hat. Richten Sie den Fokus auch auf Ihre Erfahrung, auf Ihre Vorstellung von der Energie, die jenes Symptom erzeugt. Dieser Aspekt der Übung scheint vielleicht sehr irrational zu sein. Benutzen Sie dennoch Ihre Aufmerksamkeit, packen Sie jene traumartige Erfahrung, und erinnern Sie sich daran. (Zum Beispiel: Sagen wir, Sie haben Kopfschmerzen, einen scharfen Schmerz, der Sie müde macht. Richten Sie den Fokus nicht auf den müden Teil, das heißt die Auswirkung. Fokussieren Sie stattdessen auf die ursprüngliche Energie oder Schärfe der Kopfschmerzen.)

Entfalten Sie nun die Energie hinter dem Symptom, indem Sie sie nachahmen und ihre Tätigkeit mit einer Ihrer Hände ausdrücken. Diese Bewegung kann Sie zu etwas führen, das ich den „Symptomschöpfer" nenne, den Vorgänger des physischen Symptoms im Traumland. Erforschen Sie den Formwechsel in den träumenden Bereich, und fühlen und bewegen Sie sich wie der Symptomschöpfer, bis ein Bild aus der Bewegungserfahrung hervorgeht. Machen Sie einen Klang, der mit der Bewegung einhergeht.

Während Sie sich noch immer im Formwechsel in das Bild des Symptomschöpfers befinden, fassen Sie Mut und bestimmen Sie, was Ihre Klänge und Bewegungen ausdrücken. Welches ist ihre Botschaft? Was geht im Geist des Symptomschöpfers vor? Werden Sie sich Ihrer Erfahrungen bewusst.

Wir arbeiten in einem nicht der Konsensusrealität zugehörigen Hyperraum, im Traumland. Sie müssen Ihre Erfahrungen selber zu fassen bekommen und daran glauben. Es gibt keinen Konsens über das, was Sie erfahren. Ihre eigene Erfahrung ist Ihre innere Realität.

(Mein Leser mit dem Druck auf der Blase sagte: „Dieser Druck fühlt sich an wie ein kleiner Dämon, der sich zu befreien versucht. Es gibt da eine Wand, ein Gefängnis, das ihn gefangen hält. Irgendein Geist möchte sich befreien.")

Finden Sie nun die Essenz des Symptoms. Um dies zu tun, wechseln Sie die Form in die Energie oder Handlung des Symptomschöpfers, und beginnen Sie sich weniger und noch weniger zu bewegen, während Sie dieselbe Energie spüren. Gehen Sie dann dazu über, die Essenz des Symptomschöpfers zu benennen. (Mein Leser erzählte mir, dass er seine Hände einer Wand entlang nach oben bewegte und dabei Druck ausübte. Doch bevor er Druck ausübte, bevor er so ärgerlich wurde, war der „Dämon" einfach eine Sensibilität für Begrenzung und ein Bedürfnis, frei zu sein.)

Sobald Sie die Essenz gefunden haben, machen Sie ein Bild daraus. Dieses Bild kann sehr verschieden sein von anderen, die Sie gehabt haben. Dieser Unterschied sollte erwartet werden, während wir uns nun vom Traumland in die Welt der Essenz bewegen. Wenn Sie die Essenz sehen können, bewegen Sie sich in deren Welt. (Mein Leser sagte, seine Welt der Essenz sei eine Welt von zarten Blumen.)

Wie ist die Zeit und der Raum der Welt jener Essenz? Wie fühlt es sich an, in jener Welt zu sein? Leben Sie nun dort. (Mein Leser sagte, die Welt der Blumen verfüge über kein Raumgefühl, dafür aber über ein Gefühl der Freiheit, und Zeit sei das Gefühl der natürlichen Wechsel von Tag zu Nacht oder von Jahreszeit zu Jahreszeit.)

Wechseln Sie die Form und erkunden Sie die Welt der Essenz. Erlauben Sie Ihren Erfahrungen, sich in Form von Klang, Handbewegungen, vielleicht Tanzbewegungen, einer schnellen Zeichnung oder all diesen Methoden auszudrücken. Denken Sie von sich als lebendiger Kunst, als beweglicher Skulptur, die von der Kraft der Stille erschaffen wird. Behalten Sie einen intensiven Fokus bei und erlauben Sie Ihrer Phantasie, sich zu entfalten, bis sie sich Ihnen selbst erklärt. (Mein Leser sagte, diese Welt rege ihn zu schreiben an, Blumen, Sonne und ein leichter Wind würden sein Kinn streicheln. Die Blumen sagten: „Hey, mach mal langsamer, dann wirst du schneller wachsen." Jemand, der unter Herzrasen und Beklemmungen litt, fand heraus, dass es zunächst, noch bevor das störende Herzrasen als Reaktion auftrat, eine Sensibilität für einen bestimmten Augenblick gab, die sich als eine die Wahrheit aussprechende Weisheitslehrerin erwies.)

Lassen Sie sich Zeit für dies alles. Wenn Sie so weit sind, fragen Sie sich: „Wie könnte diese Erfahrung mein Alltagsleben, meine Körpergefühle, meine Körperhaltung, meine Essgewohnheiten oder die Art und Weise, wie ich meinen Körper gebrauche, beeinflussen?" Stellen Sie sich vor, die Essenz des Symptoms zu Hause, bei der Arbeit und in Ihren Beziehungen mit anderen zu erfahren. (Zum Beispiel könnte die Erfahrung Sie Ihrem Körper gegenüber sensibler werden lassen und bewusster und wacher bezüglich der Körperhaltung, die Sie gebrauchen, wenn Sie sitzen oder stehen. Ihre Art, sich zu ernähren, könnte sich verändern. Wenn Sie im Hyperraum des Symptoms leben, wird sich Ihr Leben zu Hause und bei der Arbeit ändern, und möglicherweise wird der Umgang mit Beziehungsproblemen leichter.)

Auf welche Weise hat diese Erfahrung bereits versucht in Ihrem Leben zu erscheinen? Auf wen oder was haben Sie die Erfahrung projiziert? (Der Leser mit dem Druck auf der Blase sagte, er habe die Erfahrung auf Blumen projiziert – er liebte es, Blumen zu kaufen – und auf andere Männer, die „wie Blumen" seien.)

Fühlen Sie aus der Welt jener Erfahrung heraus, was zur Fürsorge Ihres Körpers nötig ist. Welches ist die „Medizin" der Essenz? Die Antwort auf diese Frage ist etwas, das nur Sie aus jenem Raum heraus spüren können. Fokussieren Sie Ihre Aufmerksamkeit, bis Sie die Antwort von Ihrer Körperweisheit vernehmen. (Mein Leser äußerte klar: Er musste mehr Zeit in der Welt der Blumen verbringen und beschloss, ein Meditationsritual zu kreieren, das seine Blumen mit einschloss. Er war auch übergewichtig und verspürte das Bedürfnis, leichter und freier zu sein.)

Spüren Sie, inwiefern das Symptom „Medizin" enthält, nicht nur für sich selbst, sondern für Ihr Leben als Ganzes.

Wahrnehmungspraxis

Wenn Sie an Ihren Symptomen arbeiten, versuchen Sie nicht, sie bloß zu heilen. Richten Sie den Fokus darauf, etwas über ihre unbekannten inneren Bereiche zu erfahren und Ihr Bewusstsein zu schulen. Experimentieren Sie damit, Ihr Bewusstsein auf verschiedene Weisen zu gebrauchen.

Zu einer bestimmten Schlussfolgerung oder Einsicht zu gelangen ist hilfreich und interessant, doch was Symptome für gewöhnlich am meisten beeinflusst, ist *die Wahrnehmungspraxis selbst* – Ihr Zugang zu Ihren eigenen Hyperräumen, Ihrem erweiterten Realitätssinn. Wahrnehmung von Augenblick zu Augenblick führt Sie in Richtung eines zunehmend kongruenteren Lebensstils. Sie werden mehr zu der Person, die Sie wirklich sind.

Die Praxis verwandelt Ihre Alltagswelt in eine neue Art Raum und Zeit. Indem Sie näher an der Essenz des Symptoms leben, berühren Sie dessen Quantenebene, seine unsichtbaren Dimensionen.

Mit sich selbst und anderen arbeiten

Wenn Sie in der Arbeit mit sich selbst oder anderen Personen Methoden der Regenbogenmedizin benutzen, würdigen Sie den Standpunkt der Konsensusrealität bezüglich eines Symptoms und bedenken Sie die quantenphysikalische Möglichkeit, dass Sie nicht nur in Ihrem Körper lokalisiert sind. Schamaninnen und Schamanen nehmen wahr, dass das, was geschieht, nicht auf einen gegebenen Ort in Zeit und Raum begrenzt ist. Wenn Sie mit einer anderen Person arbeiten, sind Ihre Gefühle und Stimmungen ebenfalls Teil der gesamten Szene. In der Regenbogenmedizin gibt es keinen klar definierten Arzt oder Helfer und keinen leicht identifizierbaren Patienten oder Klienten. Wenn eine Person, der Sie helfen, blockiert ist, benutzen Sie Ihre eigenen Erfahrungen mit Blockaden. Nehmen Sie das Feedback Ihrer Partnerin wahr, während sie sich Ihrer Erfahrung anschließt oder sie ihren eigenen Bedürfnissen entsprechend verändert.

Wenn Sie der Essenzebene der Erfahrung nahe sind, spüren Sie möglicherweise, was andere tun werden, bevor diese überhaupt etwas tun. Das hilfreichste Gefühl in der Arbeit mit einer anderen Person besteht darin, Erfahrungen mit ihr zu teilen. In der Tat kann es mitunter so scheinen, als würden Sie die gesamte Lebenssituation Ihres Gegenübers kennen, selbst wenn Ihnen die Person nicht näher bekannt ist.

Hier kommt mir ein bestimmtes Ereignis im Zusammenhang mit einem Formwechsel in den Sinn. Ich arbeitete mit jemandem, der an Rückenschmerzen litt. Er beschrieb den Symptomschöpfer als ein „Ärgernis", das Krämpfe in seinen Rückenmuskeln auslöste. Das Ärgernis störte das Bewusstsein meines Klienten so sehr, dass er sich weigerte, seine Rückenschmerzen zu spüren. Daher ging ich, anstatt ihn zu bitten, seine Bewusstheit zu gebrauchen, um auf jenen Prozess zu fokussieren, für ihn in das Ärgernis hinein und machte kratzende Handbewegungen in der Luft. Als das Ärgernis war ich so wütend, dass ich meinen Klienten warnte, ich könnte schreien.

Plötzlich gestand mein Klient ein, „auch" über Dinge wütend zu sein. Bevor mein Klient mehr sagen konnte, ging ich in die Essenz des Ärgers hinein und sagte einfach „nein" (ohne genau zu wissen, was ich damit meinte). „Nein", sagte ich, „anstatt wütend zu werden, sage ich einfach schon frühzeitig ‚nein, das werde ich nicht tun'" – noch immer, ohne genau zu wissen, was ich eigentlich meinte. Mein Klient brach in schallendes Gelächter aus und gestand ein, dass „nein" ein verbotenes Wort für ihn war. „Nein" war das, was er oft fühlte, aber nie sagte.

Allein über das Wort *nein* zu sprechen schien die Rückenmuskeln meines Klienten zu entspannen. Er war sehr dankbar und mochte mich so sehr, dass er schüchtern fragte, ob er privat mehr Zeit mit mir verbringen könne. Nach einem Augenblick inneren Aufruhrs gelang es mir, laut „nein!" zu sagen, und wir lachten beide, bis uns Tränen in die Augen stiegen.

6. Was ist Leben?

… wurde herausgefunden, dass, wenn ein Vakuum (das heißt leerer Raum) komprimiert wird, Teilchen auftauchen, wo vorher keine waren, da Materie anscheinend auf irgendeine Art und Weise inhärent ist. Diese Erkenntnisse scheinen einen Annäherungsbereich zwischen der Wissenschaft und der buddhistischen „Madhyamika", der „Theorie der Leere", anzubieten.

– *Seine Heiligkeit, der 14. Dalai Lama*[1]

Das Leben scheint aus dem Nichts zu entstehen. Ereignisse tauchen aus heiterem Himmel auf. Quantenphysik und spirituelle Traditionen stimmen darin überein. Schamaninnen nutzen die Lebenskraft der Stille und finden Regenbogenmedizin in Körperempfindungen der Nanoebene und in Hyperräumen. In diesem Kapitel erforsche ich Ideen über das Leben, wie sie in der Biologie und Biophysik dargestellt sind. Im nächsten Kapitel kombiniere ich Ideen aus spirituellen Traditionen, dem Schamanismus und der Quantenphysik mit jenen aus der Biologie. Mit dieser Synthese kommt ein neues Bild des Menschen zum Vorschein.

In der Physik und in der Medizin basiert die der Konsensusrealität zugehörige Definition unserer selbst auf der Marginalisierung des Traumlandes und der Welten der Essenz. Im neuen Paradigma findet eine Verschiebung des „Montagepunktes" statt, wie der Schamane Don Juan sagt. Ihr „Montagepunkt" ist die Art und Weise, wie Sie sich „montieren" oder identifizieren. Wenn Sie sich als realen Punkt betrachten, wird Ihr Montagepunkt in der Konsensusrealität liegen. Wenn Sie sich als Bewusstseinsforscherin identifizieren, wird Ihr Montagepunkt die verschiedenen Ebenen des Träumens und der Realität umspannen. Im Sinne der vorliegenden Arbeit bedeutet dies, dass unsere Identität nicht länger mit der Konsensusrealität identisch ist, sondern die Erfahrung der Kraft der Stille mit einschließt, die alle anderen Welten entstehen lässt.

Im Paradigma der Regenbogenmedizin ist der Mensch sowohl real (nämlich ein physischer Körper) als auch eine Quantenwelle (eine Tendenz oder intentionale Wellenerfahrung). Zunächst sind wir eine Essenz, eine Intention, die sich in die Formen des Traumlandes entfaltet, das uns dann über mögliche Identitäten in der Konsensusrealität informiert. Wir wählen eine davon aus und nennen sie unsere menschliche Form. Im neuen Paradigma sind alle Ereignisse multidimensional. Alles, was in der Konsensusrealität als unbeabsichtigt, das heißt als Problem oder Krankheit betrachtet wird, wird in der Regenbogenmedizin zu einem Zeichen der Ganzheit.

Im neuen Paradigma ist Krankheit oder Un-Wohlsein ein Zeichen des Mysteriums des Lebens, der Weg, auf dem neue und unbekannte Formen des Lebens entstehen können. Wenn Sie Ihren Montagepunkt verschieben und den Hyperraum der Tendenzen erfahren, werden Sie sich Ihrer nichtlokalen Form bewusst, einer Intention, die sich auf viele Arten manifestiert, einschließlich Ihrer körperlichen Form in der Konsensusrealität.

Theoretische Standpunkte bezüglich der Ursprünge des Lebens

Jedes physikalische Objekt in unserem Universum ist multidimensional, „verflochten" oder „verschränkt" mit allem, was es umgibt. Die heutige Biologie spricht jedoch oftmals nur im Sinne der Dimensionen der Konsensusrealität über das Leben. Ohne hyperräumliches Denken, das die Welt der nichtlokalen Quantenmechanik mit einschließt, ist es schwierig, eine klare lokale und körperorientierte Definition des Lebens zu entwickeln.

Astronomen und Biologen glauben, dass das Leben auf der Erde vor drei Milliarden Jahren begonnen hat. Einigen wissenschaftlichen Theorien und Beweisen zufolge entstand das Universum vor 18 Milliarden Jahren mit einem Urknall. Wenn die Kosmologen Recht haben, entstand unsere Erde und das Solarsystem vor etwa 5 Milliarden Jahren. Niemand weiß genau, wie die Komplexität, genannt „Leben", entstand. Was bringt eine Ansammlung von Chemikalien dazu, sich so zu arrangieren, dass sie ein Lebewesen bilden?

Die Quantenmechanik hat keine feste Antwort darauf, obgleich wir wissen, dass der Quantenphysik zufolge Materieteilchen aus dem Nichts „auftauchen", das heißt aus einem Vakuum, aus so genannten Nullpunktenergie-Zuständen heraus. Der Buddhismus denkt ähnlich, nennt den Zustand aber „Leere". In dem diesem Kapitel vorangestellten Zitat des Dalai Lama stellt er fest, dass Materie und vielleicht das Leben selbst den nichtdualistischen, nichtlokalen Welten der Essenz „inhärent" sind.

Damit sie die „Kräfte" des Schamanen zu gebrauchen lernen, um „mit der Nacht zu verschmelzen" und sich durch die Dunkelheit zu bewegen, weist Don Juan seine Schüler an, die Umgebung zu fühlen. Dieses Gefühl ist der nichtlokalen Verbundenheit von allem mit allem ähnlich oder der Lebenserfahrung, die Beobachter und Beobachtetes miteinander verbindet, wie Jacques Lusseyran sie schildert, der im Alter von acht Jahren erblindete. Er beschreibt das Abtasten einer Tischoberfläche mit folgenden Worten:

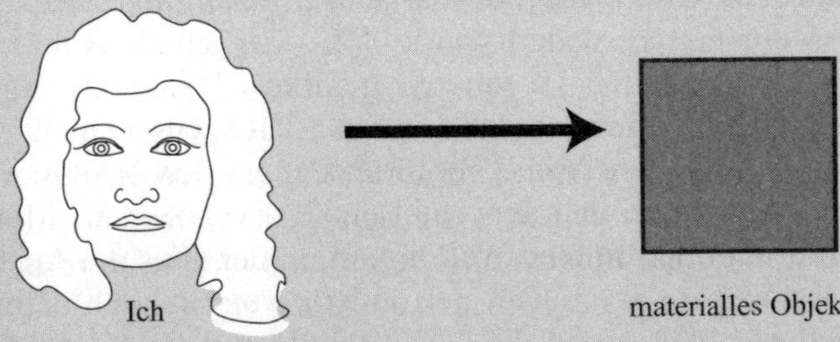

In Welt I, der Konsensusrealität, betrachte ich das materielle Objekt. Seine Signale kommen zu mir.

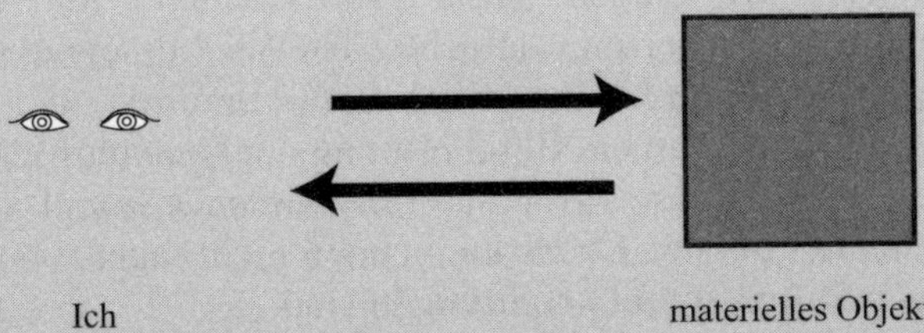

In Welt II, dem Traumland, scheint das Objekt „mich" zuerst zu betrachten. Einige Signale erscheinen mehr wie Prä-Signale, deren Frequenz schwierig zu messen ist.

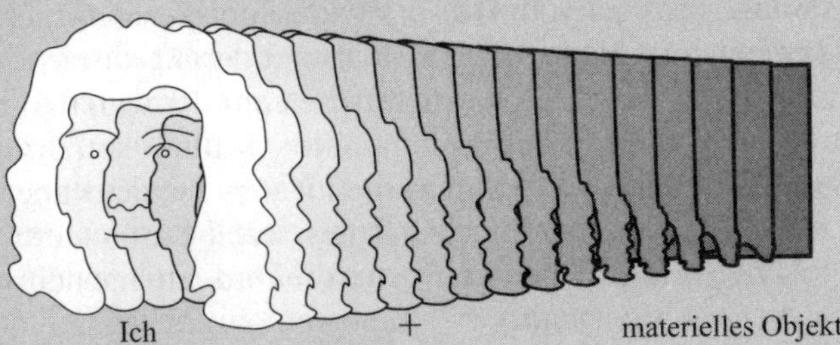

In Welt III, der Essenzebene subtiler Tendenzen, gibt es ein verschwommenes Gefühl der gegenseitigen Verbundenheit zwischen mir und dem Ojekt als einem verflochtenen System.

Abbildung 6.1: Multidimensionale Erfahrungen der Materie

Um etwas zu erfahren, mussten meine Finger einen Druck ausüben, und das Überraschende dabei war, dass mir dieser Druck sogleich vom Tisch erwidert wurde. Ich – der ich als Blinder allen Dingen entgegengehen zu müssen glaubte – entdeckte, dass die Dinge es waren,die mir entgegengingen. … Ich wusste nicht einmal mehr, ob ich ihn [einen Apfel] berührte oder er mich. Ich war ein Teil des Apfels geworden und der Apfel ein Teil von mir. … Meine … Hände führten mich in eine Welt hinein, in der alles ein Austausch von Druck war. … Ich muss … Hunderte von Stunden damit verbracht haben, mich gegen die Gegenstände zu lehnen und sie sich gegen mich lehnen zu lassen."[2]

Ohne unsere normale Sehfähigkeit müssen wir „Hypersinne" benutzen, um die Hyperräume zu entdecken, die wir typischerweise im täglichen Leben marginalisieren. Wenn wir „sehen" anstatt zu „schauen", fühlen wir, dass das Leben mit allem um uns herum verflochten ist. Wie Lusseyran sagte: „Ich wusste nicht einmal mehr, ob ich ihn [einen Apfel] berührte oder er mich."[3] Dies erinnert mich an John Cramers Beschreibung der Quantenwelt, die durch „reflektierte Wellen" oder das, was ich co-reflektierende Impulse nenne, charakterisiert ist.[4] Auf der tiefsten Ebene können wir nicht sagen, ob wir Sender oder Empfänger von Signalen und Erfahrungen sind.

Physiker über Geist und Materie

In der Abbildung scheint es mir so, als würde Welt III, die Welt der Ebene der Essenz – worauf sich der vom Dalai Lama verwendetete Begriff der „Leere" bezieht –, auf dasjenige hinweisen, worauf sich einige Physiker und Jack Sarfatti und David Bohm als Quantenwellenfunktion beziehen. Welt III zugehörige Erfahrungen erscheinen, als besäßen sie einen verschwommenen, undifferenzierten Inhalt. Sarfatti zitiert David Bohm, der Quantenwellen als „gedankenähnliche" Erfahrungen bezeichnet. Die Physiker Fritjof Capra[6] und Fred Alan Wolf[7] verweisen ebenfalls auf jene Merkmale des Geistes, die denjenigen des Quantenbereiches entsprechen, und verbinden die Physik mit buddhistischen oder anderen spirituellen Lehren.

Wahrnehmung und Bewusstsein sind vielleicht nicht bloß in unserem Innern lokalisiert.[5] Ich schlage vor, dass die Quelle des Lebens selbst nicht irgendeinem bestimmten Körper innewohnt, sondern eine gemeinsame, verflochtene Erfahrung ist, die jeden Einzelnen von uns, die Umwelt und alles im Universum mit einschließt.

In der Konsensusrealität mögen Sie mit „Ihrem" Leben beschäftigt sein. Mit einem erweiterten Bewusstsein erweist sich das Leben jedoch als ein gemeinsamer Prozess, der ununterbrochen Flirts von multiplen Orten her entfaltet. Von experimentellen und theoretischen Standpunkten, vom Buddhismus und der Physik aus betrachtet, kann das Leben als eine Tatsache der Konsensusrealität *und* eine unmessbare Traumlanderfahrung betrachtet werden. Von der ursprünglichen Bedeutung des Wortes *Leben* her beurteilt, wussten unsere Vorfahren offensichtlich, dass Leben und „Tendenzen" miteinander verbunden sind. In Merriam-Webster's Dictionary ist Leben mit „Energie", „Lebhaftigkeit", „Funken" und *„der Tendenz zu reagieren"* verbunden.

Leben in der Biologie

Die Biologie richtet den Fokus bei der Definition des Lebens hauptsächlich auf die Parameter der Konsensusrealität. In der *Encyclopedia Britannica (2002)* finden wir unter „Definitionen des Lebens" verschiedene Beispiele. Eines lautet: „Lebende Systeme [zeigen] die Fähigkeit, Nahrung aufzunehmen, sich der Umwelt anzupassen, zu wachsen und sich fortzupflanzen." Die biologische Definition des Lebens, wie sie in der Theorie physiologischer Systeme zu finden ist, lautet: „Ein System ist lebend, wenn es Stoffwechsel hat." Diese metabolische Definition des Lebens schließt Identität mit ein. Ein System ist lebend, wenn es „über eine klare Grenze verfügt und Material mit der äußeren Umgebung austauscht, dabei aber über eine gewisse Zeit sich selbst identisch bleibt."

Diese der Konsensusrealität zugehörigen Definitionen sind problematisch. Ein Auto besitzt eine klare Grenze, und man könnte es sich mit Benzin-Nahrung „stoffwechselnd" vorstellen, und dennoch würden die meisten unter uns bestreiten, dass es „lebend" ist. In der Biochemie ist ein System lebend, wenn es „sich fortpflanzt, in Nukleinsäuremolekülen codierte Erbinformation trägt und mit Hilfe von Enzymen stoffwechselt."[8]

Auf evolutionären Theorien gründende medizinische oder biologische Theorien spiegeln unsere der Konsensusrealität angehörige Psychologie wider, die für untüchtig oder unpassend erachtete Erfahrungen fallen lässt.[9] Diese Art des Denkens führt zu kultureller Unbewusstheit und Xenophobie. Teile unserer selbst zu marginalisieren führt zu Problemen bezüglich der Vielfalt, wobei wir Entwicklungen abwerten, wenn sie nicht in „die Norm" passen. Je mehr wir andere marginalisieren, desto mehr erschrecken wir, ohne es zu wissen, vor uns selbst. Ängste aller Art sind damit verbunden, dass wir Teile unserer selbst oder auch äußere Welten ignoriert haben oder ignorieren. Mit anderen Worten, die Evolutionstheorie reflektiert bloß unsere problematische Alltagspsychologie.

Evolution und Genetik

In seinem berühmten Buch *Origin of Species* (1859) sprach Darwin von dem großen Kampf, den er „Überleben der Tüchtigsten" nannte. Dieser Satz bedeutet, dass wir, wenn wir uns besser an die Umwelt anpassen als unseresgleichen, mit höherer Wahrscheinlichkeit überleben als sie. Der grundlegenden genetischen Theorie der Evolution zufolge pflanzen wir uns fort, weil unsere Gene, die in unserer DNA codiert sind, sich teilen und neue Zellen bilden. Verbindet man sich mit jemand Gegengeschlechtlichen, vermischen sich die Zellen und erschaffen eine neue Person. Verbindet sich die neue Person wiederum mit jemandem, mischen sich die Gene erneut. Mitunter treten Mutationen auf und ein Gen wird „zerbrochen" oder anderweitig verändert.

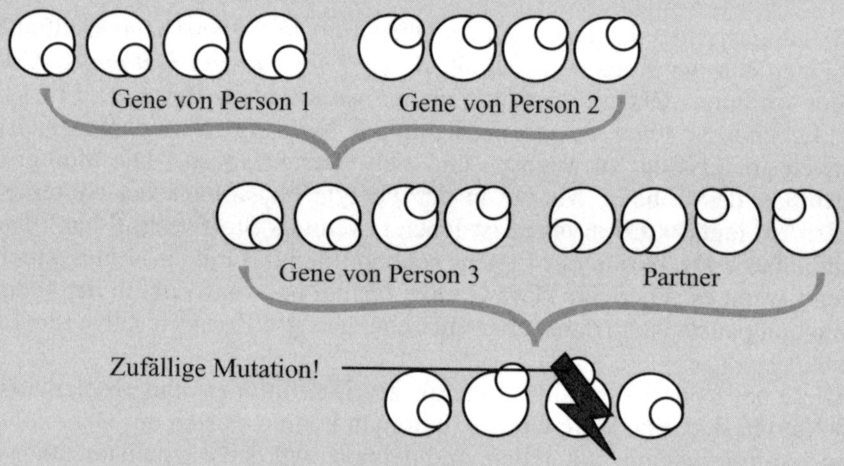

In diesem Diagramm kommen die Gene von Person 1 und 2 zusammen und bringen eine neue Person hervor. Die neue Person begegnet jemand anderem und sie pflanzen sich fort, doch im unteren Teil des Diagramms sehen wir, dass sich eines der Gene aufgrund einer Mutation auf unvorhersehbare Weise verändert.

Darwins Theorie zufolge überlebt die mutierte Person, sofern sie „tüchtig" ist; andernfalls stirbt sie. Es zeigt sich, dass in diesem schicksalhaften Spiel die meisten Mutationen Verlierer sind und „untüchtige" Lebensformen hervorbringen.

Abbildung 6.2: Mutation

Die thermodynamische Definition des Lebens

Betrachten wir nun die thermodynamischen Ideen über das Leben. Lokale biologische Definitionen des Lebens werden erweitert durch die Physik des Energietransfers, die das Leben im Sinne miteinander geteilter kosmischer Energien beschreibt. Der Thermodynamik zufolge ist unser Leben eine Art Ordnung, die vom Leben und schließlichen Tod der Sonne ebenso wie von allen anderen Energiequellen um uns herum abhängt. Das Leben entsteht aus der Negentropie solcher Energiequellen wie der Sonne. In gewisser Hinsicht sterben Sterne, damit wir leben können. Während wir leben, gerät unsere Körperordnung schließlich in Unordnung und verwandelt sich mit dem „Tod" in Staub – der wiederum andere Lebensformen nährt. Konzepte wie Entropie und Energie unterstützen die Idee des Lebens als interdependente Phänomene. Alles Leben auf der Erde ist kosmologisch mit der Energie der Sterne verbunden.

Die Regenbogensicht des Lebens

Die Sicht der Regenbogenmedizin auf das Leben betrachtet alles im Universum als „lebend" auf der Ebene des Traumlandes und als Teil des Lebensprozesses. Ihre eigene Erfahrung mit interdependenten Flirts oder aufflackernden Wahrnehmungen weist darauf hin, dass das Leben tatsächlich mit dem ganzen Universum geteilt wird. Im Traumland und in Hyperräumen sind Objekte und Menschen lebend, ob sie lebendig sind oder in der Konsensusrealität als „tot" erscheinen.[10]

Das Phänomen des *Lebens* ist eine multidimensionale Realität, die sowohl auf der Konsensusrealität basierende als auch hyperräumliche Erwägungen erfordert. Leben und Wohlbefinden hängen von Fakten und Energien der Konsensusrealität, von unseren Genen und Sonnenschein, Nahrung und Wasser ebenso wie von Erfahrungen ab, die dem Quantenbereich angehören. Unser Lebensgefühl ist stark mit Hyperräumen verbunden. Wenn Sie luzid sind in Bezug auf Ihren Kontakt mit der Kraft der Stille, fühlen Sie sich lebendig und wohl. Wenn nicht, fühlen Sie sich vielleicht chronisch leicht depressiv und unkreativ. Dann wird Ihre Aufmerksamkeit anstelle von plötzlich auftauchenden neuen Flirts und Funken auf Symptome und die Ermittlung Ihres Grades an körperlicher Gesundheit oder Krankheit gelenkt.

Manchmal scheint es mir, als sei das Leben eine Art Märchenfigur, die sich von einer guten Fee in ein eifersüchtiges Monster verwandelt, das sagt: „Ignoriere mich nicht! Widme mir jeden kreativen Moment, nimm Notiz von den kleinen, aufflackernden Wahrnehmungen, oder ich werde etwas erschaffen, das dich zwingt, meine – und deine – Kreativität zuzulassen!"

Thermodynamik

Thermodynamik, die Theorie der Übertragung von Energie und Materie, bestimmt die Prozesse in der makroskopischen Welt.

Alle nutzbare Energie – wie diejenige, die die der Konsensusrealität zugehörigen Vorstellungen des Lebens umfasst – ist eine Form dessen, was Physikerinnen und Physiker „Negentropie" nennen. Entropie ist eine Form der Unordnung. Einfach gesagt, ist das Leben eine Art Ordnung oder Negentropie. Verlieren Systeme ihre Ordnung oder Negentropie, lösen sie sich auf oder sterben. Auf der Erde ist die Sonne unsere hauptsächliche Negentropiequelle. Folglich sind die Ursprünge des Lebens auf der Erde mit Negentropiequellen und nutzbarer Energie von der Sonne verbunden. Die Abbildung zeigt, wie die Sonne unsere Erde nährt. Unser Körper auf der Erde erhält Leben, zum Teil von der Sonne.

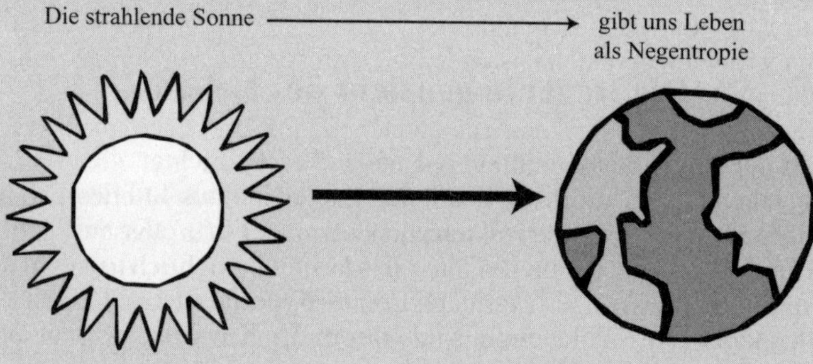

Die Sonne transportiert Negentropie zu uns. Im allgemeinen Gleichgewicht der Dinge kostet jeder Sonnenstrahl, den wir von der Sonne erhalten, die Sonne Energie und „Leben".

Abbildung 6.3: Die strahlende Sonne gibt uns Leben als Negentropie

Wenn die Aufgabe der einfarbigen Medizin darin besteht, Leben zu erhalten, besteht die Aufgabe der Regenbogenmedizin darin, die Wahrnehmung zu wecken, um die Intention von Symptomen und allem, was die Aufmerksamkeit auf sich zieht, zu ergründen. Das Leben ist die Kreativität des Augenblicks. Wie einfarbige Medizin zielt Regenbogenmedizin auf die Heilung von Symptomen. Doch im Gegensatz zur einfarbigen Medizin begrüßt das neue Paradigma auch Un-Wohlsein oder Krankheit und geht mit der Krankheit auf vielen Ebenen um, wobei Krankheit und Altern als neue Formen von Kreativität betrachtet werden.

7. Der Geist der Atome

> Die Schöpfungsmythen der Aborigines berichten von legendären totemistischen Wesen, die einst in der Traumzeit über den Kontinent wanderten und singend alles benannten, was ihren Weg kreuzte – Vögel, Tiere, Pflanzen, Felsen, Wasserlöcher –, und so die Welt ins Dasein sangen.
>
> – *Bruce Chatwin*[1], Traumpfade

In seinem 1987 erschienenen Buch *Traumpfade* erzählt Bruce Chatwin, dass ein Aborigine das heilige Lied einer Gegend kennen muss, um durch das Leben zu reisen. Die Menschen haben immer geglaubt, dass das Singen von Liedern in veränderten Bewusstseinszuständen die Welt verändert. Gemäß unserer Ureinwohner-Ahnen könnte das, was ich die Kraft der Stille nenne, der Große Geist genannt werden, der die Erde entstehen lässt und geologische Beschaffenheiten in heiliges Territorium verwandelt.

Lieder, das Gefühl von Musik und Wellen geleiten das Leben ins Dasein. Der Arbeit einiger der angesehensten und kontroversesten Wissenschaftler wie David Bohm nach zu urteilen, könnte die Physik versuchen, diese alten Ideen aufzugreifen. In Kapitel 2 erörterte ich Bohms Gedanken, dass Quantenwellen der Nicht-Konsensusrealität angehörige Informationen sind – mit seinen Worten „Pilotwellen", die Objekte leiten, als besäßen sie (die Wellen) eine Art innere Weisheit. Das Träumen der Aborigines und Bohms „Pilotwellen" sind das, was wir „den Geist der Atome" nennen könnten, der unsere Körper bewegt.

Entelechie – Ideen einer leitenden Kraft

Die Idee, dass eine leitende Kraft sowohl in lebender als auch in so genannter unbelebter Materie erscheint, wurde von vielen vorgeschlagen. Der griechische Philosoph Aristoteles dachte, das Leben sei eine Kraft, die Organismen ihre Eigenschaften verleiht.[2] Überdies betrachtete er den gesamten Kosmos als einen Organismus, der nicht in Teile aufgeteilt werden kann. Der moderne theoretische Physiker Paul Davies weist in seinem Buch *The Fifth Miracle* darauf hin, dass die Wissenschaft ältere Vorstellungen des Lebens als eine leitende vitalistische Kraft weitgehend diskreditiert hat.[3] Diese Kraft ist ein schwer fassbarer, unmessbarer Faktor in der Materie, der das Leben erschaffen haben soll und sich zusammen mit materiellen Körpern bewegt und sie über ihren Weg informiert.

Und dennoch konnte die Idee einer leitenden Kraft nie unterdrückt werden. Im neunzehnten Jahrhundert zum Beispiel, nach der Entdeckung der Elektrizität, schuf Mary Shelley ihre fantastische Figur des Frankenstein und zeigte auf, dass Vitalismus als Philosophie noch immer lebendig war. In ihrer Geschichte erweckt die imaginäre Figur, genannt Frankenstein, ihr „Monster" durch einen vitalistischen Blitzstrahl, der aus einem Gewitter hervorbricht, zum Leben.

Die Idee einer leitenden Kraft ist seit jeher Teil des menschlichen Denkens. Gottfried Wilhelm Leibniz, jener deutsche Philosoph, Mathematiker und Physiker des siebzehnten Jahrhunderts, der gleichzeitig mit Newton die höhere Analysis entdeckte, nannte die letzte Realität materieller Dinge „Monaden" oder „Entelechien" – das heißt informierende Geister. Ihm zufolge besitzen alle Objekte innere, selbstbestimmte Lebenskräfte. Der deutsche Biologe des zwanzigsten Jahrhunderts Hans Driesch benutzte das Konzept der Entelechie, um ein inneres, vollendendes Prinzip anzudeuten, das seinem Vorschlag zufolge in allen lebenden Organismen existiert. Dieser Biologe trat offensichtlich in die Fußstapfen von Aristoteles und Leibniz, indem er Entelechie als eine Leben spendende Kraft betrachtete. Für ihn war Entelechie eine Art Seele, die für die Entwicklung aller lebenden Dinge verantwortlich ist.

Heute wird die Idee einer leitenden Seele oder Welle im Großen und Ganzen ersetzt durch die Erklärung der Wissenschaft, dass die Ursprünge des Lebens in einem verrückten, auf die Erde beschränkten Unfall der Chemie zu finden sind. Die meisten Wissenschaftlerinnen und Wissenschaftler glauben, dass irgendeine besondere Reihe von chemischen, thermodynamischen und elektrischen Umständen die ersten Zeichen des Lebens erzeugte, in Übereinstimmung mit dem Zufall, der die nachfolgende Evolution beherrscht. Im August 1996 begannen einige Wissenschaftler diesen Glauben an die Einzigartigkeit des Lebens auf der Erde noch einmal zu überdenken.

Nach eingehender Untersuchung des alten Meteoriten, der vom Mars her in die Erde eingeschlagen war, wurden Indizien für Leben auf dem Mars gefunden. Manche Wissenschaftlerinnen und Wissenschaftler glauben nun, dass Leben Teil der natürlichen Ordnung des Universums ist und das Leben vom Mars herstammt (während andere argumentieren, dass Grundelemente des Lebens wie Aminosäuren noch immer in interstellaren Räumen gebildet werden und über Meteoriten auf die Erde gelangten.)

Ähnlich wie Aristoteles, Leibniz und Driesch glaubt der Physiker Paul Davies, dass das Geheimnis des Lebens von den unsichtbaren informatorischen Eigenschaften der Materie herstammt. Wie er in *The Fifth Miracle* erörtert, glaubt er, dass diese informatorischen Eigenschaften in der Wellenfunktion lokalisiert sind. Davies zufolge kommt das Leben – das heißt Wachstum und

Entwicklung von Organismen mit Eigenschaften wie Autonomie und Komplexität ebenso wie reproduktiven und metabolischen Kapazitäten sowie der Fähigkeit zur Nahrungsaufnahme – von dem informatorischen Inhalt einer nichtlokalen globalen Wellenfunktion. Mit anderen Worten, die schlangenartige Wellenfunktion ist eine andere Form der modernen „leitenden Kraft".

Wellenfunktionen und Kundalini

Indem er den Fokus auf eine hypothetische Verbindung zwischen Bewusstsein und Schwerkraft richtet, legt der Kosmologe Roger Penrose von der Universität Oxford in seinem Buch *The Emperor's New Mind* nahe, dass die Schwerkraft Biomoleküle durch Quantenprozesse beeinflusst. Seiner Ansicht nach ist der Ursprung des Lebens mit der Schwerkraft, der gekrümmten Natur des Raumes und den Ursprüngen des Universums verbunden.

Viele dieser neuen Ideen in der Physik bezüglich des Bewusstseins und des Lebens scheinen Wurzeln in der im zwanzigsten Jahrhundert entstandenen Arbeit von David Bohm zu haben, die in seinem Buch *The Undivided Universe: An Ontological Interpretation of Quantum Theory* beschrieben ist. Dort erforscht er die Wurzeln der Physik, um die Einheit und Nichtlokalität des Universums zu erklären, die in den ersten Experimenten über Nichtlokalität offenkundig wurde.[4] Für Bohm ist die Quantenwellenfunktion ein Informationsträger, der andauernd mit allem um ihn herum interagiert.

Wenn *irgendein* Ereignis stattfindet, hat *alles* daran teil. Alle verschiedenen Aspekte des Ereignisses sind miteinander verbunden. Zum Beispiel beschreibt Ihre Wellenfunktion Ihre Beziehungen mit anderen Menschen, Ihren Stuhl, Ihre Tasse und all die Dinge um Sie herum als mitschöpfende Teilnehmer.

David Bohm benutzte den Begriff „Pilotwelle", um die „aktive" Information in der Wellenfunktion zu beschreiben. Er stellte sich vor, dass die Pilotwelle Teilchen folgt und sie begleitet, während sie sich umherbewegen. Die Welle reist mit ihren Objekten und leitet deren Weg, nicht ganz unähnlich den Vorstellungen von Aristoteles, Leibniz und Driesch bezüglich der Entelechie.

Quantenwellen im Flug

Um die potentielle Bedeutung der Idee der Physiker über Quantenwellen besser zu verstehen, denken wir darüber nach, was mit einem Elektron geschieht, wenn es aus einer „Elektronenkanone" emittiert wird.

Beachten Sie in der Abbildung „Flug eines Elektrons“ drei Bereiche: I, II und III. In Bereich I befindet sich das Elektron (die dunkle Stelle) in einer Elektronenkanone, kurz bevor es durch den Schlitz geschossen wird. Obgleich seine genaue Bahn (physikalisch gemessen) nicht verfolgt werden kann, da jede Messung die Wellenfunktion kollabieren ließe, wissen wir in Bereich II noch immer, dass das Elektron durch eine Welle (aus der Quantenwellengleichung) repräsentiert werden kann, bis es an Punkt B in Bereich III landet – wo der Elektronendetektor piept und damit anzeigt, dass ein Elektron angekommen ist.

In dieser Sicht stellt man sich das Elektron vor der Emission als ein Teilchen in Bereich I vor, obgleich seine exakte Natur nicht beobachtet werden kann. In Phase II beschreibt die Quantenphysik das Teilchen als eine virtuelle Welle; die mathematische Formulierung ist exakt, aber nicht messbar in der Realität der Konsensusrealität.

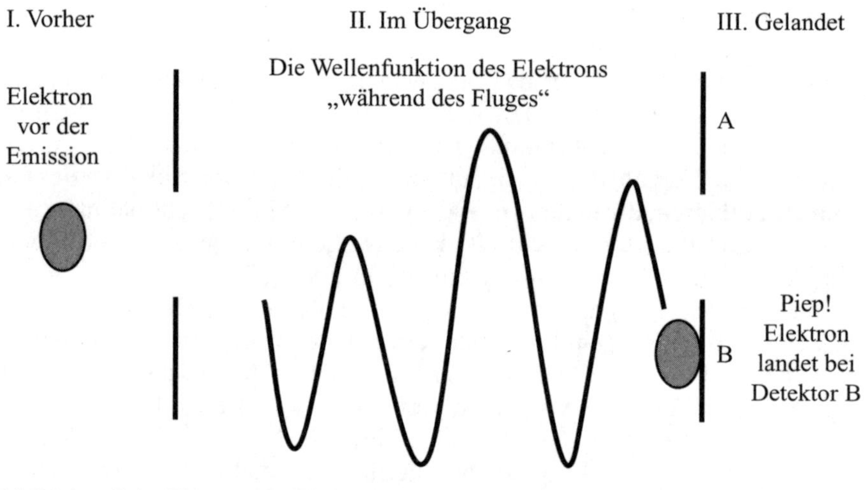

Abbildung 7.1: Flug eines Elektrons

Das Konzept der Welle auf Quantenebene ist eine komplexe Zahl (mit einem imaginären Anteil); diese imaginäre Zahl ist eine dem Traumland ähnliche, pulsartige Idee, etwas, das vielleicht gedacht oder gefühlt, aber nicht gesehen oder gemessen werden kann. Die imaginären Eigenschaften der Wellenfunktion haben viele Analogien in der Konsensusrealität entstehen lassen. Dies ist der Grund, weshalb Erwin Schrödinger seit den 1920er Jahren, als die Quantenphysik sich zu entwickeln begann, glaubte, es handle sich dabei um reale „Materiewellen“, wie er sie nannte. Solche Wellen sind jedoch nie in Experimenten der Konsensusrealität beobachtet worden.

Wie es scheint, hat Bohm auf diese frühe Idee über die Wellennatur der Materie verwiesen, die bereits zum Teil von einem früheren Quantenphysiker, Louis DeBroglie, vorgeschlagen wurde. Es war DeBroglie, der 1923 nach Abschluss seines Studiums an der Sorbonne entdeckte, dass Teilchen wellenähnliche Eigenschaften aufweisen, die „bestimmte interne zyklische Prozesse" der Teilchen beschreiben. Obgleich spätere Entwicklungen in der Physik zeigten, dass „Materiewellen" nicht messbar sind, beziehen sich einige Physiker heute noch immer auf Bohms Idee der „Pilotwelle".[5]

Bohm argumentierte in *The Undivided Universe*, dass die Wellenbeschreibung von Phase II so exakt ist wie die Mathematik selbst: „Das imaginative qualitative Konzept ist daher langfristig ebenso eine Schlüsseleigenschaft dieser allgemeinen Erscheinung [der Quantentheorie], wie es das präzise und abstrakte mathematische Konzept ist. Die beiden zusammen präsentieren nicht nur eine verständlichere Erscheinung, als eines von beiden alleine es könnte, sondern jedes von ihnen kann auch als Hinweis für die weitere Entwicklung im anderen dienen."

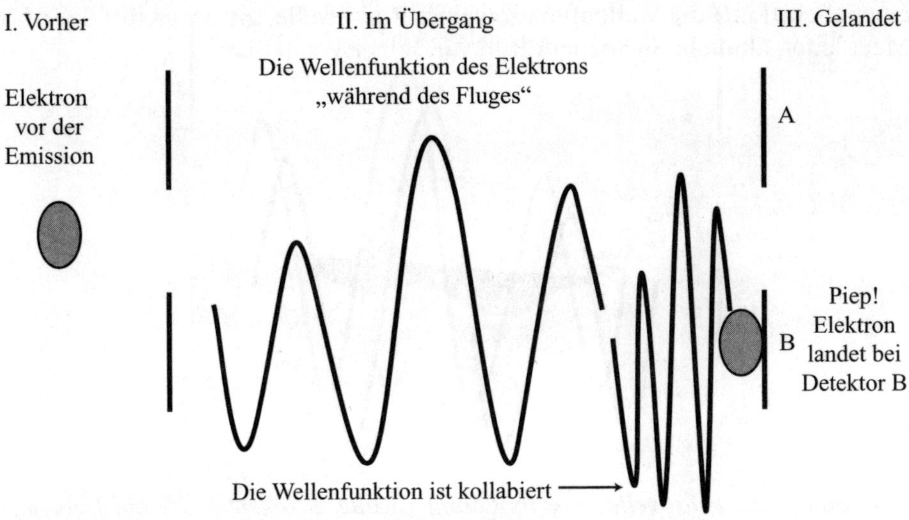

Abbildung 7.2: Nichtlokalität in Phase II

Nichtlokalität

Die Wellengleichung repräsentiert ein nichtlokales Phänomen in der Quantentheorie. Das heißt, in ihren unbeobachteten Zuständen in Bereich II kann sich die das Teilchen repräsentierende Welle an jedem Ort zu jeder Zeit im

Universum befinden. Nur wenn das „Teilchen" beobachtet wird, „kollabiert" es aus seiner wellenähnlichen Natur und wird teilchenähnlich, das heißt an einem Ort wie B lokalisiert. Siehe Abbildung 7.2. Es gibt keine anerkannte wissenschaftliche Erklärung dafür, warum dies geschieht; es bleibt eines der Geheimnisse der Quantenmechanik (welches in meiner Interpretation auf die Marginalisierung des subtilen Hintergrundes von Alltagsereignissen zurückzuführen ist).

In Bereich II ist die Wellenfunktion oder Pilotwelle nichlokal, bis sie durch Messung „kollabiert". In ihrem „größeren" nichtlokalen Zustand als leitende Welle ist sie überall im Universum und mit allem verbunden.

Bohm fügte die Idee eines Teilchens und einer Welle zusammen, indem er sich die graphische Analogie eines Schiffes und einer das Schiff leitenden Radarwelle vorstellte. Obgleich es in der messbaren Realität der Konsensusrealität keine Welle oder kein Teilchen gibt, das einzeln gemessen werden kann, benutzte Bohm seine Phantasie, um zu erklären, wie eine Quantenwelle als das mit ihr verbundene Teilchen leitend visualisiert werden könnte. Indem er die Analogie eines Schiffes auf dem Meer benutzte, sagte er, das Teilchen sei einem Schiff und die Wellenfunktion einer Radarwelle, die das Schiff über das Meer leitet, ähnlich. Siehe mein Bild von seiner Vorstellung.

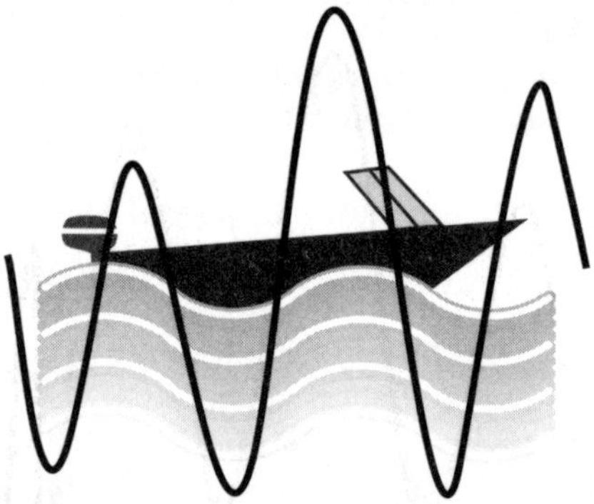

Abbildung 7.3: Pilotwelle. Bohms Quantenwelle dargestellt als ein Informationsfluss, der ein Schiff auf dem Meer leitet.

In dieser bildlichen Analogie „spürt" das Schiff die Wellen und leitet sich entsprechend. Alles, was auf diesem Schiff geschieht – die Gedanken des Kapitäns, das Verhalten der Crew, das Funktionieren des Motors –, ist mit der „Intelligenz" der Pilotwelle verbunden. Ein solches Bild ist eine Kombination aus der Konsensusrealität und dem Traumland zugehörigen Versionen derselben Sache. Die der Konsensusrealität zugehörige Version eines Teilchens oder Objektes, hier durch das Schiff symbolisiert, wird durch die dem Traumland zugehörige Vorstellung einer virtuellen oder mathematischen Beschreibung erweitert.

Pilot- oder Quantenwellen in der Regenbogenmedizin

In einer Art psychologischen Jargons könnten wir sagen, dass jedes Teilchen und jede Person eine Art „Summen" oder Lebenskraft besitzt. Wir sind sowohl von bekannten, messbaren elektromagnetischen Feldern umgeben als auch von solchen, die unmessbar sind. Ich hätte Bohms Idee der Pilotwellen als Wunschdenken abgetan, hätte ich nicht bereits so etwas wie eine Pilotwelle, die mein eigenes sowie das Leben von Individuen, Paaren und Gruppen leitet, erfahren. Nachdem ich über die vielen tausend Menschen, mit denen ich in meiner Praxis und in Seminaren rund um die Welt gearbeitet habe, und über die Art und Weise, wie sich mein eigenes Leben entwickelt hat, nachgedacht habe, besteht für mich kein Zweifel, dass es eine Art von informatorischem Wellenmuster – einen persönlichen Mythos, einen Beziehungsmythos oder eine Gruppenvision – gibt, das uns durch das Leben bewegt und leitet. Würde C. G. Jung, der schweizerische Psychiater und Begründer der analytischen Psychologie, die ich zunächst studierte, heute leben, so bin ich sicher, er würde sagen: „Gewiss, die Pilotwelle ist das, was ich den persönlichen Mythos des Individuums genannt habe."

Ich muss nur an mein frühes Interesse an der Physik denken, die scheinbar unwahrscheinlichen Zufälle, die mich in den Bereich der angewandten Physik am M.I.T. brachten; oder daran, wie meine Faszination für Einstein mich dazu hinzog, in Zürich zu studieren, wo ich 1961 eine Woche nach dem Tod von C. G. Jung ankam. Mein erster Traum in der Analyse handelte von Jung, der mir sagte, ich solle die Bereiche der Psychologie und der Physik zusammenführen. Schließlich, nachdem sich in meinen Beziehungen einiges verändert hatte, heiratete ich Amy, die an jenem Tag geboren wurde, an dem der Nobelpreisträger Wolfgang Pauli, mit dem zusammen Jung über Physik gearbeitet hatte, starb. Sind alle diese Ereignisse Zufälle? Ich kam in der Woche an, in der Jung starb, und Amy „kam an" in der Woche, als Pauli starb.

Selbst wenn Sie nie wussten, wie Sie es benennen sollen, haben auch Sie wahrscheinlich von Zeit zu Zeit das Gefühl gehabt, dass irgendeine Art von repetitivem Muster Ihr Leben charakterisiert. Im Sinne unseres Körpers ist der „Kapitän" derjenige Teil von uns, der das Schiff zu steuern glaubt. Viele unserer Probleme gründen in der Tatsache, dass der Kapitän nicht realisiert, dass all jenes, was er „seine" Gedanken nennt, von dem weiteren Raum seines Traumlandes herstammt. Dennoch wissen wir alle, dass unser Leben nicht ausschließlich von uns gelenkt wird, sondern durch etwas, das wie ein Haufen von Zufällen und zufälligen Ereignissen aussieht.

Unsere Pilotwelle ist in unseren frühesten Erinnerungen und Kindheitsträumen zu erkennen, die uns durch das Leben leiten und mehr oder weniger vorhersagen, welches unsere psychologische Erfahrung sein wird. In der Tat können wir uns mit einem erweiterten Bewusstsein in jedem Moment des Tages darüber bewusst werden, dass es, während wir in einem physischen Körper leben, gleichzeitig eine Art von intentionalem Feld oder Summen um uns herum gibt, das uns auf subtile Art und Weise sanft bewegt, von uns jedoch für gewöhnlich marginalisiert wird. Wie ich weiter oben aufgezeigt habe, erhöht diese Marginalisierung dessen Intensität anscheinend, bis es sich wie ein direktes Stoßen oder Ziehen in der Realität anfühlt und in demjenigen erscheint, das allgemein *„Symptome"* genannt wird. Die Bedrohung durch Symptome und die Macht von Symptomen erscheint in Träumen möglicherweise als Drache oder Schlange.

Rückwirkung

Bohm glaubte nicht, dass die Pilotwelle die Bahn des Teilchens/Schiffes völlig bestimmt, sondern dass das Verhalten des Teilchens/Schiffes die Pilotwelle wechselseitig beeinflusst. Er nannte diesen Einfluss „Rückwirkung". Rückwirkung ist eine Art Rückkopplung zwischen Körper und Geist. Genauer gesagt, handelt es sich um eine nicht in der Konsensusrealität stattfindende Rückkopplung zwischen dem Körper, der Wahrnehmung und der Kraft der Stille.

Eine psychologische Analogie der Rückwirkung ist die Erfahrung dessen, wie Veränderungen in Ihrer Alltagseinstellung den Verlauf Ihrer Träume beeinflussen. Rückwirkung ist von entscheidender Bedeutung für unser Gefühl von emotionalem und psychologischem Gleichgewicht.

Dem Alltagsverstand, der den Kontakt mit Quantenwellenerfahrungen oder der Kraft der Stille weitgehend verloren hat, erscheint diese Energie ehrfurchtgebietend. Ich denke an die Kundalini, die kreative Kraft, oder den Drachen, eine Yang-Kraft.

Befindet sich der Alltagsverstand erst einmal in größerer Übereinstimmung mit dieser Energie, verwandelt sich der wilde Drache und sieht glücklicher aus in Form des Unsterblichen Taoisten, der mit den Wellen eins ist. (Siehe Abbildung 7.4.)

Der Unsterbliche Taoist ist ein Abbild dessen, wie wir möglicherweise aussehen, wenn wir mit den Wellenmustern eins sind. Wir spiegeln den Fisch im Meer ebenso wie die Wolken in der Luft. Nachdem wir unseren „Montagepunkt“ von der Alltagswelt in den Hyperraum der Tendenzen „verschoben“ haben, verringert sich die Trennung zwischen der Pilotwelle und uns selbst, bis es kein Gefühl der Trennung mehr gibt. In dem Moment *tun* Sie nichts; stattdessen erfahren Sie jenen Moment als *getan werden*.

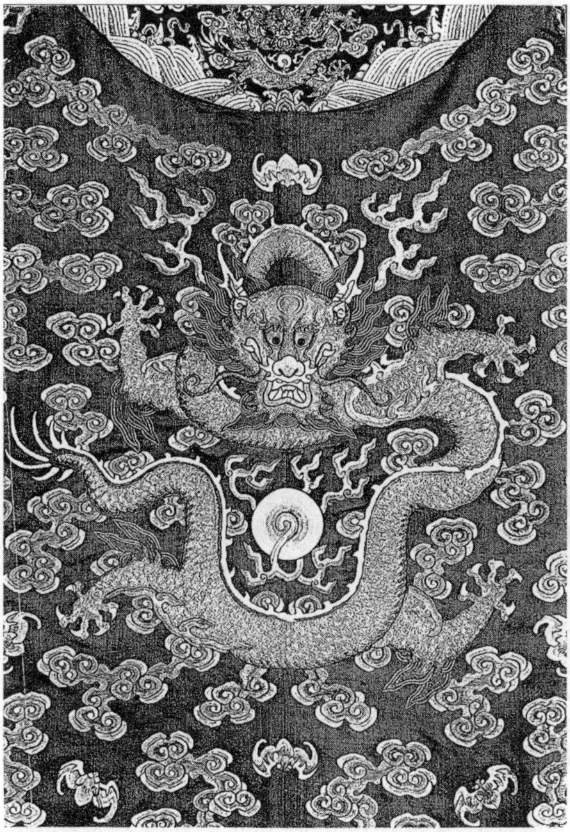

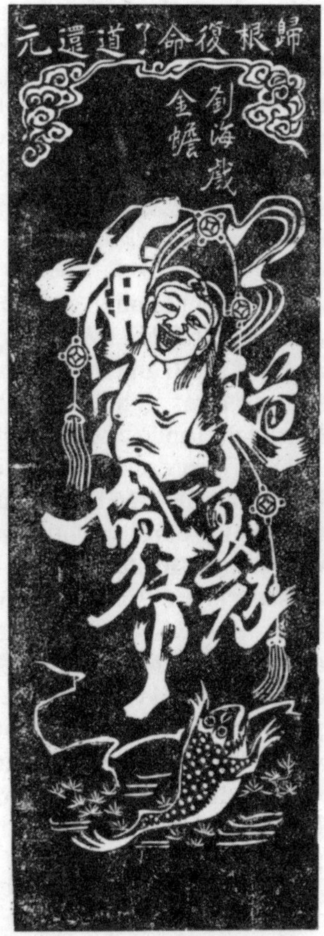

Abbildung 7.4: Taoistischer Drache[6] und Unsterblicher Taoist[7]. Verwandlung der Erfahrung der Pilotwelle von ihrer ursprünglichen Form als Drache hin zum Tanz mit den Wellen.

Foto Jeff Teasdale. Aus *Tao: The Chinese Philosophy of Time and Change* von Philip Rawson und Laszlo Legeza. Erschienen bei Thames & Hudson Inc., New York.

Manche unter uns beziehen sich lieber auf die Mathematik der Physik, andere auf taoistische Analogien oder buddhistische Lehren über *Mu-shin*, was sowohl „Leere“ als auch „kreativer Geist“ bedeutet. Für mich ist die leitende

Kraft der intentionalen Wellen die Basis der Regenbogenmedizin; sie ist die Kraft der Stille, die in der vitalistischen Philosophie, die in der Physik immer noch gegenwärtig ist und auf das Quantenwellenkonzept projiziert wird, widergespiegelt wird.

Spekulationen über diese nicht der Konsensusrealität angehörige Kraft haben diese Kraft eingeordnet als

- den Ursprung des Lebens
- Chi-Körperenergie
- die zufällige Chemie zu Beginn unserer Welt oder unseres Universums
- den Geist der Fortpflanzung, der Identität und der Evolution
- dasjenige, was in Meteoriten aus dem Weltall enthalten ist und Biomoleküle beeinflusst.

Vielleicht handelt es sich bei dieser Kraft um jenen Teil von uns, der überall und unsterblich ist. Wir sind unsere Gemeinschaft und auch unsere Welt. Dies erinnert mich an ein afrikanisches Sprichwort, von dem mir Dr. John L. Johnson erzählte: „Ich bin, weil du bist. Und du bist, weil ich bin." Das Leben gehört nicht Ihnen oder mir allein; wir leben nur wegen allem anderen.

Der Geist dessen, was wir heute Atome nennen, wurde von indigenen Völkern durch heilige Lieder ausgedrückt, die sie durch unbekannte Gebiete leiteten. In der europäischen Wissenschaft vermutete Leibniz, dass solche informierenden Geister in aller lebenden und in so genannter unbelebter Materie existieren. Er nannte sie „Monaden" oder „Entelechien". In der zeitgenössischen Wissenschaft glauben David Bohm und in letzter Zeit Paul Davies und andere, dass diese Kraft in den unsichtbaren informatorischen Eigenschaften der Wellenfunktion zu finden ist.

Für mich ist die leitende Kraft der intentionalen Wellen die Quantenquelle von Information und Heilung. Unser luzides Bewusstsein dieser Information vermittelt uns eine subtile und dennoch unmittelbare Körpererfahrung der stillen Kraft, die in der vitalistischen Philosophie und der heutigen Physik widergespiegelt wird.

8. Parallele Liedwelten

> Wenn wir [Stephen] Hawking ernst nehmen, bedeutet das, dass wir unsere Analyse mit einer unendlichen Zahl aller möglichen miteinander coexistierenden Universen beginnen müssen. Um es ganz offen zu sagen, die Definition des Weltuniversums lautet nicht länger: „Alles, was existiert". Sie lautet nun: „Alles, was existieren kann."
>
> – *Michio Kaku*[1]

In diesem Kapitel zeige ich auf, wie die Wellentheorie, die Traumpfade oder Songlines der Aborigines und die Physik uns helfen, Träume und Körpersymptome zu verstehen.

In den vorhergehenden Kapiteln habe ich nahegelegt, dass das Leben eine viele Ebenen umspannende Bewusstseinserfahrung ist, die in der Mathematik der Quantenwellen „hinter" oder „unter" demjenigen, das wir als Realität erfahren, widergespiegelt wird. Ich wies darauf hin, dass unser tiefstes Gefühl des Lebens in einer Bewegungstendenz besteht, die gefühlt werden kann, wenn das gewöhnliche Bewusstsein entspannt ist. Träume entstehen aus solchen Mikrobewegungen oder aus der Kraft der Stille heraus, die in der Quantenphysik als die Wellenfunktion eines Objektes symbolisiert wird. Wir erfahren diese Wellenfunktion oder intentionale Welle unmittelbar nur als ein subtiles Gefühl des Geleitetseins, als das Gefühl eines persönlichen Mythos. Da wir uns am besten fühlen, wenn wir mit jenen Tendenzen verbunden sind, beziehe ich mich auf die intentionale Welle als den „Weg des Herzens", der sich aus multiplen Zuständen und Erfahrungen oder parallelen Welten zusammensetzt.

Die vielen Welten der Pilotwelle

Das, was ich die Kraft der Stille nenne, wird unterschiedlich beschrieben, abhängig von der Bewusstseinsebene der beschreibenden Person.

Konsensusrealität: In der Konsensusrealität kann die experimentelle Physik nur die wahrscheinlichsten Aspekte des Essenzwelt, der Kraft der Stille, messen. Wie ich zuvor bereits gesagt habe, marginalisiert die Standardidee der Beobachtung all jene virtuellen Aspekte, die notwendig sind, um die Version der Konsensusrealität in Bezug auf die Realität zu erschaffen, so wie das Betrachten eines Baumes die Bedeutung seiner Wurzeln marginalisieren kann. Vom Standpunkt der Konsensusrealität aus betrachtet und erfahren, scheint die Kraft der Stille zufällig oder nicht intentional zu sein – ein Bild aus dem Traumland, etwas, das ohne weiteres ignoriert werden kann.

Traumland: In der theoretischen Physik erscheint die Kraft der Stille als eine Welle in einem imaginären Raum. (Das heißt, die Mathematik der Wellenfunktion beschreibt sie in einem mathematischen Raum von komplexen Zahlen.) In Traumlanderfahrungen erscheint die Kraft der Stille in Form von Träumen und Bildern im Körper, die, über lange Zeiträume produziert, den persönlichen Mythos ausmachen.

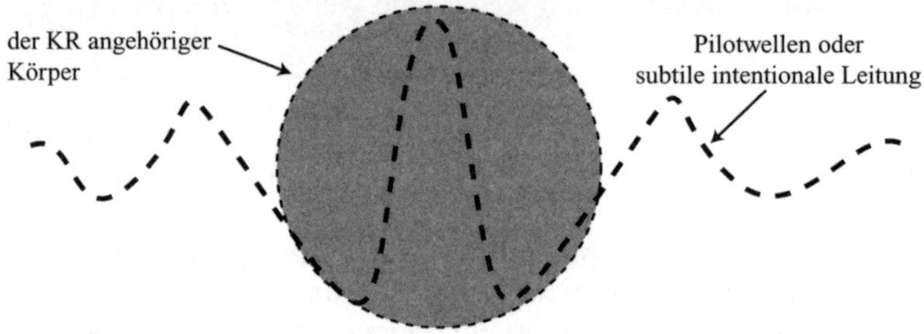

Abbildung 8.1: Ihr der Konsensusrealität angehöriges Ich mit Ihrer Sie leitenden Pilotwelle

Essenz: Obgleich Worte diesem Bereich nicht gerecht werden, weisen die Konzepte der Essenz und des Gefühls einer leitenden Intention auf nondualistische Erfahrungen der Kraft der Stille wie Tendenzen und Flirts hin. Wie weiter oben erörtert, stellte Bohm sich diesen Bereich im Sinne der Pilotwelle vor. Die Essenz liegt hinter der Psychologie (persönlicher Mythos) und der Physik (die Wellenfunktion) und daher allen Objekten in der Konsensusrealität. Um diese verschiedenen Konzepte und Bilder zusammenzufügen, haben wir die Zeichnung in Abbildung 8.1 angefertigt.

Wasser-, Quanten- und Traumwellen

Um zu verstehen, auf welche Art und Weise die Pilotwelle oder irgendeine andere Welle aus vielen anderen Wellen zusammengesetzt ist, erinnern Sie sich daran, wie Sie an einem See oder am Meeresufer standen. Vergegenwärtigen Sie sich, wie vorbeifahrende Schiffe die bereits auf der Wasseroberfläche vorhandenen Wellen stören. In jedem Augenblick vermehrt die Welle eines Schiffes die vorhandenen Wasserwellen und lässt eine neue Welle entstehen, welche die Summe der ersten beiden ist (siehe Abbildung 8.2).

Wellen sind wundervoll![2] Die sich ergebende neue Welle (die Abbildung ist bloß eine Skizze und nicht mathematisch exakt) ist die Summe der Wellen, die das Schiff auslöst, plus der zuvor existierenden Welle, die bereits da war, bevor das Schiff vorbeifuhr. Noch erstaunlicher für jene unter uns, die von Wellen fasziniert sind, ist, dass das Wasser, nachdem das Schiff vorbeigefahren und seine Welle verebbt ist, zu jenem Muster zurückkehrt, das zuvor vorhanden war, unverändert. Mit anderen Worten, Wasserwellen – und Wellen im Allgemeinen – sind mehr oder weniger unabhängig voneinander, insbesondere in sehr großen Gewässern wie dem Ozean. Sie verschmelzen miteinander und gehen nach der „Verschmelzung" ihre getrennten Wege. Jede Welle ist eine Welt für sich.

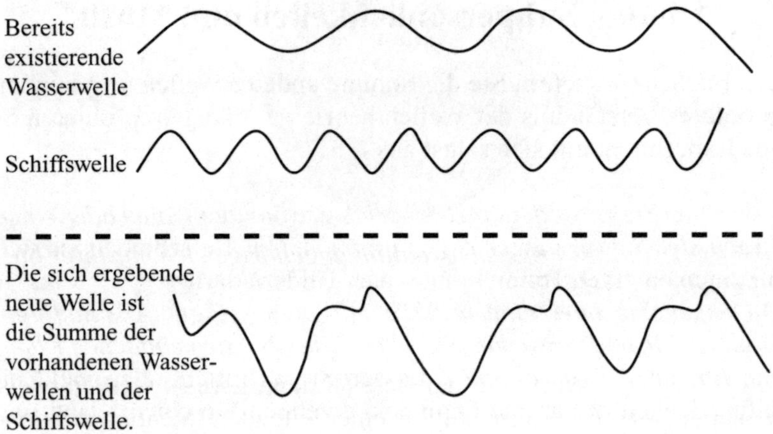

Abbildung 8.2: Wie Wellen sich addieren

Wir können diese Eigenschaften der Wellen benutzen, um Psychologie und Physik miteinander zu verbinden. Wir haben bereits darüber nachgedacht, dass Teilchen und materielle Objekte wie Atome über Pilot- oder Quantenwellen verfügen und dass Menschen Quantenwellen oder persönliche Mythen besitzen. Die Pilot- oder Quantenwelle eines Atoms kann in Subwellen zerlegt werden, die einander nicht stören.[3] Jede Subwelle repräsentiert eine Art und Weise, in der das Atom „schwingen" kann.

Gleichermaßen sind unsere Grundmuster oder persönlichen Mythen aus Subpersönlichkeiten zusammengesetzt, die, wie Wellen, gewöhnlich existieren, ohne einander zu stören. Jede Subpersönlichkeit ist ein Muster dessen, wie wir uns verhalten können; nachts träumen wir vielleicht von verschiedenen Submustern oder Traumfragmenten. Die verschiedenen Subpersönlichkeiten oder Fragmente der Nachtträume jedes Einzelnen scheinen kaum miteinander zu interagieren. Wir können im ersten Stadium eine weise Frau sein und in einem anderen ein wütendes Kind, und die beiden Zustände scheinen kaum miteinander zu interagieren. (Deshalb brauchen wir die Hilfe von Therapeutinnen und Therapeuten.)

So wie die Gesamtwelle eines Atoms die Summe ihrer verschiedenen subspezifischen atomaren Zustände ist, sind wir eine Welle, die aus vielen „Schiffen" auf dem Meer entsteht. Folglich könnten Sie Ihre verschiedenen Freunde und Feinde als Subwellen betrachten, von denen sich jede einzelne in einer anderen Welt befindet.

Übung: Subpersönlichkeiten und Musik

Um zu verstehen, inwiefern Sie die Summe anderer Wellen sein können, und um ein tieferes Verständnis der Wellentheorie zu erlangen, probieren Sie das folgende Experiment mit sich selbst aus.

> *Wählen Sie entweder einen kürzlich geträumten Traum oder einen Traum, den Sie vor langer Zeit geträumt haben.* Entscheiden Sie sich für einen einzigen Traum mit ein paar Bildern darin.
>
> *Denken Sie über eine der Traumfiguren, „Figur A", in Ihrem Traum nach, und versuchen Sie, jenes Bild als einen einfachen Klang und Rhythmus auszudrücken.* Lassen Sie sich nicht allzu viel Zeit dafür; denken Sie an die Figur und erzeugen Sie einen Klang und irgendeinen dazugehörigen Rhythmus, um der Figur Ausdruck zu verleihen. (Vielleicht stellen Sie fest, dass jener Klang und Rhythmus Ihnen einen Hinweis auf die mögliche Bedeutung der Figur geben.)
>
> *Machen Sie nun dasselbe mit Figur B aus jenem Traum.* Drücken Sie das Bild mit einem anderen einfachen Klang und Rhythmus aus. (Vielleicht stellen Sie fest, dass jener Klang und Rhythmus Ihnen einen Hinweis auf die mögliche Bedeutung der Figur geben.)
>
> *Experimentieren Sie schließlich mit Ihrer Kreativität, und bringen Sie die beiden Klänge/Rhythmen zusammen.* Ist Ihnen das möglich? Der sich ergebende Klang und Rhythmus – nennen wir jenen „Klang" Figur C – repräsentiert einen größeren Teil Ihrer Ganzheit als entweder A oder B.

Die Musik von Figur A oder B kennzeichnet „Subzustände" oder Subpersönlichkeiten des Klanges. Der schließliche Klang C kann Ihnen ein Gefühl Ihres Gesamtmusters oder Ihrer momentanen „Pilotwelle" vermitteln.[4]

Die Summe aller Traumfiguren Ihres Lebens ist gewissermaßen die Pilotwelle Ihres Lebens. Die Summe Ihrer Subzustände repräsentiert Ihr gesamtes Wesen genauer. Musikalische Wellen sind – mathematisch gesprochen – dasselbe wie Wasser- und Quantenwellen. Vielleicht ist dies der Grund, warum Physiker wie Einstein, Pauli und Feynman von Musik – von deren Klängen, Tönen und Obertönen – fasziniert waren.

Jede Welle oder jeder Klang (oder jede Erfahrung) enthält andere Wellen und Subwellen, andere Töne und Subtöne (oder Obertöne). Bloß auf die am meisten offenkundigen Töne oder Teile der Natur zu fokussieren, wie wir es tun, marginalisiert die Subtöne. Richtet man den Fokus nur auf einen Körperzustand – zum Beispiel, indem man etwas unbedingt tun will –, marginalisiert man automatisch die tieferen Zustände des Bewusstseins, die notwendig sind zur Erschaffung des großen „Ich“ und des eigenen Gesamtmusters. Sich nur mit einem Teil seiner gesamten Pilotwelle – wie „gut sein“ – zu identifizieren marginalisiert den Rest der eigenen Natur und deren „Subtöne“.

Musikalische Töne, Obertöne und Wellen

Ich stimme mit Richard Feynman überein, dass die Idee, jede Welle könne als die Summe von Subwellen verstanden werden[5], eine der erstaunlichsten Theorien in der gesamten Wissenschaft bildet. Musikerinnen und Musiker fühlen oder wissen um Subwellen oder -töne. Wird zum Beispiel ein einzelner Ton auf dem Klavier gespielt, hören wir eigentlich verschiedene Töne zugleich, die sogenannten *Obertöne*[6]. Jeder Ton von einem Klavier (oder einer Gitarre oder einem Cello etc.) ist tatsächlich eine reiche Kombination aus vielen Tonhöhen. Obertöne sind oftmals zu schwach, als dass man sie hören könnte, es sei denn, man hat sein musikalisches Gehör geschult. Der Oberton ist ein schwacher Ton, der höher (oder tiefer) klingt als der Grundton, wenn eine Saite oder Luftsäule als Ganzes vibriert.

Wenn möglich, zupfen Sie die tiefste Saite, die E-Saite einer Gitarre. Wenn Sie jene Saite zupfen, hören Sie den Grundton E. Legen Sie Ihren Finger jedoch sanft auf die Mitte einer Saite, werden Sie wahrnehmen, dass die Saite nicht länger als Ganzes vibriert, sondern stattdessen auf beiden Seiten Ihres Fingers, und Sie hören E eine Oktave höher!

Noch spannender ist die folgende Entdeckung – welche die Griechen vor Jahrhunderten machten. Spielt man den Grundton noch einmal, kann man auch den Ton der höheren Oktave als subtilen Teil des Grundtons hören. Der höhere Ton ist dann ein „Oberton“ des Grundtons. Sie haben entdeckt, dass die *Saite auf mehrere*

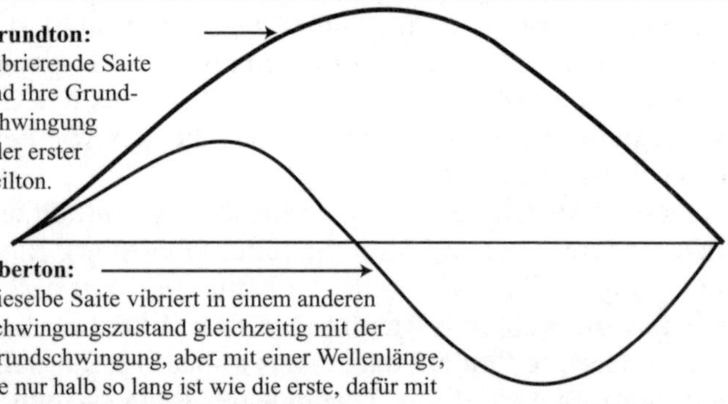

verschiedene Weisen gleichzeitig vibrieren kann.

Wie bei allen Saiten und Wellen sind die Töne, die wir hören, eine Kombination aus anderen Tönen – Wellen oder Tönen, die sich übereinander legen, so wie Wasserwellen sich addieren, eine auf die andere.

Obertöne sind immer da; aber man muss sein Gehör schulen, um sie zu hören. Wie jeder andere Hörer höre ich für gewöhnlich die Grundtonhöhe klar und deutlich, und nur mit Konzentration vermag ich die schwachen Obertöne zu hören.

In der Abbildung habe ich den Grundton und den ersten Oberton gezeichnet. Es gibt viel mehr Obertöne mit anderen Wellenlängen, aber denken wir der Einfachheit halber nur über einen Grundklang nach, der, wie zum Beispiel das E der Gitarre, sowohl den Grundton E als auch dessen Oberton, den zweiten Teilton, enthält. Das Instrument, welches irgendein gegebenes E spielt, wie eine Gitarre oder ein Klavier, verfügt über mehr oder weniger gegebene Obertöne. Ohne uns dessen bewusst zu sein, erkennen wir, ob eine Gitarre oder ein Piano das E spielt, indem wir unbewusst die speziellen Obertöne wahrnehmen, die das Instrument erzeugt.

Obgleich die Lautstärke des Tones bei jedem Instrument dieselbe sein kann, hat jeder Oberton auf jedem Instrument eine individuelle Lautstärke. Die Mischungen der verschiedenen Stärken sagen uns, dass wir eine Trompete hören anstatt eines Klaviers oder einer Stimme. Dennoch können wir aufgrund der Stärke des Haupttons sagen, dass all die Töne der verschiedenen Instrumente dieselbe Note spielen.

Physiker und Mathematiker (und heute ebenfalls Heilerinnen und Heiler aus verschiedensten Gebieten) wissen, dass die gesamten sich ergebenden Klänge von Dingen und Menschen eine Kombination aus Grundtönen und Obertönen sind.

Abbildung 8.3: Vibrierende Saite und ihr Oberton

Übung: Töne bringen den Körper zum Ausdruck

Einen Ihrer Subzustände oder –töne zu vernachlässigen führt dazu, dass Sie sich unvollständig oder unwohl fühlen. Um Ihre Wahrnehmung für Ihr Alltags-Ich und die Hyperräume, in denen Sie in jedem gegebenen Moment leben, zu erhöhen, fragen Sie sich: Welches ist der Grundton, den ich fühle? Welches sind seine Obertöne?

Probieren Sie das folgende Experiment aus, das Sie einlädt, Körpergefühle durch Klänge und Töne zu repräsentieren.

Wenn Sie bereit sind, spüren Sie die Atmosphäre in Ihrem Körper und um ihn herum. Welcher Ton repräsentiert den Körperzustand, in dem Sie sich momentan befinden, am genauesten? Ist er scharf, wellenförmig, tief, weich, hart? Erzeugen Sie einen Ton, der diesen inneren Zustand am besten repräsentiert. Selbst wenn Sie Tönen gegenüber Scheu verspüren, machen Sie nun diesen Ton. Halten Sie ihn lange genug, damit Sie einen einfachen, klaren Ton hören.

Hören Sie als Nächstes auf den bestimmten Ton, und erlauben Sie sich, darüber zu phantasieren. Gehen Sie in seine Welt. Erfinden Sie eine Geschichte, die mit jenem Ton einhergeht. Das muss keine große Geschichte sein, nur eine kleine. Was immer die Geschichte ist, erzählen Sie sie. Wie ist die Welt in der Geschichte des Tons? Ein Leser hörte zum Beispiel einen Zug und sah sich tuckernd vor sich hin fahren, wobei er das Tuten der Lokomotive hörte. Er phantasierte, der Zug führe gen Osten und durchquere Russland auf dem Weg nach China.

Wenn Sie so weit sind, erhöhen Sie den Ton des Klanges, den Sie zuerst erzeugt haben, um eine Oktave (oder das, was Ihrem Gefühl nach eine Oktave höher ist). Dies ist der erste Oberton. Singen Sie den Oberton für sich, so dass Sie ihn hören können. (Wenn es unbequem ist, die höhere Oktave zu singen, gehen Sie eine Oktave unter Ihren Grundton.)

Hören, fühlen und erspüren Sie die Welt des Obertones. Welches Bild oder welche Geschichte entfaltet sich in Gegenwart jenes Obertons? Warten Sie auf schnelle, aufflackernde Ideen, packen Sie sie, und erzählen Sie eine mit jenem Oberton verbundene Geschichte oder Phantasie.

Bewegen Sie sich und wechseln Sie die Form. Das heißt, *fühlen* Sie sich in die Welt des Obertons ein und versuchen Sie, in Ihrer Phantasie dort zu leben. Singen Sie ihren Ton und erzählen Sie gleichzeitig ihre Geschichte. Machen Sie eine Notiz über Ihre Erfahrungen jener Welt. Inwiefern ist sie der ersten Welt gleich oder von ihr verschieden?

Während Sie in jener parallelen Welt leben, stellen Sie sich folgende Frage: Welches ist ihre Botschaft? Inwiefern ergibt diese Botschaft einen Sinn in meinem gewöhnlichen Leben, in meinem Alltag? Wie könnte diese Botschaft in Situationen, an denen ich bereits gearbeitet habe, hilfreich sein? Zum Beispiel hörte sich die Oktave über dem Tuten des Zuges für meinen Leser an wie ein sich mit Hochgeschwindigkeit drehender Motor einer Rakete, die ins Weltall fliegt. Dies kam ihm irrational vor, und er musste sich darin üben, die Erfahrung zu akzeptieren, anstatt sie zu marginalisieren. Dann stellte er sich vor, in jener Welt, im Weltall, zu leben. Dieser Zustand war sehr verschieden von dem ersten tuckernden, zugähnlichen Klang. Mein Leser sagte, die Botschaft für ihn bestünde darin, sich mehr „treiben zu lassen", anstatt sich auf mühevolle, tuckernde Weise im Leben voranzubewegen.

Fragen Sie sich schließlich: Inwiefern waren der Klang und die Botschaft des Obertons bereits in dem ersten Ton gegenwärtig, aber auf eine Art und Weise, der ich zuvor keine Aufmerksamkeit geschenkt habe? Mein Leser assoziierte China, das Land, wohin der Zug fuhr, als das alte China, „eine andere Welt", in der, wie er sich vorstellte, Taoisten lebten, die sich mit dem Leben „treiben ließen".

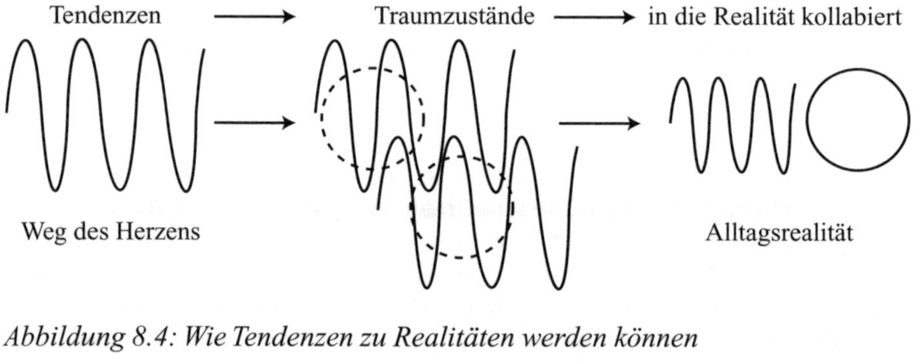

Abbildung 8.4: Wie Tendenzen zu Realitäten werden können

Obertöne scheinen für gewöhnlich ziemlich „verrückte" veränderte Bewusstseinszustände zu sein. Normalerweise leben wir in nur einer unserer vielen Dimensionen, indem wir lediglich auf den ersten Ton fokussieren, nämlich denjenigen, den wir am besten kennen. Dies ist der Ton, mit dem wir uns am meisten identifizieren. Doch diese Welt ist ein einseitiges Flachland, verglichen mit den Hyperräumen unseres Obertons. Wir müssen im Alltag nicht nur den ersten, sondern auch den zweiten Ton leben. Wir fühlen uns am besten, wenn wir unsere Obertöne nicht marginalisieren.

Unsere Essenz, unsere Grundtendenz oder Pilotwelle, ist die Summe aller unserer Subtöne. Die Kraft unseres Träumens ist die Summe der Art und Weise, wie wir gewöhnlich leben (annähernd dem ersten Grundton entsprechend) plus unserer tieferen Traumzustände. Wenn alle Facetten dieser beiden Zustände miteinander vereint sind, fühlen wir uns so, wie wenn wir auf dem „richtigen Weg" sind, dem Weg des Herzens.

Indem wir unsere tiefsten Zustände marginalisieren, lassen wir unsere Pilotwelle in die am meisten wahrscheinlichen Persönlichkeiten „kollabieren", jene vorherrschenden Energieanhäufungen, die wir als uns selbst identifizieren (siehe Abbildung 8.4).

Unsere inneren und äußeren Welten sind im Traumland wellenartig und koexistieren als Räume und Hyperräume, so dass seltsame Dinge geschehen können. Zum Beispiel könnten Sie in einer Nacht träumen, dass Sie lebendig sind und in einem Café sitzen, und im nächsten Traumfragment in derselben Nacht können Sie tot sein. In gewisser Weise sind Sie eine Summe von sowohl tot als auch lebendig. Ihr Weg des Herzens ist die Summe von tot und lebendig sein. Wenn Sie jedoch das Gefühl, tot zu sein, in der Alltagsrealität marginalisieren, werden Sie wahrscheinlich durch Müdigkeit und das Gefühl, „tot" zu sein, gestört. Stattdessen könnten Sie „tot" sein in Form von Losgelöstheit von Ihrem gewöhnlichen Alltags-Ich.

Auf jeden Fall kann sowohl tot als auch lebendig zu sein an jenem Tag Ihren Pfad des Herzens ausmachen. Ich erinnere mich an Patanjali, den mythischen Ahnen des Yoga, der vor Hunderten von Jahren in Indien nahelegte, das Ziel des Yoga bestehe darin, ein Toter im Leben zu sein.[7]

Parallele Welten und der Weg des Herzens

Hugh Everett[8] benutzte das Vielwelten-Paradigma in den späten 1950er Jahren, indem er Schrödingers Wellengleichung neu interpretierte. Everett sagte, jene Wellen seien die Summen anderer Wellen, getrennte Zustände, die „Welten" seien – das heißt Parallelwelten. Er meinte, dass wir jedes Mal, wenn wir ein Objekt (in der Konsensusrealität) sehen, mit ihm in einen seiner vielen möglichen Zustände eintreten. Die anderen Zustände sind immer noch vorhanden. Gleichermaßen sind andere Welten gegenwärtig, die wir aber nicht wahrnehmen, weil sie parallel sind und sich nicht merklich mit derjenigen Welt überschneiden, in der wir uns zu einem gegebenen Moment der Beobachtung befinden.

So radikal diese Interpretation auch war und immer noch ist, die Vielwelten-Theorie wurde teilweise akzeptiert, da führende Physiker wie Richard Feynman, Murray Gell-Mann und Stephen Weinberg mit diesem Ansatz übereinstimmten. Jeder einzelne Quantenzustand eines Systems ist eine potentielle Parallelwelt.

Grob gesagt ist eine Welt ein Prozess oder ein Satz interagierender Prozesse, die gemeinsam eine Gesamtwelle bilden, die sich im Wesentlichen nicht gegenseitig beeinflussen – das heißt jene Prozesse, die die Gesamtwelle bilden. Um das Beispiel von vorher zu verwenden, lebendig zu sein ist eine Welt; tot zu sein ist eine andere, parallele Welt. Beide Welten existieren gleichzeitig. Mitunter werden Welten in der Physik als Universen bezeichnet.

Wie bereits erwähnt, besteht die psychologische Analogie zu parallelen Welten in der Ansammlung Ihrer Träume und Stimmungen. Sie träumen in irgendeiner Nacht, dass Sie lebendig sind, und dann später, dass Sie tot sind. Diese beiden „Welten" sind relativ getrennt. Während Sie sich im Traum vom Lebendigsein befinden, sind Sie sich des Traums vom Totsein nicht bewusst. Außerdem ist die Welt, in der Sie sich tot sehen, mehr oder weniger getrennt von der Welt des ersten Traumes. Wenn Sie erwachen, ist Ihre gesamte Stimmung oder Ihr Zustand oder Ihr Universum eine Kombination (oder eine figurative Superposition) dieser verschiedenen Welten.

So wie jeder Bewusstseinszustand (oder Zustand eines materiellen Objektes) als die Überlagerung vieler Zustände betrachtet werden kann, kann auch das Universum als bestehend aus „allem, das existieren kann", betrachtet werden, wie Michio Kaku erklärt.[9] Gleichermaßen sind all die verschiedenen möglichen Zustände eines Objektes oder einer Person in jedem gegebenen Augenblick gegenwärtig, obgleich der eine, den wir beobachten, von einer Summierung abhängt, die danach gewichtet wird, was in jenem Moment am wahrscheinlichsten ist.

Der Kosmologe Stephen Hawking unternahm einen großen Quantensprung in der Art und Weise, über die Welt und das Universum nachzudenken. Aus der Erwägung, dass das Universum ebenfalls ein Objekt sei, schlug er vor, es wie ein Quantenobjekt zu betrachten.[10] Anstatt die Quantenphysik bloß auf kleine Teilchen anzuwenden, nahm er an, die Quantenmechanik könne auf das *größte* „Teilchen" – das ganze Universum – angewendet werden.

Um zu verstehen, was im Augenblick der Geburt des Universums geschah, schlug Hawking vor, dass die Pilotwelle des Universums, wie jede andere Pilotwelle, die Summe vieler anderer Wellen sei – das heißt anderer Welten oder Universen. So wie ich es in einem früheren Diagramm (siehe Abbildung 8.2) in diesem Kapitel aufgezeigt habe, ist im nächsten Diagramm (siehe Abbildung 8.5) die Welle des Universums die Summe vieler anderer Universen, deren Auswirkungen auf die Gesamtwelle durch die kleinen Höcker oder Hügel angedeutet werden.

Der große Höcker auf der linken Seite repräsentiert das Universum, in dem wir leben, jenes Universum, welches Physiker als das wahrscheinlichste betrachten. Jedoch sind die kleineren Hügel rechts andere mögliche Wellenfunktionen oder Universen.

Während diese Ideen Hawkings in der wissenschaftlichen Gemeinde diskutiert werden, möchte ich nahelegen, dass diese Art zu denken dem symbolischen Denken in der Prozessorientierten Psychologie sehr nahe steht.

Jeder von uns ist eine Art Universum mit vielen relativ unabhängigen Subuniversen. In einem Universum ist man vielleicht eine islamische Afghanin; während man in einem anderen Traum eine europäische Christin oder Jüdin ist; in einem anderen ist man eine Angehörige der australischen Aborigines. In weiteren Universen könnte man ein Vogel sein, der frei in der Luft fliegt. Jedes dieser Universen trägt zu dem Gesamtgefühl bei, das Sie vom Leben haben.

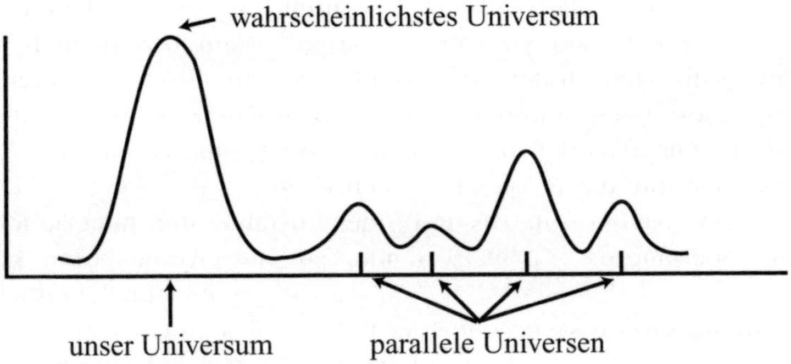

Abbildung 8.5: Die Wellenfunktion des Universums. Nach einer Zeichnung auf der Website von Michio Kaku und seinen Ausführungen in seinem Buch Im Hyperraum *bearbeitet (siehe www.mkaku.org).*

Im nächsten Kapitel erörtere ich, wie die Völker der australischen Aborigines die Idee der parallelen Welten, die sie Songlines nannten, bereits benutzten, Jahrhunderte, bevor die Physik an ein solches Konzept dachte. Das Konzept einer Quanten-Pilotwelle, die einem Objekt oder dem gesamten Universum zugrunde liegt, ist eine neue Darstellung des subtilen Gefühls und inneren gespürten Wissens, das diese Völker benutzt haben, um sich in ihrem Alltagsleben leiten zu lassen.

Den Anschauungen der Aborigines zufolge können wir aufgrund der Tatsache, dass die Welt durch Gesang erschaffen wurde, unseren Weg durch ein unbekanntes Gebiet finden, indem wir seine Lieder erspüren. Gleichermaßen können uns Songlines durch schwierige Gebiete des Lebens leiten. Wenn wir den Kontakt mit uns, mit jenen, die uns nahestehen, mit unserer Gemeinschaft verloren haben, können wir tun, was unsere Ahnen taten – und Lieder, Töne und Obertöne benutzen, um unser inneres Gleichgewicht wiederherzustellen.

Alle diese Lieder zusammen – all die Töne des Augenblicks – leiten durch das Leben. Denken Sie daran, den Ton in Ihrem Innern zu spüren; tun Sie es gleich noch einmal (wie in der Übung weiter oben erklärt), und dann erhöhen Sie ihn um eine Oktave. Bringen Sie schließlich den ersten Ton und seinen Oberton zusammen, und Sie erfahren eine magischere Art und Weise, sich mit Ihrer Welt zu verbinden. Versuchen Sie es jetzt; finden Sie den Weg des Herzens. Dieser Weg ist die momentane Landkarte, um sich durch die Welt zu bewegen, in der Sie leben.

9. Kohärenzbäder als Quantenmedizin

Blickt man tief in sich hinein, so gibt es nicht nur zwei Welten; es gibt unsagbar viele Welten. Man kann verstehen, dass eine Person nur in der äußeren Welt lebt, während eine andere in zwei Welten lebt und eine dritte Person in vielen Welten gleichzeitig leben kann. … Fragt man: „Wo sind diese Welten? Sind sie hoch über dem Himmel oder tief unter der Erde?", so lautet die Antwort: „Alle Welten sind am selben Ort wie wir."

– Inayat Khan, ein Sufi-Mystiker, der zu Beginn des 20. Jahrhunderts in Indien und Persien lebte[1]

Einem vor kurzem im *Scientific American* erschienenen Artikel zufolge spielen Obertöne heute im Leben vieler Menschen eine bedeutende Rolle.[2] Das Singen von Obertönen ist eine Form des stimmlichen Ausdrucks, den es seit Menschengedenken gibt. Noch heute benutzen Völker des Mittleren Ostens, Westasiens, Tibets, der Mongolei, Sibiriens sowie die Urvölker Süd- und Nordamerikas Obertonsingen zu Heilzwecken.

Sowohl wissenschaftlichen Erkenntnissen als auch der Spiritualität der Urvölker zufolge beherrschen Songlines das Universum. In der Mythologie der Aborigines gründet die Macht des Klanges in mythischen Figuren, von denen angenommen wird, sie hätten die Formationen der Erde in der Traumzeit erschaffen, indem sie natürliche Arten entstehen ließen, Kulturen, Bräuche und Regeln erschufen. Bruce Chatwin zufolge „hüllten" jene mythischen Figuren „die ganze Welt in ein Liednetz ein". In seinem Buch *Traumpfade* erklärt er, dass das Land zunächst als Vorstellung im Kopf existiert und durch das Singen Gestalt verliehen bekommt.

Wir könnten also sagen, dass der Körper, als Teil des Landes im umfassenderen Sinne, ebenfalls Songlines besitzt. In der Tat muss das schwingende Lied eines Objektes erkannt und gesungen werden, bevor es lebendig werden kann. Nicht nur Objekte, sondern ganze Landschaften sind durch Songlines organisiert. Diese nicht der Konsensusrealität zugehörigen Songline-Pfade (in der Sprache der Walpiri Yiri genannt) durchkreuzen die Erde und wurden von mythischen Ahnen erschaffen. Als sie sich aus der dunklen Erde erhoben, erschufen jene Wesen „Berge, Täler, Wasserlöcher – und sangen so die Welt ins Dasein".[3]

Um miteinander zu kommunizieren, benutzten weit voneinander entfernt lebende Gruppen von Aborigines Songlines oder Traumpfade. Die Völker der

Aborigines glauben, dass die reale Welt nur dann existiert, wenn sie sie sowohl sehen als auch singen können. In der Tat bedeutet das Wort „Land“ in der Sprache der Aborigines „Linie“. Beide, das Objekt oder das Land *und* seine Songline, erschaffen dessen Realität.

Songlines sind eine Art Formel oder Gesetz des Lebens. Während die moderne Physik solche Gesetze in Begriffen der Mathematik ausdrückt, drücken die Völker der Aborigines Gesetze in Form von Klängen, Geschichten und Bildern aus.[4] Im nachfolgenden Gemälde (Aborigine-Kunst von Lorna Inkamana) sehen Sie eine Art Feld von Quantenwellen eines Gebietes. Beachten Sie die Schlange, die als Hüterin der Erde betrachtet wird. Songlines beschreiben die Schwingungen des Lebens, jene leitenden Informationen, welche durch die „hinter“ unserer gesamten Existenz liegenden Quantenwellen des Universums transportiert werden.

Meine Erfahrung mit den australischen Aborigines lässt mich darauf schließen, dass die Lieder einer bestimmten Gruppe nicht nur die Pilotwellen der Erde, auf der wir leben, beschreiben, sondern auch diejenigen von Organisa-

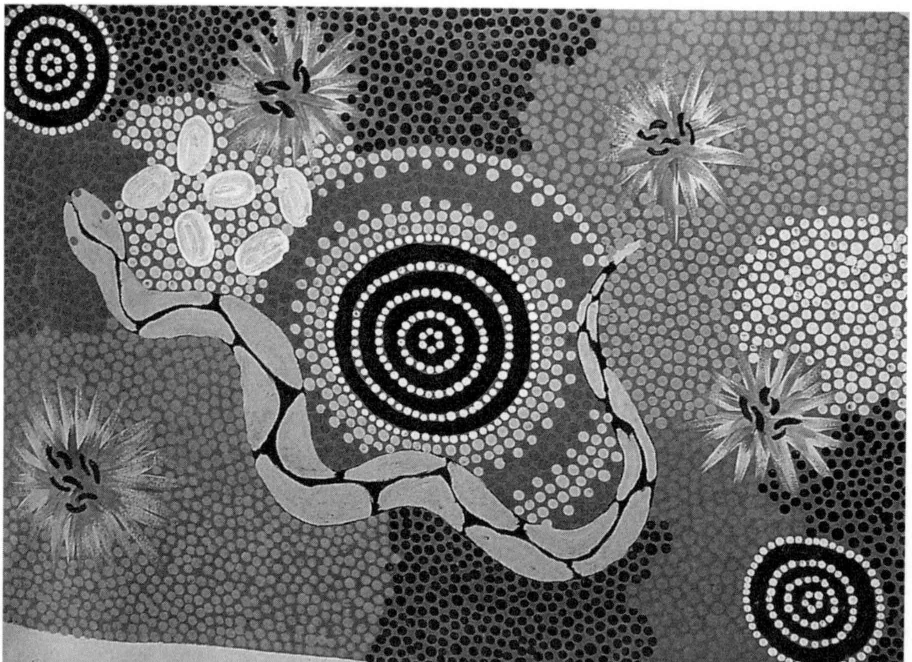

Abbildung 9.1: Schlangenträumen. Dies ist ein Bild von Lorna Inkamana. Rund um die Außenstation, auf der Lorna lebt, befinden sich die Stellen zahlreicher Geschichten des Schlangenträumens. Die Schlangen hüten die Wasserlöcher, um sicherzustellen, dass sie in keiner Weise verschmutzt werden.[5]

tionen, Städten und Gemeinschaften – jene tiefen und farbenfrohen Realitäten, die mit dem Gefühl von „zu Hause“ und einem tiefem Verständnis füreinander einhergehen.

Da sie die potentiellen physischen und psychologischen Wirkungen von Musik erkannten, hörten die australischen Aborigines dem Klang zu und „badeten darin“ und erschufen so, wie mir einige von ihnen erzählten, das, was sie ein „Didgeridoo-Bad“ nennen. In diesem Ritual „bläst“ der Heiler Klänge und Schwingungen aus einem Didgeridoo genannten Musikinstrument in den Körper, um Wohlbefinden zu erzeugen.

Während Sie im letzten Kapitel lernten, auf Klänge, Töne und Obertöne in Ihrem Körper zu hören, haben Sie vielleicht ein mit Ihrer Musik verbundenes Gefühl des Wohlbefindens wahrgenommen. Wenn Sie in Ihre eigenen Schwingungsfelder eingetaucht sind, sind sie „zu Hause“. Vielleicht haben Sie entdeckt, wie ein erhöhtes Bewusstsein oder Luzidität Ihnen ein Gefühl von größerer Kohärenz, von größerer Verbundenheit mit einem größeren Weg vermittelt. Songlines oder Pilotwellen können in den Obertönen Ihres Körpers erfahren werden.

Übung: Heilwirkungen von Obertönen – Symptomarbeit mit Obertönen

Sowohl der moderne Heiler oder Arzt als auch ihre Patienten leben gewöhnlich, ohne sich dessen bewusst zu sein, in einem Meer von Wundern, einem Feld von Träumen unter dem Einfluss der Kraft der Stille. Erforschen wir dieses Feld in der folgenden Übung, welche die Klänge, „Gesetze“ und virtuellen Strukturen und Welten enthüllt, die in Symptomen eingebettet sind.[6]

Wählen Sie ein Symptom. Wenn Sie so weit sind, denken Sie über die Körpersymptome nach, die Sie heute haben oder in der Vergangenheit hatten. Wählen Sie ein bestimmtes Symptom, auf das Sie fokussieren möchten. Wenn Sie mehr als ein Symptom haben, wählen Sie dasjenige Symptom, das Ihnen am meisten Schwierigkeiten bereitet. Haben Sie im Moment kein bestimmtes Symptom, erinnern Sie sich an eines, das Sie hatten; dies kann ein Symptom sein, an dem Sie bereits gearbeitet haben.

Fokussieren Sie auf das Symptom und fühlen Sie es. Fühlen Sie das Symptom oder erinnern Sie sich daran, wie es sich angefühlt hat, und beschreiben Sie sich oder einer anderen Person, die ihnen hilft, jenes Gefühl. (Eine Leserin wählte, den Fokus auf das Gefühl einer Migräne zu richten.)

Machen Sie mit Ihren Händen Bewegungen, die jenes Körpergefühl repräsentieren. Wenn Sie spüren, dass Sie irgendeinen Aspekt des Symptoms ausdrücken, singen Sie laut einen Ton, der mit jener bestimmten Körperbewegung einhergeht. Seien Sie geduldig. Vielleicht müssen Sie mehrere Bewegungen und Töne machen, um die richtigen zu finden.

Erfühlen Sie Ihren Weg in die parallele Welt des Tons und der Bewegung. Das bedeutet, nehmen Sie Gefühle, Bilder und Ideen wahr, die in Verbindung mit dem Ton und der Bewegung auftauchen, vertrauen Sie ihnen, und erlauben Sie ihnen, Sie in eine Phantasie zu geleiten, in der jener Ton und die Bewegung eine Rolle spielen. Die Phantasie kann jede Länge haben.

Erforschen Sie das Wechseln der Form. Bringen Sie Ihre Verspieltheit zum Ausdruck – seien Sie ein Kind oder eine Schamanin, und steigen Sie in die Welt jener Phantasie ein. Erkunden Sie kurz, wie es sich anfühlt, sich in jener Welt umherzubewegen, bis Sie deren Botschaft spüren. Erinnern Sie sich an Ihre Phantasie (oder Geschichte) und Ihre Erfahrung, oder schreiben Sie sie auf oder erzählen Sie sie, während Sie die Bewegung und den Ton machen. Erlauben Sie Ihrem Geist, kreativ zu sein, und schreiben Sie Ihre Geschichte auf, während sie sich entfaltet. Lassen Sie Ihrer Phantasie freien Lauf. Welches ist die Geschichte, die Ihnen in den Sinn kam, als Sie jenen Ton hörten? (Die Leserin mit dem Migränekopfschmerz machte Klopfbewegungen mit ihrer Hand und stellte sich eine „Glockenläuterin" vor, die die Menschen in ihrer Kleinstadt für neue Geschehnisse aufweckte.)

Machen Sie einen anderen Ton, den Oberton des ersten Tones. Tun Sie dies, indem Sie den ersten Klang oder Ton um das erhöhen, was Ihrem Gefühl nach eine Oktave sein könnte. Wenn es zu schwierig ist, den Ton um eine Oktave zu erhöhen, gehen Sie eine Oktave tiefer. Ich empfehle, zunächst eine Oktave höher zu gehen, doch falls das Ihrer Stimme schwer fällt, gehen Sie eine Oktave hinunter.

Erlauben Sie dem Oberton (oder Unterton), sich auszudrücken. Begleiten Sie den Ton mit Handbewegungen, und fangen Sie die aufflackernden Bilder und Gedanken ein, die Ihnen beim Hören des Obertones in den Sinn kommen. Erlauben Sie einer Geschichte, sich mit den Bildern des Tones zu entfalten. Arbeiten Sie nicht hart, lassen Sie einfach schnell eine Geschichte in Ihren Sinn kommen. Welches ist jene Geschichte? (Zum Beispiel hörte die Person mit dem Migränekopfschmerz eine hohe Sirene, die ihrem Volk eine Notsituation verkündete – ein Erdbeben stand kurz bevor. Die Menschen sollten sich alle in ein neues Gebiet begeben, an einen sicheren Ort in den Bergen, wo keine Erdbeben stattfanden.)

Nun, da Sie zwei Töne und zwei Geschichten haben, versuchen Sie beide Töne gleichzeitig zu hören. Dies kann ein sehr kreativer Moment sein. Versuchen Sie zunächst, beide Töne und Geschichten gleichzeitig zu hören. Wenn Sie ein Aufzeichnungsgerät besitzen, singen Sie beide Töne hinein. Andernfalls können Sie die Lieder in ihrem Geist singen. Beginnen Sie damit, einen Ton zu singen, dann den anderen, einen nach dem anderen.

Warten Sie darauf, dass Ihr Geist es erlaubt, jene parallelen Welten zu verbinden. Wenn Sie geduldig sind und sich die Zeit nehmen, kann ein Zusammenkommen der beiden Töne und Geschichten spontan auftreten. Manchmal wird ein Lied dominieren, manchmal ein anderes. Während Sie das erste und das zweite Lied hören, nehmen Sie vielleicht wahr, wie Sie einen vollkommen neuen, dritten Klang gemeinsam mit einer die Lösung enthaltenden Geschichte erschaffen. Warten Sie darauf, dass dies geschieht, und verleihen Sie der Lösung in Form einer Geschichte oder eines Klanges Ausdruck. Fragen Sie sich, worin die Bedeutung jener Geschichte und des Klanges bestehen könnte.

Die daraus hervorgehende Erfahrung kann sehr irrational und unerwartet sein. Vertrauen Sie dem Prozess Ihrer Bewegung und Ihrer Phantasie, bis die Klänge und Geschichten von selbst zusammenkommen. (Die Glockenläuterin hörte die höher klingenden Sirenen und brachte ihre Botschaft klar zum Ausdruck: Es ist Zeit, um größerer Klarheit und Losgelöstheit willen zu gehen. Dieser Erfahrung folgend, kündigte die Frau ihren Job als Unternehmensberaterin, und ihre Migräne verschwand.)

Erzeugen Sie ein „Klangbad“. Experimentieren Sie damit, den schließlichen Klang oder die Kombination von Klängen aufzuzeichnen. Zeichnen Sie sie auf, und lassen Sie einen Freund oder eine Freundin oder Ihren Rekorder den Klang zu Ihnen „zurückblasen“ oder das Lied in Richtung des Körperteils mit dem Symptom singen. Weisen Sie sich oder Ihre Freundin an, „den Klang in Richtung jenes Körperteils zu blasen, wo sich das Symptom befindet.“ Wenn der ganze Körper beteiligt ist, „baden“ Sie ihn vollkommen in dem Lied. Die Idee ist, eine Schwingungswelt der Bedeutung um Ihren Körper herum zu erzeugen, insbesondere im Bereich des Symptoms. Wird der Klang in Richtung des Körpers gespielt – oder in ihn „hineingeblasen“ –, entstehen mitunter spezielle Empfindungen. Nehmen Sie Ihre Erfahrung wahr. Vielleicht haben Sie das Gefühl, nach jenem Klang zu „dürsten“.

Wiederholen Sie das Klangbad. Blasen Sie die Lösung in jenen Teil des Körpers zurück, in dem sich das Symptom befindet oder befand. Lassen Sie den Klang direkt in jenen Körperbereich oder -teil hineingehen. Blasen Sie jene Schwingung zu jenem Körperteil zurück und nehmen Sie ihre Wirkung auf den Symptombereich wahr.

Fragen Sie sich: Was habe ich durch diese Übung über mich und mein Symptom entdeckt oder gelernt? Haben Sie wahrgenommen, inwiefern Ihr Körpersymptom eine Kombination aus parallelen Welten war, Welten, über die Sie nicht ganz Bescheid wussten? Könnten Sie sagen, inwiefern der zweite Klang dem ersten implizit oder darin eingebettet war? (Machen Sie den ersten Ton und versuchen Sie den zweiten „darin" zu hören.)

Tragen Sie den Klang in Ihrem täglichen Leben mit sich. Was immer Ihre Erfahrung war, „baden" und leben Sie darin, bis Ihr Körper fühlt, dass die Botschaft „verstanden" wurde. Dann sind Sie auf Ihr tiefstes Selbst „eingestellt" oder befinden sich auf einer „Wellenlänge" damit.

Schreiben Sie Ihre Geschichte in Ihr Traumtagebuch. Das wird Ihnen helfen, Ihre Träume zu verstehen. Erzählen Sie anderen Menschen Ihre Geschichte; vielleicht ist sie Teil Ihres persönlichen Mythos.

Fragen Sie sich: Wie werde ich diese Entdeckungen, meine „Lieder", in der nahen Zukunft für mich gebrauchen? Können Sie sich vorstellen, wie sie Sie zum Beispiel in Ihren Beziehungen, bei der Arbeit oder in den Gruppen oder Gemeinschaften, denen Sie angehören, beeinflussen oder „bewegen"? (Die Person mit den Kopfschmerzen beschloss, eine „Glockenläuterin" für die Menschen um sie herum zu werden. Schließlich wurde sie eine bedeutende politische Führerin in ihrem Land.)

Beschreiben Sie, was an dieser Erfahrung möglicherweise „heilend" war. (Die Frau mit den Kopfschmerzen sagte, heilend sei das Gefühl gewesen, dass sich in ihren Körperproblemen „eine Schwingung befand, die mich in mein wahres Selbst verwandelt hat".)

Ihr Lied und Ihre Geschichte übermitteln Hinweise bezüglich dessen, was Ihr Körper braucht. Vielleicht haben Sie einen oder mehrere der folgenden Punkte entdeckt:

- Parallele Welten besitzen verschiedene Atmosphären, Geschichten und sogar „Regeln".

- Wahrnehmung in parallele Welten zu bringen ermöglicht Ihren verschiedenen Teilen, einander kennenzulernen.
- In die fundamentalen Töne von Problembereichen sind Obertonräume eingebettet, die zu Lösungen führen.
- Die Töne und Obertöne von Symptomen lösen nebenbei Probleme des täglichen Lebens, die nicht unmittelbar Teil der Symptomarbeit waren.
- Körpersymptome sind nur aus Sicht der Konsensusrealität pathologisch. Vom Standpunkt des Traumlandes aus betrachtet, reflektieren Symptome die bekannte Welt und neue, parallele Welten.
- Aus der Perspektive des Traumlands sind Körpersymptome ungesungene Lieder. Kein Körperprozess ist „falsch“. Krankheit ist einfach ein Koffer voller unausgepackter musikalischer Geschenke. Ihre Symptome sind nicht bloß Teil eines kranken Körpers, sondern eine Gruppe paralleler Welten, die darauf warten, „gesungen“ zu werden.

Quantenzustand Cross-over

Die Verbindung mit parallelen Welten kann Symptome lindern. Die Erfahrung paralleler Welten zu ignorieren oder zu belächeln hinterlässt jedoch umgekehrt ein unbehagliches Gefühl und irritiert den Körper, da man einen Teil seines Weges, seiner „Leitwelle“ ignoriert. Wenn Sie erregt sind, sich aber ruhig verhalten, fühlen Sie sich nervös. Sind Sie müde, verhalten sich aber energetisch, werden Sie unruhig. Jede vernachlässigte Nuance wird als Symptom oder Teil eines Symptoms erfahren. Andererseits erfährt der Körper Linderung, wenn Sie bewusst leben und alle Ihre Welten akzeptieren.

Die Forschung sagt aus, dass nicht nur Menschen, sondern auch Pflanzen besser wachsen, wenn man ihnen eine bestimmte Art von Musik vorspielt. Peter Tompkins und Christopher Bird beschreiben in ihrem Buch *Das geheime Leben der Pflanzen* (1989), dass Pflanzen die Musik von Schubert, Bach und Beethoven sehr zu mögen schienen, aber wenn man ihnen Rock vorspielte, wuchsen sie in die entgegengesetzte Richtung, weg von dem Radio. Wurde die Musik von Ravi Shankar gespielt, wuchsen die Pflanzen horizontal den Lautsprechern entgegen.

Ich nenne die Erfahrung der Verbindung von Körper und Geist, die entsteht, während man den Klang des Symptoms hört oder fühlt, ein „Quantenzustand-Cross-over“. Zwischen Psychologie und Biologie, zwischen der psychologischen Bedeutung des Klanges und der Biophysik Ihres Symptoms findet eine Überkreuzung oder ein Cross-over statt. Dieses Cross-over kommt aufgrund der Einheit oder der Ähnlichkeit zwischen den in beiden Welten gefundenen Mustern zustande. Das Cross-over-Phänomen weist auf die Existenz einer einzelnen Welt hin, der Welt der Essenz hinter den parallelen Erfahrungen, die sich auf Ebenen ereignen, die wir gegenwärtig als Psychologie, Physik und Medizin bezeichnen.

Die Überzeugungen der Aborigines in Bezug auf Klang in Verbindung mit Ihren eigenen Erfahrungen von Obertönen vermitteln Ihnen vielleicht ein Gefühl dessen, was mit *subatomaren Körperzuständen und der Biologie des Lebens* gemeint ist. Unmessbare Quantenwellen sind analog zu den vibrierenden Songlines, die die Klänge und Melodien, Lieder und Mythen bilden, die uns bewegen.

Die Kohärenz der Pilotwelle

Die Hypothese des Quantenzustand-Cross-over legt eine Kohärenz – oder sogar eine Eins-zu-Eins-Übereinstimmung – zwischen veränderten Bewusstseinszuständen und den Quantensubzuständen der Pilotwelle nahe. Die Töne, die Sie zur Beschreibung Ihrer Symptome machen, repräsentieren Erfahrungen, die in der modernen Konsensusrealität nicht völlig messbar sind. Diese Töne enthüllen die Tendenzen unseres Körpers. Ich benutze den Begriff „Körpertendenz" synonym mit „Tendenz der Quantenwelle", doch jeder dieser Begriffe ist in seinem eigenen Kontext passender. Folglich sind die subatomaren Zustände oder die Quantenwellen des Körpers die Begriffe der Physiker für das, was Therapeuten Subpersönlichkeiten, Obertöne oder Traumfragmente nennen könnten.[7] Auf diese Weise „überkreuzen" sich die Bereiche der Physik, der Psychologie und der Biologie.

Indem wir unsere verschiedenen Tendenzen, Töne und Obertöne ignorieren oder marginalisieren, sind wir nicht mehr „synchron" mit uns selbst, was wir als Krankheit, Unruhe, Orientierungslosigkeit oder Depression wahrnehmen. Der Gegensatz von Marginalisierung ist luzides Bewusstsein und sich auf unsere verschiedenen Subzustände einzustellen und ihnen zu folgen. In der Alltagsrealität wird die Auflösung des Gefühls, nicht synchron mit sich selbst zu sein, Heilung genannt.

Ich würde gerne eingehender auf die allgemeine Bedeutung des „Heilens" eingehen. Es bezieht sich auf *Kohärenz* zwischen Ihrem Bewusstsein und den Zuständen, die Sie erfahren. *Kohärenz* bezieht sich zum mindesten auf eine kurzzeitige Eins-zu-eins-Korrespondenz zwischen Elementen in verschiedenen Systemen, die über eine identische oder ähnliche Form, Gestalt oder Struktur verfügen. Dies wird Isomorphismus genannt. Eine Analogie oder Ähnlichkeit ist isomorph, wenn das, was in einem System geschieht, auch im anderen geschieht.

Ist ein Stadtplan zum Beispiel exakt, so ist er mit der Stadt kohärent. Jeder Punkt auf der Karte korrespondiert mit einem analogen Punkt in der Stadt.

Korrespondieren Stellen auf der Karte wie Broadway und Main Street nicht eins zu eins mit jenen gegebenen Punkten in der Stadt, verirren Sie sich; Sie sind nicht länger synchron mit der Stadt.

Ich habe nahegelegt, dass unsere veränderten Bewusstseinszustände und unsere subatomaren Zustände kohärent sind. Ich hoffe, dass Sie durch die letzte Übung etwas über die Kohärenz zwischen Ihrer Alltagskarte des Lebens und Ihrem Körper erfahren haben: Sie fühlen sich am besten, wenn Ihr Alltagsverstand kohärent ist und so mannigfaltig wie das Spektrum der Bilder und Klänge Ihres Regenbogenkörpers.

Ist die „Karte", die Sie benutzen, nicht kohärent mit dem „Gebiet", durch das Sie sich bewegen, geraten Sie in Verwirrung in Bezug auf Ihr Leben. Benutzen Sie in solchen Zeiten Ihre Aufmerksamkeit, um die Karte wahrzunehmen, die Ihre Körpersymptome erstellt haben, und helfen Sie sich so, sich wieder mit Ihrem Körper und Ihrem Leben als Ganzes in Einklang zu bringen.

Die Karte ist eine Analogie der Bewusstheit über Ihre inneren Muster. Wenn die Karte, die Sie benutzen, um durch die Welt zu kommen, bestimmte Regionen ignoriert, werden jene Regionen Ihre Aufmerksamkeit schließlich durch Rebellion erlangen. Ist Ihre Karte unvollständig, lässt Ihr Körper Sie das wissen. Probieren Sie es aus. Wann immer Sie sich unwohl fühlen, öffnen Sie Ihren Koffer und packen Sie Ihre Karte, das heißt die Töne und Obertöne Ihres Körpers, aus. Werden Sie kohärenter. Bringen Sie jene Töne in Ihr Alltagsleben; gestalten Sie es reicher und interessanter.

Dann erfahren Sie Heilung als eine Art Bad in einem tiefen Gefühl des Wissens, in den Wellen, die uns leiten. Erinnern Sie sich an jene Weisheit; die Wellen sind in Körpersymptomen eingebettet. Die Töne und Obertöne lindern Symptome, indem Sie uns mit dem tiefsten Selbst synchronisieren. Ich nenne diese Synchronisierungserfahrung „das Quantenzustand-Cross-over". Es schlägt eine Brücke zwischen Psychologie und Biologie, der Bedeutung der Töne und der Biophysik Ihres Körpers.

II.

Nichtlokale Medizin: Die Welt in Symptomen

10. Wie die Gemeinschaft den Körper beeinflusst

Einstein charakterisierte die Seltsamkeit dieser Situation [in der Lage zu sein, nur Wahrscheinlichkeiten vorherzusagen und keine Tatsachen] …, indem er die Wellenfunktion als ein „Geisterfeld" betrachtete.

– *Robert Nadeau und Menas Kafatos*[1]

Für das Alltagsbewusstsein leben und arbeiten wir alleine oder gemeinsam mit anderen in unseren Gemeinschaften. In den Bildern des Traumlandes leben wir jedoch in einer Art „Geisterfeld", einem Netz oder einer Mischung aus realen Menschen und demjenigen, was ich „Gemeinschaftsgeister" oder Projektionen in unseren Organisationen nenne. Für unseren träumenden Geist ist eine so genannte „Organisation" nicht bloß eine Ansammlung von realen Menschen, Gebäuden und Themen; sie ist auch eine unentwirrbare Mischung aus beinahe unvorstellbaren Geistern, die sich umeinander kümmern, sich respektlos gegeneinander benehmen, sich gegenseitig belehren und herumspuken.

Vom Standpunkt der Essenz aus betrachtet, ist die Gemeinschaft, bestehend aus realen Menschen und Geistern des Traumlandes, aus Projektionen und Gefühlen, schwer vorstellbar und fühlt sich in der Tat mehr wie eine durch die Kraft der Stille hervorgerufene Kraft an. Eine mögliche Traumland-Version der Natur dieser Gruppenessenz könnte herauszufinden sein, indem Sie sich vorstellen, Sie seien ein Fisch, der im Quantenmeer der virtuellen Wellen schwimmt, das „hinter" oder „unter" jener der Konsensusrealität zugehörigen Realität von Menschen und Welten liegt. Als ein Fisch, der in dieser Essenz herumschwimmt, erzeugen Ihre Bewegungen Wellen um Sie herum, so wie Sie durch die Wellen anderer Fische in diesem Meer geformt und bewegt werden. Diese Wellen „formen" und „in-formieren" uns alle, so wie jede Bewegung, die wir machen, von jedem Fisch überall gefühlt wird.

Im ersten Teil dieses Buches sahen wir, wie das „Meer" – das intentionale Feld – sich in Tendenzen zu bestimmten Richtungen ausdrückt. Diese Tendenzen sind wie die Quantenwellen, die sie theoretisch beschreiben, eine zentraler Schnittpunkt zwischen Psychologie und Physik. Sie in Form von Bildern und Geschichten auszudrücken erschafft parallele Welten, Hyperräume und ein virtuelles Spektrum der Erfahrung. In Kapitel 9 führte ich die Idee des Quantenzustand-Cross-over ein, basierend auf der Ähnlichkeit in der Form zwischen den rhythmischen Klangerfahrungen der veränderten Bewusstseinszustände und den Quantenwellen. Wir sahen, wie uns die Wahrnehmung der Schwingungen von Symptomen kohärenter werden lässt und über potentielle Heilwirkungen verfügt. In der Regenbogenmedizin erscheint der Körper nicht bloß als ein Newtonsches mechanisches Objekt aus Fleisch und Knochen, sondern als ein Regenbogen, ein durch Klänge und Töne beschriebenes Spektrum an Erfahrungen. In der Regenbogensicht sind Symptome nicht bloß Probleme, sondern *Hinweise des Bewusstseins*, die auf Teile des Spektrums deuten, die wahrgenommen werden wollen.

In Teil 2 werden wir nichtlokale Aspekte der Regenbogenmedizin studieren, indem wir die Erfahrung von Symptomen mit Problemen in Beziehungen, Gemeinschaften und der Welt verbinden. Mein Ziel ist es, ein Grundprinzip herauszuarbeiten: Nichtlokale Muster suchen nach Verwirklichung, indem sie die lokale Natur unseres Körpers und unserer Beziehungen benutzen. Durch das Erforschen der Nichtlokalität von Körpererfahrungen werden Sie fühlen, wie Ihre Gemeinschaft Ihren Körper[2] beeinflusst und umgekehrt Ihre Körpererfahrungen Gemeinschaftsprobleme lösen können.

Nichtlokalität in der Biologie

„Nichtlokalität" ist ein neuer Begriff für eine alte Idee. In Kapitel 9 sprach ich vom Volk der Tuva in der nördlichen Mongolei. In ihrem Glaubenssystem ist ein Berg nicht nur wegen seiner Lokalität real, sondern auch wegen seiner Nichtlokalität. Seine Lokalität wird durch seine Form und seinen Standort beschrieben, und seine Nichtlokalität wird in seiner „Stimme" – dem Klang des um den Berg streichenden Windes – erkannt. Diese Stimme hat eine nichtlokale Eigenschaft, da wir nicht genau sagen können, wo sie sich befindet. Obgleich ein bestimmtes Luftmolekül einen Ort zu einer bestimmten Zeit besitzen kann, spricht der Wind nicht von einem gegebenen Punkt aus. Die Stimme des Berges ist ein Traumland- oder Gefühlskonzept.

Gleichermaßen ist man grundsätzlich in seinem physischen Körper lokalisiert. Aber andererseits träumt man vielleicht von etwas, das in der Welt um einen herum geschieht, und am nächsten Tag geschieht es tatsächlich. Der Traum ist wie der Wind im Wald; Träume sind nichtlokale Aspekte unserer Natur. Man existiert sowohl in der Konsensusrealität als auch in der Nichtkonsensusrealität. Man ist lokal und nichtlokal. Eine meiner Freundinnen erwachte aus einem lebhaften Traum von einem Wintersturm, der Wellen gegen eine Hafenmauer krachen ließ und sie weitgehend zerstörte. Als sie am nächsten Morgen aufstand, hörte sie in den Nachrichten, dass ein Pier etwa fünfundzwanzig Kilometer von ihrem Wohnort entfernt durch einen Sturm – der kaum bis zu ihrem Ort gereicht hatte – zerstört worden war.

Die Multidimensionalität unserer Biologie und unserer Welt ist ein Grund, warum wir mitunter Körperprobleme nicht aufzulösen vermögen, indem wir uns nur einem Standort des Körpers zuwenden. Die lokale Medizin ignoriert die nichtlokale Natur der Person und des Feldes, in dem der Körper lebt. In der Regenbogenmedizin ist Symptomarbeit sowohl lokal als auch nichtlokal. Man arbeitet an seinem Körper und, indem man die Quanten- und Traumebenen der Erfahrung berührt, gleichzeitig an seinen Beziehungen und der ganzen Welt.

Ein interessantes Beispiel für einen mit nichtlokalen Feldern verbundenen lebendigen Körper ist die Brieftaube. Dieser Vogel ist bekannt dafür, dass er seinen Weg nach Hause findet, nachdem er eingesperrt und Hunderte von Kilometern weit weggebracht wurde. Die Forschung zeigt, dass weder Geruch noch das Magnetfeld der Erde noch Erinnerung das Wissen der Brieftaube darum, wo sie zu Hause ist, erklären können. Hunde und andere Tiere scheinen ähnliche Fähigkeiten zu besitzen.

Pilotwellen und morphogenetische Felder

Blicken Sie noch einmal auf mein Diagramm „Flug eines Elektrons" (Abb. 7.1, S. 84) in Kapitel 7 bezüglich des wellenartigen Verhaltens eines Teilchens in Bereich II, bevor es beobachtet wird.

In Bereich II ist die Wellenfunktion oder die Pilotwelle nichtlokal in dem Sinne, dass sie überall ist, bis sie in Bereich III durch Messung „kollabiert" ist. Die leitende Welle in Bereich II befindet sich gemäß der Mathematik der Physik überall im Universum. Sie ist eine „Tendenz" ohne einen spezifischen Ort, bis wir sie kollabieren lassen, indem wir Tendenzen und ihrer Bedeutung sowie Bewegungen in unserem Körper gewahr werden.

Obgleich die Schlangenlinie in Bereich II gezeichnet ist, als befände sie sich zwischen Bereich II und III, befindet sich die Wellenfunktion, bevor sie entdeckt wird, theoretisch überall und nirgends in Raum und Zeit. Nur wenn sie entdeckt wird, „kollabiert" sie (was neu formuliert werden kann als „marginalisiert sie ihre nichtlokalen Aspekte").[3] Folglich befindet sich jedes physikalische Objekt in der nicht der Konsensusrealität zugehörigen oder mathematischen Realität überall im Universum.

Ein solches Wissen löste nichtmechanistische Gedankengänge in der Biologie aus, insbesondere in der Arbeit von Rupert Sheldrake, einem englischen Biologen, der 1981 mit seinem Buch *A New Science of Life: The Hypothesis of*

Formative Causation erstmals öffentliche Aufmerksamkeit erlangte. Sheldrake nannte den nichtlokalen Aspekt unserer Welt – das, was die Taube nach Hause führt – das „morphogenetische Feld“. Dieses nicht der Konsensusrealität angehörige unmessbare Feld besitzt viele Eigenschaften, die mich an die Quantenmechanik und insbesondere Bohms Idee virtueller Pilotwellen erinnern.[4]

Nichtlokalität wird als ein zentrales Merkmal der modernen Physik betrachtet. Die Quantentheorie schließt die nichtlokale Verbindung zwischen Teilchen, die in Raum und Zeit getrennt sind, mit ein. Diese Theorie ist experimentell so oft bestätigt worden, dass die Wissenschaft heute, trotz früher Einwände von Physikern wie Einstein, als Tatsache akzeptiert, dass Teilchen aus der gleichen Quelle verbunden bleiben, als würde die räumliche und zeitliche Distanz zwischen ihnen nicht existieren.[5]

Zwei Teilchen wie Lichtphotonen aus derselben Lichtquelle können über Hunderte von Jahren und Tausende von Kilometern miteinander verbunden bleiben. Widerfährt dem einen Teilchen etwas, „weiß“ das andere darum. Diese Verbindung wird durch das „seltsame“ Verhalten der Pilotwelle verursacht, welche sich nicht in Zeit und Raum der Konsensusrealität entfaltet, sondern in die von Physikerinnen und Physikern beschriebenen multidimensionalen mathematischen Räume.

Die Welle ist wie ein Traum. Denken Sie an einen Traum, in dem Sie und eine andere Person vorkommen. Der Traum ist überall in der Nacht, in der Sie ihn träumen. Am Tag stellt es sich dann oft heraus, dass Sie und die andere Person miteinander verbunden sind.

Der Philosoph Robert Nadeau und der Physiker Menas Kafatos erörtern Nichtlokalität anhand von Teilchen wie Photonen (die aus einer einzigen Quelle stammen) und ziehen den „dramatischen Schluss“, dass Nichtlokalität eine fundamentale Eigenschaft des gesamten Universums ist. Sie gehen weiter: „Die Grundlage der physikalischen Realität ist tatsächlich ‚nichtlokal‘“, eine Entdeckung, die die Autoren als „die bedeutsamste in der Geschichte der Wissenschaft“ bezeichnen.[6]

Folglich befinden sich die Quantenwelle eines Objektes und unsere Traumland-Erfahrung leitender Wellen in Form von intentionalen Feldern überall im Universum, obgleich sie am intensivsten um ihre jeweiligen Objekte und Menschen herum zu erfahren sind. Gleichermaßen sind Songlines in unserem Innern zu spüren, aber gleichzeitig auf die ganze Welt, das ganze Universum ausgedehnt. Im Träumen sind wir im Traumland und bewegen uns frei, wohin auch immer unsere Tendenzen uns leiten.

Nichtlokalität in Gruppen

Magierinnen und Zauberer haben stets versucht, die der Nichtlokalität zugrunde liegende Realität anzuzapfen, um andere aus der Ferne zu heilen oder zu quälen. Voodoo ist vielleicht die bekannteste Praktik dieser Art. Diese Praktik hängt zum Teil von Geistern ab, die von Heilern Besitz ergreifen und sich überall hin bewegen können, wo sie gebraucht werden.

Obgleich wir uns zumeist nicht als in irgendeine Form von Zauberei oder Heilritual involviert betrachten, wenn wir uns im Rahmen einer Gruppe bewegen, haben wir vielleicht hier und da ein nichtlokales Element in unseren Beziehungen und Gemeinschaften bemerkt. Vielleicht ist Ihnen dann und wann jemand „nicht aus dem Kopf gegangen", und Sie haben sich durch die Gedanken der Person „besessen" gefühlt. Therapeutinnen und Therapeuten lokalisieren solche Gedanken, indem Sie sie Projektionen nennen. Es gibt jedoch bei all diesen Gedanken einen nichtlokalen Aspekt. Nichtlokale Elemente – in diesem Kontext Projektionen und Gefühle in Bezug auf andere Menschen – bilden den Kern dessen, was wir als Miteinander-verbunden-Sein und Gemeinschaft wahrnehmen.

Nichtlokalität

Wenn ich den Begriff *Nichtlokalität* benutze, um mich auf eine zeitlose und „raumlose" Verbindung zwischen Menschen und Teilen zu beziehen, meine ich:

- *Die Interaktionen zwischen uns nehmen mit zunehmender Entfernung nicht ab.* Stammen Teilchen wie Photonenpaare aus derselben Quelle, bleiben sie verflochten, unabhängig von Entfernung und Zeit.[7] Entfernung hat keinen Einfluss auf Verflochtenheit (außer in dem Maße, wie wir Glaubenssätze in Bezug auf die Auswirkungen von Entfernung auf Verbindung aufstellen, die dann unsere Wahrnehmung von Traumland-Ereignissen beeinflussen.) So ist es auch in der Psychologie. Standen wir einer bestimmten Person einst nahe, bleiben wir, selbst wenn seitdem viele Jahre vergangen sind und ungeachtet der Tatsache dessen, wo wir heute leben oder wann der letzte Kontakt stattfand, immer mit ihr verbunden. Wenn man jemanden liebt (oder eine Abneigung gegen jemanden hegt), ist man mit jener Person verbunden, ungeachtet dessen, in welcher Entfernung sie oder er lebt.
- *Die Interaktionen zwischen uns sind nicht durch die Grenzen der Lichtgeschwindigkeit beschränkt.* Einstein sagte, dass die Dinge auf dieser Erde nicht schneller sein können als die Lichtgeschwindigkeit. Das

bedeutet, dass, wenn wir mit der Stimme, per E-Mail oder Telefon kommunizieren, unsere Signale nicht schneller sein können als die Lichtgeschwindigkeit. Nichtlokale Interaktionen lassen die Kommunikation erscheinen, als sei sie so schnell, dass sie sogar in der Zeit zurückgehen kann. In den traumartigen Räumen des Traumlandes beeinflussen Ihre zukünftigen Handlungen Sie – und mich – schon heute.

- *Die Interaktionen zwischen uns können von hier nach da gehen, ohne den dazwischenliegenden Raum zu durchqueren.* Wir können den Weg unserer Kommunikation in Raum oder Zeit nicht genau verfolgen.

Die prozessorientierte Gruppenarbeit oder „Weltarbeit“ spricht der Konsensusrealität zugehörige Aspekte von Gruppen wie Themen, Fakten und Probleme an. Um eine bleibende Wirkung auf Gruppen zu erzielen, greift die Weltarbeit auch die nicht der Konsensusrealität zugehörige Atmosphäre oder das „Gemeinschaftsfeld“ auf und untersucht, wie jenes Feld sich in Form von „Zeitgeistern“ – das heißt jenen spezifischen und typischen Rollen, die sich über die Zeit langsam verändern – ausdrückt.[8]

Erfahrungen mit vielen tausend Menschen weltweit haben mir gezeigt, dass die Anwendung der Weltarbeit verwandter Techniken die Felder von Organisationen und Städten beeinflusst.[9] Teil des Grundprinzips bei der Anwendung traumartiger Techniken und des Rollenspiels ist, dass solche Rollen, wie alles im Traumland, nichtlokal sind. Zum Beispiel können die typischen „guten“ und „bösen“ Rollen wie Verfolger und Verfolgter in beinahe jeder Person an jedem Ort zur einen oder anderen Zeit gefunden werden.

Folglich existiert die Atmosphäre einer Gruppe jenseits der lokalen Begrenzungen des Standorts einer gegebenen Gemeinschaft; tatsächlich ist das „Träumen“ der Gemeinschaft überall. Wann immer man an eine Nation oder Gruppe denkt, die an diesem oder jenem Ort auf diesem Planeten lokalisiert ist, verbindet man sich mit der nichtlokalen intentionalen Welle oder der Kraft der Stille jener Gemeinschaft, die überall ist. So ist in gewisser Hinsicht jeder Krieg ein Weltkrieg, jeder Konflikt ein Weltkonflikt. Das ist der Grund, warum die meisten Kriege nie in einem Gebiet alleine aufgelöst werden. Sie können in einer bestimmten Gegend lediglich unterdrückt werden. Damit Lösungen fortdauern, muss jede und jeder einzelne Kriege überall auflösen.

Wir Menschen, ebenso wie alle Teilchen im Universum, sind durch nichtlokale Verbindungen miteinander verflochten und verbunden. Im Kontext der Regenbogenmedizin sind Gesundheit und Krankheit der Konsensusrealität zugehörige Ereignisse in Zeit und Raum, die nichtlokale Wahrnehmungsarbeit erfordern.

Die Kraft der Stille der Gruppe

Die Psychologie hat sich lange mit der menschlichen Einzelerfahrung und Zweierbeziehung beschäftigt. Das vorherrschende Paradigma lautet, dass Menschen bewusst und unbewusst, real und träumend sind. In meiner Denkart sind Gruppen ähnlich. Sie sind voller realer Menschen und Objekte, aber sie bilden auch aufgrund der nichtlokalen Rollen und Essenz-Gefühle eine „Gemeinschaft". Wenn eine Gemeinschaft mit ihrem Träumen kohärent ist, fühlt sie sich wohl mit den Liedern des Landes und dem Verhalten eines jeden Mitglieds.

Kommunikation in Gruppen ereignet sich wie folgt in verschiedenen Welten gleichzeitig:

I. *Kausale Kommunikation von Gruppen in der Konsensusrealität:* Sie und ich verbinden uns miteinander, wenn wir uns die Hand geben; wir kommunizieren durch Körperkontakt. Wir verbinden uns durch die Viren, die wir teilen; ich niese und Sie atmen sie ein. Wir verbinden uns durch Telefon, E-Mail (und Viren *auch dort!*), Radio, Fernsehen, durch Freunde und so fort.

II. *Traumland- oder Hyperraumkommunikation:* Wir verbinden uns durch Träume und unsere kollektiven Visionen und Hoffnungen. Wir kommunizieren im Traumland durch Projektionen und die subtilen Gefühle, die wir in Bezug aufeinander haben. Wenn Sie oder ich uns *alleine* verändern, mögen wir *beide* uns anders fühlen, selbst wenn keine der Konsensusrealität zugehörige Kommunikation zwischen uns stattgefunden hat. Wir teilen Traumfiguren, Rollen, Geisterrollen und so fort. Traumland-Verbindungen sind nichtlokal; wir sind alle miteinander verflochten.

III. *Kommunikation der Essenz-Ebene:* Im Alltagsleben sind wir verschieden voneinander. Im Traumland sind wir sowohl verschieden als auch gleich. Auf der Ebene der Essenz sind wir nicht voneinander zu unterscheiden. Auf dieser Ebene spüren wir einzig die Kraft der Stille, die alles und jeden umfasst.

Die Essenz einer Gemeinschaft hat viele Namen – *Erde, Heimat, Liebe, gemeinsamer Boden, der Große Geist, Gott,* um nur einige zu nennen. Die Essenz einer Gemeinschaft, ihr intentionales Feld, befindet sich überall; sie befindet sich innerhalb eines bestimmten Standortes in Raum oder Zeit und jenseits davon. Folglich können wir gewissermaßen eine Gruppe von Menschen töten, aber nicht deren intentionales Feld, da dieses ein unsterblicher Geist ist, der wiederholt erscheint. (Die Aborigines sagen, dass wir das Känguru töten können, aber nicht das Känguru-Träumen.)

In jenen seltenen Momenten, da wir der Kraft der Stille der Gruppe gewahr sind, spüren wir uns selbst als verschiedene Gesichter irgendeines Großen Geistes, und wir vermögen sowohl unsere Verschiedenheit als auch unsere Gleichheit wertzuschätzen.[10] Ich erinnere mich an einen Ältesten der Aborigines in Adelaide, Onkel Lewis (auch bekannt als Herr Lewis O'Brien), der mir zeigte, wie die ganze Stadt einer Kraft entsprechend, auf die er sich als das „Rote Känguru" bezog, organisiert ist.[11] Er fand heraus, dass sich die Straßenkarte von Adelaide als ein Abbild des Roten Kängurus erweist.

Der Grundgedanke besteht darin, dass das Känguru ein Begriff ist, der die Kraft der Stille jener Stadt repräsentiert. Im Allgemeinen ist eine Gemeinschaft eine Kombination aus ihren Fakten der Konsensusrealität, den Bildern des Traumlandes und der dahinter liegenden Kraft der Stille. Darüber hinaus sind alle Ereignisse, einschließlich unserer momentanen Erfahrungen in jenem Bereich, durch die stille Kraft ihres Träumens organisiert.

Übung: Wie die Gruppenatmosphäre Körpermusik erschafft, die Symptome beeinflusst

Um die gegenseitige Verbindung zwischen Ihnen und Ihrer Gemeinschaft zu erforschen:

Machen Sie ein paar Atemzüge, wenn Sie bereit sind, und machen Sie es sich bequem. Denken Sie an eine Gruppe oder Gemeinschaft, der Sie angehören und die Sie besser verstehen möchten. (Als Alternative dazu können Sie auch an eine Familie, Stadt oder nationale Situation denken.)

Ist jene Gruppe in einer bestimmten Gegend lokalisiert oder über die ganze Welt verstreut? Denken Sie über jene Gemeinschaft nach, wo immer sich ihre Mitglieder befinden, und erinnern Sie alle möglichen Arten von Themen oder Spannungen, mit denen sie zu tun hat. Wie würden Sie eines der Themen benennen?

Untersuchen wir nun, wie jene Gemeinschaft mit Ihrem Körper verbunden ist. Gruppenklang: Stellen Sie sich vor, Ihre Gemeinschaft oder Familie befände sich mitten in der Arbeit an dem soeben erinnerten Thema. Ihre Gruppe kann zum Beispiel an Beziehungsproblemen zwischen Mitgliedern oder an wirtschaftlichen Themen arbeiten oder kreative oder spirituelle Angelegenheiten diskutieren.

Spüren Sie die Atmosphäre der Gruppe, indem Sie sich vorstellen, wie Menschen in Bezug auf das Thema miteinander interagieren. Was tun die Menschen Ihrer Vorstellung nach? Wie sieht die Situation aus? Wie fühlt sie sich an? Benutzen Sie beide Hände, um die Situation symbolisch auszudrücken. Was tun Ihre Hände und Arme?

Wenn Sie bereit sind, erzeugen Sie einen Klang, der die Atmosphäre der Gruppe mitten in der Arbeit an ihrem Thema repräsentiert. Machen Sie sich eine Notiz zu diesem Klang oder zeichnen Sie ihn auf. Nennen wir diesen Klang den „Gruppenklang". Eine meiner Leserinnen fokussierte beispielsweise auf den Konflikt zwischen zwei kleineren Untergruppen in ihrer Gemeinschaft. Die Atmosphäre war angespannt und bedrohlich. Um diese Atmosphäre in Klang auszudrücken – das heißt, um den Terror und die unter den Mitgliedern stattfindenden terrorisierenden Handlungen zu repräsentieren –, begann die Leserin zu kreischen.

Körpersymptomklänge. Erkunden wir nun, wie die Situation Ihren Körper beeinflusst. Welches körperliche Gefühl lässt die Atmosphäre um das Thema herum in Ihnen entstehen? Stellen Sie sich das Thema noch einmal vor, stellen Sie sich die Menschen vor, die darüber diskutieren, fühlen Sie die Atmosphäre, und fühlen Sie, wie es ist, Teil jener Atmosphäre zu sein. Nehmen Sie wahr, wie sich die Atmosphäre auf Ihren Körper auswirkt. Stellen Sie sich einen bestimmten Moment vor: Sind Sie ruhig? Sind Sie angespannt, nervös, ängstlich, ärgerlich, losgelöst? (Meine Leserin fühlte sich verängstigt und wütend.)

Wie wirkt sich die Atmosphäre auf eines Ihrer chronischen Symptome aus? Wählen Sie ein Symptom und fühlen Sie, wie sich die Atmosphäre auf das Symptom auswirkt. (In das Symptom zu atmen kann mitunter Ihr Gefühl für das Symptom und Ihren Fokus darauf verstärken.) Falls Sie keine chronischen Symptome haben, fokussieren Sie einfach auf den allgemeinen Körperzustand. Wenn möglich, spüren Sie jedoch eines Ihrer chronischen Symptome, selbst wenn es ein leichtes ist (zum Beispiel eine leicht hochgezogene Schulter, eine schräge Kopfhaltung, einen flachen Atem und so fort). Finden Sie heraus, wie die Atmosphäre sich auf das Symptom auswirkt. Auf welche Weise wird das Symptom durch die Atmosphäre verstärkt oder gelindert? Verspüren Sie beispielsweise ein Jucken, Brennen oder Zittern? Einen pochenden Druck? Eine meiner Leserinnen, deren Symptom in einem hohen Blutdruck bestand, verspürte nun ein pochendes Gefühl in ihrer Brust.

Lassen Sie nun einen Klang entstehen, der die Erfahrung dessen repräsentiert, wie Ihr chronisches Symptom durch die Atmosphäre beeinflusst wird. Zum Beispiel sagte meine Leserin mit dem hohen Blutdruck, sie würde den pochenden Klang von Trommeln in der Brustgegend erfahren.

Lassen Sie nun eine Geschichte um jenen Rhythmus und Klang entstehen. Zum Beispiel verband meine Leserin die Trommeln mit Kriegern, die auf den Kriegspfad gingen und im Kampf umkamen.

Wenn Sie bereit sind, machen Sie einen zweiten Klang eine Oktave höher (oder tiefer, wenn das einfacher ist), und fangen Sie das Phantasiebild und die Geschichte des Klanges ein. Dies ist Ihre Obertonerfahrung. Den Trommelklang um eine Oktave zu erhöhen setzte bei meiner Leserin beispielsweise eine Phantasie frei, in der sie sich als ein Kind sah, das auf die Trommeln schlug, sich wohl fühlte und mit Vergnügen spielte.

Bringen Sie Ihren Oberton und Ihre Geschichte mit jenem Klang zusammen, der die Art und Weise repräsentiert, in der Ihr chronisches Symptom durch die Gruppe beeinflusst wird. Ein einfacher Weg, dies zu tun, besteht darin, den Klang des chronischen Symptoms und seiner Geschichte sowie den Klang des Obertons und dessen Geschichte zu hören und Zeuge des neuen Klanges (oder der neuen Klänge) zu sein. Erlauben Sie den Klängen und Geschichten, sich miteinander zu verbinden. Vielleicht nehmen Sie wahr, wie einer der Klänge führt, dann ein anderer oder wie ein dritter Klang auftaucht, während die Klänge zusammenkommen. Lassen Sie sich Zeit für diesen Teil.

Nehmen Sie die Phantasie wahr, die aus dieser neuen Erfahrung entsteht. Wie wirkt sie sich auf Ihren Körper und Ihr Symptom aus? Als zum Beispiel die Verspieltheit des Kindes das Herz meiner Leserin erreichte, wurde sie ausgelassener und wollte mit den anderen spielen, anstatt gegen sie zu kämpfen. Das Symptom des Bluthochdrucks, an das sie gedacht hatte, fühlte sich besser an, und sie stellte sich vor, wie sie mit ihrer Gruppe „spielen" würde.

Nennen wir diesen letzten Klang Ihren „Lösungsklang". Zeichnen Sie ihn auf und notieren Sie sich, wie er sich auf Ihr Symptom auswirkt. Arbeiten wir nun daran, wie Sie den Lösungsklang in Ihre Gruppe oder Ihre Welt einbringen können.

Schlussklang. Um Ihren Lösungs-Körpersymptomklang mit dem Gruppenklang zusammenzubringen, den Sie am Anfang dieser Übung aufgezeichnet haben, erinnern Sie sich an beide. Machen Sie dann einen Klang und dann den anderen. Nehmen Sie den ersten wahr und dann den zweiten sowie die daraus resultierende Erfahrung. Tendieren die Klänge dazu, aufeinander zu folgen? Bleibt schließlich ein Klang oder der andere? Oder entsteht ein völlig neues Lied und ein neuer Klang? Bleiben Sie mit Ihrer Aufmerksamkeit bei dem, was geschieht, bis ein abschließender Klang entsteht.

Wenn Sie Ihren Schlussklang „haben", erlauben Sie einer Geschichte über jenen Klang, sich zu entfalten. Was geschieht in diesem Schlussklang und der Geschichte? Wie sind sie entstanden? Denken Sie darüber nach, wie dieser Schlussklang und die Geschichte in der Realität in Erscheinung treten könnten. Wie geschieht jene Geschichte auf irgendeine subtile Weise bereits in der Realität?

Zum Beispiel kam der „kreischende" Klang mit dem verspielten Trommeln des Kindes zusammen, und es entstand ein neues „Klanglied", das eine Art Kreischen mit Vergnügen darstellte. Eine Phantasie tauchte auf, in der sie die miteinander in Konflikt liegenden Rollen in der Gruppe ausspielte, als wären sie zwei Puppen, die miteinander sprechen.

Die Frau, die diese Übung machte, sagte, ihre Verspieltheit sei auf subtile Weise bereits gegenwärtig gewesen. Bis heute entwickelt sie jedes Mal, wenn sie an ihre Gruppe denkt, Gefühle von Bluthochdruck, aber gleichzeitig muss sie auch über etwas kichern, ohne zu wissen, warum. Auf jeden Fall tat die Frau beim nächsten Treffen der Gruppe genau das, was sie in dieser Übung erfahren hatte; sie spielte die streitenden Parteien selbst aus und benutzte dazu ihre beiden Hände, als wären sie zwei Puppen, die miteinander sprechen. Alle lachten.

Machen Sie sich für die Zukunft eine Notiz über dieses subtile Geschehen. Wenn Sie in kreativer Stimmung sind und noch einen Augenblick länger Zeit haben, zeichnen Sie eine Comic- oder Märchenfigur oder eine Puppe oder skizzieren Sie ein personenähnliches Bild von jemandem, der die Essenz Ihres Schlussklangs und ihrer abschließenden Geschichte repräsentiert.

Über dieses Experiment nachdenken

Es gibt viele Weisen, über das, was in dieser Übung geschehen ist, nachzudenken. Aus Sicht der Regenbogenmedizin repräsentiert der Gruppenklang nur eine der Songlines der Gruppe im Traumland – das heißt einen bestimmten veränderten Bewusstseinszustand oder Subzustand Ihrer Gemeinschaft. Ihre Körpererfahrungen (und diejenigen anderer Menschen) sind andere Subzustände jener Gemeinschaft. Gewöhnlich gerät eine Gruppe in Schwierigkeiten, weil sie einige Subzustände und Menschen auswählt, um darauf zu fokussieren, marginalisiert aber andere Bewusstseinszustände und die Menschen, die jene Zustände repräsentieren. Die Gesamtsumme aller Subzustände ist der Gemeinschaftsprozess, die Pilotwelle der Gemeinschaft, so wie Ihre Kraft der Stille und intentionale Welle die Summe all Ihrer voneinander getrennten Gefühle, Traumfiguren und/oder Subzustände sind.

Eine solche Gesamtsumme könnte wie folgt dargestellt werden:

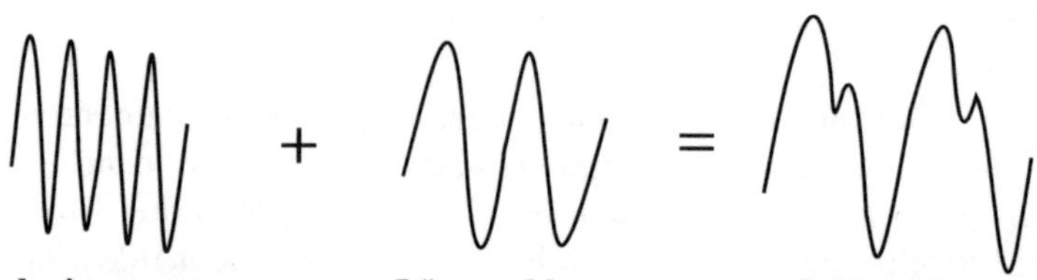

Abbildung 10.1: Essenz oder Kraft der Stille der Gemeinschaft

Der Schlussklang und das abschließende Gefühl sind mit dem Kern der Gemeinschaft, ihrer tiefsten Essenz verbunden. Dieser Kern ist ihre größte Kraft, die Kraft der Stille der Gemeinschaft.

In den Begriffen der vorhergehenden Übung wird die Essenz als der „Schlussklang", die Kraft des Träumens der Gemeinschaft erfahren. Dieser Klang und diese Kraft sind, obgleich für gewöhnlich unbewusst, ein Sammelpunkt für die ganze Gemeinschaft, etwas, worauf sich jeder beziehen kann, obgleich die Essenz in einem bestimmten Moment inmitten des Fokus einer gegebenen Situation der Konsensusrealität vielleicht vergessen wird. Diese Kraft ist stets im Hintergrund gegenwärtig und erschafft die Vielfalt von Situationen und die verschiedenen Standpunkte und Aspekte der Gemeinschaft. Im Prinzip ist die Essenz der Gemeinschaft der gemeinsame Boden, der von allen ihren Mitgliedern geteilt wird.

Ihre verschiedenen Körpererfahrungen und Ihre verschiedenen Aspekte sind Teil der Konsensusrealität und der Nicht-Konsensusrealität der Gemeinschaft; gleichermaßen sind die Gruppe und deren Konflikte Teile von Ihnen. Die Gruppe beeinflusst Ihren Körper, so, wie Ihre Wahrnehmungsarbeit und Kohärenz mit Ihrem „Selbst" und Ihrer Gemeinschaft zur Lösung der Probleme der Gemeinschaft beitragen können. Ihre tiefsten Gefühle verändern nicht nur Sie selbst, sondern auch die träumende/fühlende Situation der Gruppe – noch *bevor* Sie in der Konsensusrealität mit ihr interagieren. In der Rückschau scheint es mitunter, als würde die Essenz unserer Gemeinschaft „unsere" Körpersymptome als Antenne benutzen, um Lösungen für die Probleme der Gemeinschaft anzuziehen.

Andere Arten, Klang zu benutzen

Es gibt viele Arten, wie man Klang benutzen kann, um Probleme der Gemeinschaft oder der Zweierbeziehung zu lösen und sich besser zu fühlen. Spüren Sie zum Beispiel während einer angespannten Unterhaltung zwischen Ihnen und einer anderen Person die Atmosphäre zwischen Ihnen beiden. Ist sie angespannt oder gestört? Fühlen Sie, welche Auswirkung sie auf Ihren Körper hat, und machen Sie Töne und Obertöne wie in der oben beschriebenen Übung. Mit etwas Übung können Sie dies schnell tun, um die Kraft der Stille, den grundlegenden Weg, der die Summe dieser Töne bildet, zu finden. Dies ist der Weg durch schwieriges Beziehungsgebiet, gleichsam die Landkarte des Gebietes.

Spüren Sie die Atmosphäre gleichermaßen während eines Gruppenprozesses. Spüren Sie Ihre Körpersymptome und deren Obertöne, und bringen Sie Ihre Töne und Ihr Lied (oder dessen verbale Bedeutung) in Ihre Gemeinschaft ein. In einer meiner Klassen in Portland entstand ein Gruppenprozess um die Themen von Liebe, Heterosexismus und der Marginalisierung von Homosexuellen herum. Einige Leute waren gegen schwule und lesbische Beziehungen, während andere Gruppen für Homosexuelle eintraten. An einem Punkt erzählte jemand die Geschichte eines lesbischen Teenagers. Wie es scheint, hatte sich das Mädchen umbringen wollen wegen des Schmerzes, den es bedeutet, in einer Welt zu leben, die einen ablehnt.

Die im Raum liegende Spannung zwischen den gegnerischen Gruppen war für alle schwierig. Plötzlich trat eine mutige Frau hervor, die weinte. Sie sagte, sie höre während des angespannten Gruppenprozesses Töne in Ihrem Innern. Anstatt über diese Töne zu sprechen, sang sie das folgende Lied für den lesbischen Teenager:

> Sorge dich nicht; wälze keine Probleme.
> Weißt du denn nicht, alles ist gut,
> so schlaf heute nacht und sei beruhigt.

Diese Worte waren durch das Stück *Jesus Christ Superstar* inspiriert. Während sie sang, fühlten alle das durch dieses Lied zum Ausdruck kommende Mitgefühl für den Teenager. Alle wurden still. Das Lied bot einen gemeinsamen Boden: Es sprach christliche Fundamentalisten an, indem es sich auf Jesus bezog, während es gleichzeitig den lesbischen Teenager als Christus identifizierte.

Wenn sie solche speziellen Momente in Gruppen erfahren, wissen Sie, dass wissenschaftliches Denken über Nichtlokalität allein ungenügend ist, um zu erklären, wie die Macht oder Kraft der Stille des Träumens einer Gemeinschaft uns als Individuen beeinflusst. Sie könnten jedoch auch denken, so wie ich, dass die Muster der Physik und der Psychologie hilfreich sind, um zu verstehen, was Einstein ansprach, als er die Muster der Quantenwelle „Geisterfelder“ nannte.

11. Beziehungsschwierigkeiten sind Hyperraum-Medizin

> Liebende begegnen sich nicht eines Tages, irgendwo. Sie sind immer schon einer im andern.
>
> – *Rumi*

So wie die nichtlokale Atmosphäre einer Gruppe in der Konsensusrealität diese zu einer Gemeinschaft macht, macht das Träumen eines Menschen ihn zu einem Menschen. Im Traumland gehört jeder Einzelne zur Gemeinschaft, bloß indem er oder sie daran denkt. Alles, was Teil des Träumens ist, einschließlich der Rollen und Geister, ist Teil der „Gemeinschaft", obgleich jene Dinge vielleicht nicht Teil der Konsensusrealität der Gruppe sind. Gleichermaßen sind Sie als Individuum im Traumland jeder und alles, woran Sie jemals gedacht haben, ebenso wie jeder, der an Sie denkt.

Es scheint beinahe offenkundig, dass gute Freunde Ihre Traumlandschaft verbessern und Ihnen ein gutes Gefühl vermitteln. In diesem Kapitel werden Sie jedoch entdecken, dass Feinde auch ein Heilungspotential besitzen – sie können in der Tat die beste Medizin für Ihren Körper sein.

Atmosphären und Auren

Die dem Traumland angehörigen Aspekte von Individuen und Beziehungen bestehen zum Teil aus unmessbaren Atmosphären, Gefühlen, Feldern oder Auren um die beteiligten Menschen herum. Diese Atmosphäre ist dasjenige, was uns eine nichtlokale Verbindung vermittelt – das heißt ein Gefühl der Verbundenheit. Zum einen oder anderen Zeitpunkt haben Sie wahrscheinlich gefühlt, dass Paare, Familien und sogar bestimmte Gruppen eine Art Aura ausstrahlen. Auren können sich dick, leicht, schwer, klebrig oder ekstatisch anfühlen oder scheinen sogar zu stinken.

Jeder, der über ein Paar nachdenkt, nimmt an dessen Träumen teil und ist Teil seines Beziehungsfeldes. Folglich sind dritte Parteien, Ex-Partner, Stühle, Tische, Wohnungen, Kinder, Eltern, Großeltern alle Teil des Traumlandes Ihrer Beziehung. Sie sind Rollen in Ihrem Beziehungsfeld zu einem gegebenen Zeitpunkt.

Die nichtlokale Natur der Atmosphären und Auren macht die gegenseitigen Verbindungen *raumlos*; das heißt, manche Ereignisse zwischen Menschen und Teilen sind durch Signale verbunden, die schneller zu sein scheinen als die Lichtgeschwindigkeit. Verbindungen scheinen auf magische Weise zu geschehen. In Beziehungen kann man sich von dort aus, wo man ist, dorthin bewegen, wo sich die andere Person befindet, ohne irgendwelche dazwischenliegenden Räume zu durchqueren. Darüber hinaus sind Vergangenheit und Zukunft beider Personen ebenso in der Atmosphäre enthalten. Felder, die den Körper umgeben, sind typische aurische Emanationen. Abbildung 11.1 zeigt eine moderne und eine mittelalterliche Darstellung solcher Felder.

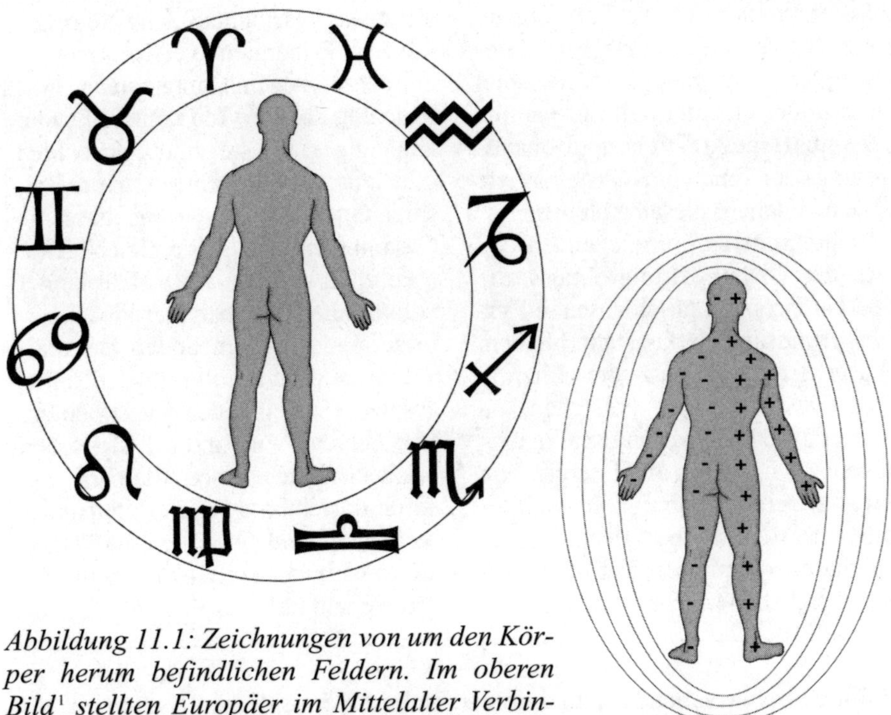

Abbildung 11.1: Zeichnungen von um den Körper herum befindlichen Feldern. Im oberen Bild[1] stellten Europäer im Mittelalter Verbindungen zwischen dem Körper, Kräutern, Mineralien, Jahreszeiten und den Planeten her. Dieses Bild zeigt irgendeine Art von Kohärenz zwischen den Menschen und ihrer Umwelt, da es ein universelles Gesetz darstellt, das über den Körper herrscht und ihn mit dem übrigen Universum verbindet. Es besteht eine Verflochtenheit oder Verbundenheit zwischen den Teilen des Universums und dem menschlichen Körper. Unsere Erfahrungen werden durch dieselbe Traumland- oder Quanteninformation gespeist, die dem Rest der Welt zugänglich ist.

Nichtlokale mythische Prinzipien

Nichtlokale Verbindungen sind typisch für psychologische oder biologische Systeme. Viele Menschen werden sagen, dass sie sich besser fühlen, wenn jemand, den sie lieben, ihnen Liebe schickt. Es gibt zunehmende Hinweise darauf, dass man sich schneller von einer Krankheit erholt, wenn jemand anderer für einen betet.[2]

Was ist Verflochtenheit?

Das für Quantenphänomene typische Phänomen der Verflochtenheit[3] ereignet sich aufgrund einiger allumfassender Prinzipien. Zum Beispiel muss in der Quantenwelt die Summe der Spins (eine Art Drehimpulsquantisierung) der Teile eines Systems (wie dessen Teilchen) dieselbe bleiben.

Einem anderen grundlegenden Gesetz der Physik zufolge muss die Energie in einem geschlossenen System grundsätzlich konstant bleiben. Dieser Erhaltungssatz der Energie lässt Verflochtenheit entstehen, so dass sich die Energie von etwas nur erhöhen kann, wenn die Energie von etwas anderem abnimmt. In nichtlokalen Systemen, bei denen keine sichtbaren räumlichen Verbindungen bestehen, beherrschen allgemeine Energieprinzipien (der Erhaltung) alles, was geschieht. Solche allumfassenden Prinzipien verflechten die Teile des Systems miteinander, was bedeutet, dass die Teile untereinander abhängig sind; sie sind verflochten oder zusammengebunden, zum Beispiel durch die Forderung, dass die Gesamtenergie ungefähr gleich bleibt.

Folglich sind die Teile nicht länger vollkommen trennbar. Der Physik zufolge sind die elementaren Bestandteile aller Materie aufgrund der Naturgesetze miteinander verflochten. Verflochtene Teile sind wie Menschen in zwei Teilen eines Raumes, die durch unsichtbare Fäden miteinander verbunden sind. Was die eine Person tut, ist verbunden mit dem, was die andere Person tut!

Gibt es beherrschende Prinzipien zwischen menschlichen Systemen? Als Individuum mögen Sie spüren, dass Ihr Gesamtmuster oder Ihr persönlicher Mythos vergangene und gegenwärtige Ereignisse verbindet, so dass sie in das hineinzupassen scheinen, was Sie sind. Was immer geschieht, Sie folgen Ihrem Muster, wie auch immer Sie das definieren. Manche Menschen laufen stets vor etwas davon, andere werden immer wieder zu Heldinnen und bekämpfen Drachen und so fort. In diesem Muster tauchen kleine Veränderungen auf, doch im Großen und Ganzen bleibt die Grundkonfiguration des Musters dieselbe.

In gewisser Hinsicht ist Ihre persönliche Geschichte, Ihr Mythos, ein beherrschendes Prinzip. Das heißt, dass das, was immer geschieht, mit allem anderen, was mit Ihnen zu tun hat, durch das Prinzip Ihres Lebensmusters verflochten oder verbunden sein muss. Gleichermaßen sind Ihre Körpererfahrungen und Beziehungen nicht nur mit Ihrem persönlichen Mythos, sondern auch mit den Mythen anderer Menschen verbunden. Die Muster der Kraft der Stille, ausgedrückt in Auren und Atmosphären, verbinden uns alle. Wir sind Wesen, die nicht nur durch die Erhaltung der Energie miteinander verflochten sind, sondern auch durch eine träumende Kraft, die sich wie die Geschichte unseres Lebens und unserer Gemeinschaft entfaltet.

Nichtlokale Körperverbindungen

Jung nannte nichtlokale Verbindungen zwischen Menschen und Ereignissen „Synchronizität", womit er „akausale Ordnung" meinte. Die nichtkausalen Verbindungen treten als Ergebnis ihres gleichen „Sinnes" auf, ein Wort, das Richard Wilhelm für das Tao benutzte.[4] Jung zufolge bilden zwei Ereignisse eine Synchronizität, wenn sie denselben Sinn oder, um Wilhelms Begriff zu benutzen, dasselbe Tao besitzen.

Da die Kraft der Stille – die eigene Pilotwelle – eine nichtlokale potentielle Informationsquelle darstellt, sind alle Ihre Subzustände und Phantasien, Schmerzen und Beziehungsprobleme mit der ganzen Welt verflochten. Im Prinzip ist dann jede Krankheit eine „Umweltkrankheit" in dem Sinne, dass sie durch die Welt beeinflusst wird und auf sie zurückwirkt.

Gewöhnlich wird der Begriff „Umweltkrankheit" benutzt, um auf in der Konsensusrealität vorhandene Gifte und Allergene hinzuweisen, die Auswirkungen auf unseren Körper haben.[5] Im Folgenden erforschen wir jedoch eine allgemeinere Art von Umweltkrankheit, die mit der Atmosphäre in Beziehungen verbunden ist.

Sätze wie „er oder sie sitzt mir im Nacken" weisen auf unser Gefühl für die nichtlokalen Verbindungen zwischen unserem Körper und unseren Beziehungen hin. Da andere Ihren Körper stören, sollte die Arbeit an Beziehungen – theoretisch – für Ihre Symptome hilfreich sein. Die Menschen, über die Sie phantasieren, sind auch in Ihrem Körper.

Übung: Der Hyperraum einer unbequemen Person

In der folgenden Übung bitte ich Sie, den Fokus auf Ihren Körper und die Gefühle zu richten, die Sie für bestimmte Menschen empfinden. Sie profitieren am meisten von dieser Übung, wenn Sie einen Stift und ein Blatt Papier zur Hand haben.

Körperfrage: Setzen Sie sich bequem hin und nehmen Sie Ihren Atem einige Minuten lang wahr. Während Sie auf Ihren Atem konzentriert sind, stellen Sie sich eine Frage, die Sie in Bezug auf Ihren Körper beschäftigt. Sie könnten fragen, wie Sie ein bestimmtes Körpersymptom auflösen könnten oder worin dessen Bedeutung besteht. Schreiben Sie sich diese Frage auf, da wir später auf sie zurückkommen werden.

Beziehungen: Wenn Sie bereit sind, denken Sie an eine Person, die Ihnen kürzlich oder in der Vergangenheit unbequem war. Denken Sie an den unbequemsten Menschen, den Sie sich vorstellen können. Wie ist jene Person? Ist sie stark, niederträchtig, laut, still, unterwürfig und so fort? Notieren Sie Ihre Beschreibung.

Energiefeld: Während Sie an jene Person denken, stellen Sie sich ein Feld um sie oder ihn herum vor. Wie ist die Atmosphäre, der Raum oder die Aura um die Person herum? Gebrauchen Sie Ihre Phantasie, um sich die Bewegungen, Farben und Formen um sie oder ihn herum vorzustellen. Ist ihr Feld voller Pfeile oder dunkler Wolken oder roter Wasserspritzer? Nehmen Sie sich einen Moment Zeit und zeichnen Sie jene Aura. Was Sie zeichnen, wird Sie vielleicht überraschen oder auch nicht.

Während Sie Ihr Bild betrachten, fragen Sie sich: Welche der Farben oder Bewegungen auf dem Bild – welche Energie – ist für mich die unbequemste? Vielleicht sind beispielsweise schneidende Bewegungen, dunkle rote Punkte oder herumwirbelnde Leere das, was Sie am meisten stört.

Inwiefern ist diese Energie nichtlokal für Sie? Das heißt, auf welche Weise spüren Sie diese Energie in anderen Situationen, Menschen oder Ereignissen in Ihrem Leben? Ist sie in diesem Augenblick da? War sie zu anderen Zeiten in anderen Bereichen Ihres Lebens gegenwärtig? Finden Sie sie zum Beispiel an Ihrem Arbeitsplatz? Bringen andere Menschen mit dieser Energie Sie aus der Fassung? Es kann eine Herausforderung sein, darüber nachzudenken, da wir unbequeme Energien für gewöhnlich unterdrücken.

Energie im Körper: Benutzen Sie Ihre Hände, und zeichnen Sie jene unbequeme Energie in die Luft. Während Sie Ihre Hände bewegen, spüren Sie Ihren Körper und schätzen Sie, wo sich jene unbequeme Energie befinden könnte. Zeichnen Sie eine einfache Skizze Ihres Körpers und markieren Sie die Stelle, an der sich jene

Energie befindet. (Es kann mehr als eine Stelle geben.) Haben Sie gegenwärtig oder hatten Sie an jener Stelle Schmerzen oder Angst vor einer Krankheit?

Die Essenz der Energie: Nun gehen wir in die Essenz, die Wurzel dieses Feldes hinein. Spielen Sie dazu die Energie aus, die Ihnen unbequem ist. Erlauben Sie ihr, Ihre Hände oder, wenn Ihnen das lieber ist, Ihren ganzen Körper zu bewegen. Benutzen Sie Ihre Aufmerksamkeit; bewegen Sie sich nicht so, dass Sie sich verletzen. Werden Sie vielmehr zu einer Schamanin, und lassen Sie Ihre Form als Mensch vorsichtig los; wechseln Sie die Form, indem Sie sich in diese unbequeme Energie hineinbewegen und zu ihr werden. Tanzen Sie sie, oder benutzen Sie Ihre Hände, um sie auszudrücken.

Wenn Sie bereit sind, fragen Sie sich: Welches ist die Grundtendenz dieser Energie? Was war diese Energie in ihrem frühesten Stadium, bevor Sie so groß wurde? Um die Essenz zu finden, ist es manchmal hilfreich, die Bewegung langsamer werden zu lassen, während man dieselbe Intensität der Bewegung spürt. (Eine pfeilartige Bewegung könnte zum Beispiel zu einem konzentrierten Fokus auf eine einzige Sache werden.)

Sofern Sie noch immer Widerstände gegen die Grundtendenz dieser Energie verspüren, gehen Sie tiefer. Sie sind noch nicht bei deren Essenz angekommen. Es gibt keine Dualität auf der Ebene der Essenz. Gehen Sie tiefer und gelangen Sie zur Essenz jener unbequemen Energie. Die Essenz kann sich zum Beispiel als eine Art Sensibilität, eine Blume, ein Felsen, ein Lebensfunke, eine beruhigende Bewegung, Klarheit oder irgendeine Art Unbekümmertheit erweisen.

Erlauben Sie sich, sich in jenen Hyperraum, in die Essenz der unbequemen Energie hineinzubewegen und für den Moment darin zu leben. Wie ist ihre Welt beschaffen? Erforschen Sie diesen Raum. Erfinden Sie eine Geschichte darüber. Was sehen, fühlen und hören Sie dort?

Stellen Sie sich irgendeine reale oder mythische Figur, eine menschenähnliche Gestalt vor, die diesen Raum repräsentiert. Werden sie jetzt zu dieser Figur. Sehen Sie sich als eine weise, alte, felsähnliche Frau, einen Riesenvogel oder eine menschenähnliche Feder im Wind? Ein kleines Kind in einer Höhle?

Bringen Sie die Essenz in Ihre Alltagsrealität: Wie könnte die Essenz Ihren Lebensstil als Ganzes beeinflussen? Wie könnte sie Ihre Art und Weise, sich auf andere zu beziehen, beeinflussen? Wie könnte sie den Bereich Ihres Symptoms beeinflussen? Wo könnte die Essenz-Figur in Ihrem Körper lokalisiert sein? Können Sie sie dort fühlen? Erfahren Sie die Figur dort, beziehen Sie sich dort auf Sie, seien Sie sie.

Stellen Sie sich vor, diese Figur in die Beziehung zu jener Person, die Ihnen ursprünglich unbequem war, einzubringen. Vielleicht können Sie in Beziehung zu jener anderen Person die Essenz-Figur sein. Stellen Sie sich vor, wie die unbequeme Person reagieren würde. Wenn Sie jene Figur/Essenz in die Welt, ins Universum hinausbringen könnten, wie würden Sie mit der Welt interagieren und sie verändern?

Beziehen Sie diese Erfahrungen auf die Antwort auf Ihre ursprüngliche Frage bezüglich Ihres Körpers im ersten Schritt der Übung. Beantworten diese Erfahrungen Ihre Frage auf irgendeine Art und Weise?

Ziehen Sie die Möglichkeit in Betracht, dass die Essenz-Figur die Sie umgebenden Hyperräume, einen Aspekt der Pilotwelle im Hintergrund Ihres Lebens personifiziert. Nehmen Sie wahr, wie die verschiedenen Erfahrungen Ihres Lebens miteinander verflochten sind, um Ihnen diese Erfahrung zu Bewusstsein zu bringen.

Viele Menschen, die diese Übung ausprobiert haben, stellten fest, dass ihre Essenz-Figur ihnen geholfen hat, sich auf eine andere, weniger anstrengende Weise auf die unbequeme Person zu beziehen. Manche erlangten eine völlig andere Perspektive sowohl auf ihre Beziehungen wie auch auf ihren Körper.

Ich bat eine meiner Studentinnen, ihre Übung als Beispiel für mich aufzuschreiben. Dies ist ihre Geschichte:

„Ein bestimmter Mann hat mich vor einigen Monaten belästigt. Diese Person ist kein toller Typ. Ich weiß, dass ich diese unbequeme Person irgendwie selbst bin, aber im Großen und Ganzen fühle ich nicht so wie er! Ich kann ihn einfach nicht ausstehen!

Wenn ich an diesen Mann denke, wird mir klar, dass ihn eine Art dunkler Wolke umgibt, weshalb andere ihn auch nicht mögen. Auf jeden Fall ärgert mich jene Art Energie. Er will immer, dass ich noch etwas Zusätzliches tue, nur für ihn! Schlimmer noch, tue ich es nicht, wird er furchtbar sauer. Und dann wirkt er deprimiert und produziert eine große dunkle Wolke, bis ich etwas für ihn tue. Igitt! Wäre er nicht Teil meiner Gruppe von Freunden, hätte ich niemals etwas mit ihm zu tun.

Auf jeden Fall brachte mich deine Übung dazu, darüber nachzudenken, wie auch ich solche Wolken erzeuge. Ich bekam nicht ganz zu fassen, inwiefern ich *das alles* bin, aber ich spürte deutlich, wo sich jene dunkle Wolke in meinem Körper befindet! Immer, wenn ich etwas hochhebe, verletze ich meine Schulter – ich spüre dann dort eine Art Krampf, eine große schwere Wolke, die sich dort hineinzwängt. Ich weiß, dass ich nichts heben sollte, das meine Schulter verletzt, aber es scheint, als würde ich das niemals lernen!

Als ich den Schritten deiner Übung folgte, fand ich die Essenz jener Energie, des nichtlokalen Beziehungsfeldes der Person. Die Essenz seiner Dunkelheit bestand aus etwas Geheimnisvollem und einem ehrfurchtgebietenden Nicht-Wissen, das mich einnebelte, so dass ich nicht mehr wusste, wohin ich gehen wollte. Jene Essenz zwang mich, dorthin zu gehen, wohin „sie" wollte. Der widerliche Kerl und mein Schulterproblem quälten mich so sehr, um mir etwas Geheimnisvolles und Ehrfurchtgebietendes zu zeigen, das mich im Leben weiterbewegen wollte. In eine neue Art zu leben. Dieses Nicht-Wissen zu beherbergen half nicht nur meiner Schulter, sondern veränderte auch meine Beziehung zu jenem Mann vollkommen. Ich habe mich sogar dabei ertappt, für die Art, wie er ist, dankbar zu sein!"

Die Kraft der Stille hinter Beziehungen ist Medizin

Im Allgemeinen bleiben Beziehungen stecken, weil man seine Feinde nicht als marginalisierte Teile seiner selbst oder seines intentionalen Feldes betrachtet, sondern bloß als reale Menschen. Vielleicht besteht Ihr Problem in Beziehungen darin, dass Sie nur eine Welt sehen, nämlich die Welt der Konsensusrealität, und die anderen marginalisieren. In dieser einzig aus der Konsensusrealität bestehenden Welt sehen Sie sich selbst als eine Person, die von allen anderen Personen getrennt ist. Marginalisierung und Xenophobie machen *Sie* und *die anderen* zu voneinander getrennten Menschen. Im Gegensatz dazu sind Sie und Ihre Freunde in parallelen Welten eben keine voneinander getrennten Menschen, sondern ein unbekanntes, *gemeinsames* Intensitätsfeld, eine Kraft, die Sie und andere Menschen erschafft.

Das grundlegende Paradigma hinter nichtlokaler Beziehungs- und Gemeinschaftsarbeit ist am besten in der zu Beginn dieses Kapitels zitierten Aussage Rumis zusammengefasst: „Liebende begegnen sich nicht eines Tages, irgendwo. Sie sind immer schon einer im andern." Ich möchte die beiden Wörter „Feinde und" zu Rumis wunderbarer Aussage hinzufügen, die dann lautet: „Feinde und Liebende begegnen sich nicht eines Tages, irgendwo. Sie sind immer schon einer im andern."

Mit anderen Worten, Beziehungsschwierigkeiten spiegeln die Räume, die man mit anderen teilt. Turbulente Beziehungs- und Gruppenprobleme reflektieren die Marginalisierung jener geteilten nichtlokalen Räume und beeinflussen den der Konsensusrealität zugehörigen Körper. Indem man die Art und Weise, wie Beziehungsprobleme den Körper berühren oder in-formieren, wahrnimmt, wird man Klängen und Feldern, Aspekten seiner selbst und der einen umgebenden Welt gewahr, die man ignoriert oder negiert hat. Indem man den gemeinsamen Boden erfährt, löst die Essenz dieser Felder Körper- und Beziehungsprobleme und stellt ein Grundgefühl von Wohlbefinden wieder her. Indem sie auf Symptome und vernachlässigte Dimensionen Ihres Regenbogenkörpers hinweisen, sind Beziehungsprobleme Hyperraum-Medizin.

Weil sie um unsere Körperprobleme herumschweben und sich in dem zwischen uns befindlichen Raum aufhalten, haben Beziehungsspannungen das Potential, heilende Regenbogenmedizin zu sein.

12. Symptome sind Medizin aus der Zukunft

Die Quantentheorie führt eine neue Idee ein, nämlich jene der imaginären Zeit … nicht die Art von Zeit, die wir gewöhnlich erfahren. Doch in gewisser Hinsicht ist sie ebenso real wie das, was wir reelle Zeit nennen. Die drei Richtungen im Raum und die Art und Weise, wie das Universum mit dem Urknall begann, wurden durch den Zustand des Universums in der imaginären Zeit festgelegt.

– *Stephen Hawking*[1]

In Kapitel 10 haben Sie entdeckt, dass die Arbeit an Ihrem Körper Ihnen Einsicht darin vermittelt, wie Sie Gruppen helfen können. In Kapitel 11 erschienen schwierige Beziehungsfelder als Regenbogenmedizin. Diese Ideen kratzen bloß an der Oberfläche des Potentials der nichtlokalen Medizin.

In diesem Kapitel zeige ich auf, inwiefern Symptome nicht nur mit Gemeinschaften in der Gegenwart in Zusammenhang gebracht werden können, sondern auch mit zukünftigen und vergangenen Ereignissen. Diese Aussage ist nicht so überraschend, wie sie klingt. Schließlich fühlen wir uns manchmal, wenn wir träumen, als befänden wir uns in der Vergangenheit oder in der Zukunft. Wenn wir dann erwachen, realisieren wir, dass Zeit relativ und zu komplex ist, als dass sie mit dem Alltagsbewusstsein erfasst werden könnte. Mitunter organisieren Träume, in denen wir die Zukunft erfahren, unseren Weg neu und ziehen uns weiter, drängen uns, gewisse Dinge jetzt zu tun. Viele der Menschen, mit denen ich gearbeitet habe, träumten von einer älteren Version ihrer selbst, mit einer größeren Weisheit ausgestattet als ihr gegenwärtiges Selbst, und wurden so durch die „Zukunft" informiert.

Sich imaginäre Zeit vorstellen

Die moderne, weltweit vorherrschende Konsensusrealität ist um Uhren und die sich vorwärts bewegende Zeit herum organisiert. Die Aussage „gestern Nachmittag um fünf Uhr" sagt fast jedem etwas; vier Uhr heute Nachmittag und neun Uhr morgen früh sind Konzepte, mit denen die Menschen vertraut sind.

Manche Physiker benutzen jedoch neue Konzepte der Zeit, um die Ursprünge des Universums zu erklären.

Kosmologen wie Stephen Hawking verwenden die imaginäre Zeit aus den Gleichungen der Quantenmechanik – das heißt abgeleitet von den imaginären Zahlen[2] –, um die Natur der Realität zu verstehen. Auf seiner Website erklärt Hawking: „Man kann sie [die imaginäre Zeit] auf folgende Weise darstellen: Man kann sich die gewöhnliche, reale Zeit als eine horizontale Linie vorstellen. Links befindet sich die Vergangenheit und rechts die Zukunft. Aber es gibt eine andere Art von Zeit in vertikaler Richtung. Diese Zeit wird imaginäre Zeit genannt, da sie nicht die Art von Zeit ist, die wir gewöhnlich erfahren. Doch in gewisser Hinsicht ist sie ebenso real wie das, was wir reelle Zeit nennen.“[3] (Abbildung 12.1 ist von mir.)

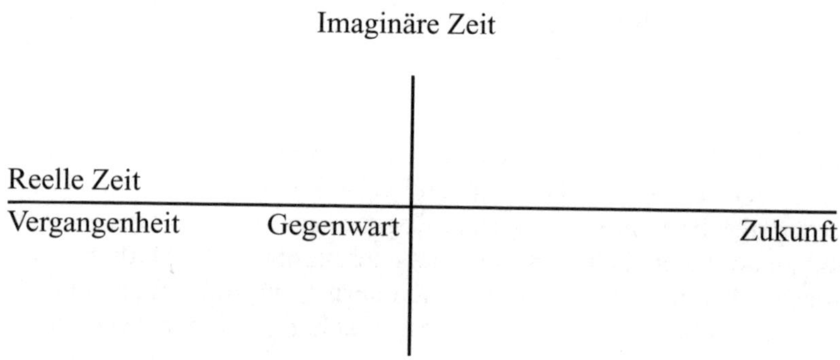

Abbildung 12.1: Reelle und imaginäre Zeit

Hawking und Jim Hartle, sein Kollege an der University of California in Santa Barbara, benutzen imaginäre Zeit als ein mathematisches Werkzeug, um die Relativitäts- und die Quantentheorie zusammenzubringen. Damit ein von beiden Phänomenen (Relativität und Quantenmechanik) beherrschtes Universum vorstellbar ist, muss es nicht aus einem einzelnen Punkt, an dem Zeit und Raum beide Null sind, hervorgehen, sondern aus einer komplexeren Version der Zeit, die eine kontinuierliche Bewegung aus imaginären Räumen (diejenigen, die den Dimensionen der Konsensusrealität vorangehen) in „reale“ erlaubt. (Das Konzept der imaginären Zeit erlaubt Wissenschaftlerinnen und Wissenschaftlern zu vermeiden, irgendetwas durch null zu teilen – was schnell eine unmögliche Situation erzeugen würde.)

In der imaginären Zeit sind wir freier, wir können kehrtmachen und rückwärts gehen. „Das heißt, dass es keinen bedeutenden Unterschied zwischen der Vorwärts- und der Rückwärtsrichtung in der imaginären Zeit gibt. Dagegen gibt es in der ‚reellen Zeit‘, wie wir alle wissen, einen großen Unterschied zwischen Vorwärts- und Rückwärtsrichtung. Woher kommt dieser Unterschied zwischen Vergangenheit und Zukunft? Warum erinnern wir uns an die Vergangenheit, aber nicht an die Zukunft?"[4] (Siehe Hawkings öffentliche Vorlesungen „In the Beginning of Time: 2002".)

Vielleicht folgten Hawking und Hartle unbewusst den Wegen des großen Mathematikers Gottfried Leibniz, der, zusammen mit anderen, die imaginären Zahlen während der Renaissance im 17. Jahrhundert erfand. Leibniz definierte die imaginäre Zahl „i" durch die Gleichung $i \times i = -1$ und beschrieb i als den „heiligen Geist" der Mathematik. Leibniz sagte, imaginäre Zahlen seien „eine feine und wunderbare Zuflucht des göttlichen Geistes, beinahe ein Amphibium zwischen Sein und Nichtsein."[5]

Obgleich Hawking vielleicht nicht an „ein Amphibium zwischen Sein und Nichtsein" gedacht hat, stellt die Verwendung der imaginären Zeit zur Vorstellung des Ursprungs des Universums den nicht der Konsensusrealität zugehörigen Aspekt der Zeit wieder her. Für ihn verfügt Zeit über eine imaginäre Komponente ebenso wie eine reelle. Wenn wir Zeit t als eine komplexe Zahl schreiben können, das heißt eine Zahl mit sowohl reellen als auch „imaginären" Werten, dann können wir sagen: $t = t_{reell} + t_{imaginär}$ oder kürzer $t_r + t_i$.

t_i ist der nicht der Konsensusrealität angehörige Aspekt der Zeit, die „imaginäre Zeit". Ihre Bedeutung ist zwar in der Mathematik exakt, aber da sie imaginär ist, kann ihre Bedeutung nicht im Sinne jener Werte, die der Konsensusrealität angehören, gemessen werden. So ist zum Beispiel $5i$ nicht (messbar) größer als $3i$.

Auf jeden Fall ist in der Theorie von Hawking und Hartle die reelle Zeit oder t_r am Beginn des Universums null, aber mit einer nicht verschwindenden imaginären Zeit t_i. Wenn wir uns die imaginäre Zahl als „ein Amphibium zwischen Sein und Nichtsein" vorstellen, erhalten wir eine besondere Einsicht in Hawkings Sicht, die besagt: „… die Art und Weise, wie das Universum mit dem Urknall begann, wurde durch den Zustand des Universums in der imaginären Zeit bestimmt." Die neue Einsicht besteht darin, dass das Universum in der Nicht-Konsensusrealität oder der Traumzeit begann, die sich in der Konsensusrealität irgendwo zwischen „Sein und Nichtsein" befindet.

Während in der wissenschaftlichen Gemeinde die Kontroverse über die Bedeutung der imaginären Zeit tobt, können wir mit Sicherheit sagen, dass das mathematische Konzept der imaginären Zeit in vieler Hinsicht eine Metapher für veränderte Bewusstseinszustände darstellt. Den meisten Schamaninnen und Therapeuten ist bewusst, dass Geschehnisse im Leben von einer zeitähnlichen Dimension der Träume stammen. Mit anderen Worten, imaginäre Zeit ist eine Metapher für das Traumland.

Jedes der Konsensusrealität zugehörige Konzept ist durch komplexe Zahlen definiert, da alles sowohl reale als auch traumähnliche Bestandteile besitzt. Zum Beispiel ist ein Baum sowohl eine reale Tatsache im Raum als auch ein nicht auf Konsens beruhendes Gefühl in der beobachtenden Person. Viele beiläufige Hinweise auf die Zeit enthalten sowohl reale als auch traumähnliche Aspekte. Wenn man sagt, man habe seine beste Zeit am *Morgen*, heißt das, dass die reale Zeit von 8 Uhr bis zum Mittag möglicherweise mit der Atmosphäre des Erwachens oder dem ersten Tageslicht in Verbindung gebracht wird. *Abend* oder *Nacht* sind ebenso real wie poetisch.

Folglich ist die imaginäre Zeit eine Metapher für *die Atmosphäre*, die wir mit der von Uhren gemessenen Zeit verbinden. In der imaginären Zeit können wir uns, was die Konsensusrealität betrifft, auf eine nichtlokale Weise vorwärts und rückwärts bewegen, da die imaginäre Zeit nicht an einen bestimmten Punkt in der realen Zeit oder dem realen Raum gebunden ist, sondern bloß an eine bestimmte Atmosphäre. Zum Beispiel bewegen wir uns in die Zukunft, wenn wir Krankheit oder Tod fürchten, aber wir können in die Kindheit zurückkehren und ein Kind sein, und das alles im Raum eines Momentes.

Nichtlokalität und imaginäre Zahlen

In der Welt der Mathematik und Physik haben imaginäre Zahlen viele Phantasien ausgelöst. Heute ist Heisenbergs Interpretation der (komplexen Zahlen der) Wellengleichungen im Sinne von Tendenzen nur eine von mindestens acht möglichen Interpretationen dieser imaginären Zahlen. Mein Eindruck bezüglich all der verschiedenen Interpretationen der Mathematik der Quantenphysik ist, dass *alle* möglichen Interpretationen psychologisch korrekt sind, da jede etwas Spezifisches über die Struktur des Träumens aussagt. *Jede Interpretation der Wellengleichung besitzt eine spezielle, nicht der Konsensusrealität zugehörige und nicht messbare psychologische Bedeutung.*

Die Standardinterpretation – die von Niels Bohr, Werner Heisenberg und anderen vorgeschlagene, so genannte „Kopenhagener Interpretation" – zum Beispiel betrachtet die Realität als zum Teil durch die Gegenwart des Beobachters erschaffen. Bei dieser Interpretation kann man nicht sagen, ob die Wellenfunktion Teil des beobachteten Systems oder des Beobachters ist.

In *Quantum Mind* zeigte ich auf, dass Heisenbergs Idee eine psychologische Wahrheit ist: Wir erschaffen die Konsensusrealität, indem wir nicht der Konsensusrealität zugehörige Erfahrungen marginalisieren. Zum Beispiel kann ein bestimmtes Symptom im Traumland ebenso gut durch ein Monster oder ein Geschenk repräsentiert werden. In der Konsensusrealität jedoch werden gewöhnlich beide marginalisiert. Meistens sprechen wir von Symptomen als mechanischen oder chemischen Problemen (während wir vielleicht vermuten, aber selten irgendjemandem erzählen, dass wir auch denken, dass Symptome sowohl potentielle Geschenke als auch Monster sind).

In Kapitel 3 habe ich John Cramers Interpretation der Quantenwellen in Verbindung mit der Idee der Flirts erörtert. Seiner Interpretation zufolge impliziert die Wellengleichung, dass Beobachtungen auf der Interaktion von zwei Quantenwellen der gleichen Stärke und derselben Frequenz basieren, die sich in gegensätzliche Richtungen bewegen. Er beschrieb die Art und Weise, wie diese Wellen miteinander interagieren, als einem zwischen Telekommunikationsmaschinen stattfindenden „Handschlag" ähnlich. Sobald dieser Handschlag stattgefunden hat, beginnt die Kommunikation in der Konsensusrealität.

Ich behaupte, dass wir jene „Flirts" oder „Präsignale" spüren und sie dann, wenn die Kommunikation in der Konsensusrealität beginnt, marginalisieren, so wie wir Fax- und E-Mail-Verbindungen vorausgehende Summ- und Pieptöne vergessen, sobald wir online sind. Bei Flirts können wir nicht sagen, ob ein Objekt möchte, dass wir es betrachten, oder ob etwas in uns das Objekt beobachten will. Der Punkt ist, dass diese flüchtigen Wahrnehmungen in einer subatomaren Welt geschehen, einer virtuellen Realität oder einer *imaginären Zeit*. Sie sind unmessbare nichtlokale Verbindungen, die unseren Körper mit der uns umgebenden Welt verflechten.

Während seiner Arbeit für die U.S. National Aeronautics and Space Administration schrieb Cramer einen wunderbaren Aufsatz, in dem er seine Arbeit erklärte.[6] Er wies darauf hin, dass die imaginären Wellen der Physik (das heißt die beiden „konjugiert komplexen" Wellen der Wellengleichung) im Sinne der Nichtlokalität verstanden werden können. Er sagte, da sich eine Welle in der Zeit vorwärts bewege und die andere rückwärts, sei Nichtlokalität den Gleichungen der subatomaren Physik implizit und bilde deren Grundlage.[7]

Nichtlokalität bezieht sich auf die nicht der Konsensusrealität zugehörigen Aspekte von Objekten und Menschen, die ihnen erlauben, überall und zu jeder Zeit zu sein, einschließlich der Vergangenheit und der Zukunft. Hinter der Konsensusrealität existieren miteinander verbundene nichtlokale Erfahrungen, die keine messbaren Signale durch die zwischen ihnen liegenden Bereiche hindurch erzeugen. Folglich wird alles, einschließlich eines Symptoms, durch die unmessbaren oder imaginären Erfahrungen aus der Zukunft oder der Vergangenheit erschaffen – jene quälenden Präsignale, die ihre Spuren in unseren Träumen, unseren Phantasien und jenen Momenten hinterlassen, in denen wir in veränderte Bewusstseinszustände absinken, die voller Flirts sind.

Rückwärts gerichtete Kausalität

Für die meisten Menschen scheint rückwärts gerichtete Kausalität weniger vernunftgemäß zu sein als vorwärts gerichtete Kausalität. Die meisten unter uns haben in ihrem Leben gespürt, dass die Vergangenheit die Gegenwart und die Zukunft erschafft. Rückwärts gerichtete Kausalität kommt uns widersprüchlich vor. Wie kann die Zukunft die Gegenwart oder die Vergangenheit beeinflussen?

Bedenken Sie Folgendes: Wenn Sie vom jetzigen Zeitpunkt aus in der Zeit zurückdenken, können Sie sich vorstellen, wie vergangene Ereignisse zumindest teilweise durch das, was Sie in der Gegenwart tun, organisiert wurden. Darüber hinaus ist das, womit auch immer Sie heute zu tun haben, zumindest zum Teil durch die Vergangenheit organisiert. Auf dieselbe Art und Weise wird der gegenwärtige Zeitpunkt und die Dinge, die Sie heute tun, möglicherweise durch die Zukunft dessen, wer oder was Sie sein werden, beeinflusst. Da die Dinge in der Zukunft in der imaginären Zeit, im Traumland, geschehen, vermögen wir sie nicht in der Konsensusrealität zu messen oder zu verifizieren (zumindest nicht mit unseren gegenwärtigen Methoden). Dies ist der Fall, da wir für eine Verifikation in der Konsensusrealität in der Lage sein müssten, Signale zu prozessieren, die dermaßen schnell in die Zukunft hineinreichen, dass sie schneller sind als die Lichtgeschwindigkeit. Das hat in unserer Welt der Konsensusrealität noch niemand beobachtet.

Dennoch können wir bei Träumen und der Mathematik der imaginären Zeit sicherlich von zukunftsähnlichen Ereignissen, die vergangenheitsähnliche Ereignisse berühren, sprechen und tun das auch. In der Tat reichen unsere zukünftigen Tode, ob imaginiert oder in einem Traum erfahren, zurück zu unseren heutigen Gefühlen und Gedanken und lösen Angst aus, aber möglicherweise auch Losgelöstheit und Frieden.

Erforschen wir die rückwärts gerichtete Kausalität, um zu verstehen, wie Körpersymptome durch die Zukunft organisiert sein können. Der erste Schritt bei der Erforschung dieses Gebietes besteht darin, Ihre Luzidität in Bezug auf winzige, nanoartige Erfahrungen wieder zu erwecken. Dann werden wir den Fokus auf Symptome richten. Für die folgenden Schritte schlage ich vor, dass Sie Ihre Aufmerksamkeit gebrauchen, um Ereignisse aufzugreifen – jene flüchtigen, aufflackernden Wahrnehmungen oder Flirts –, die sehr kurzlebig sind.

Übung: Schulung der Aufmerksamkeit

Erwecken wir zu Beginn unsere Aufmerksamkeit im Allgemeinen, bevor wir sie auf Symptome anwenden. Der erste Schritt bei der Disziplinierung der Aufmerksamkeit besteht darin, sich zu entspannen und einige tiefe Atemzüge zu machen. Vielleicht schließen Sie Ihre Augen oder halten Ihre Augen mindestens halb geschlossen. Während Sie sich immer entspannter fühlen, werden Sie einen Punkt wahrnehmen, an dem Ihre Augenlider bereit sind, sich von selbst zu öffnen. Öffnen Sie Ihre Augen langsam, benutzen Sie Ihre Wahrnehmung, um die ersten Dinge zu bemerken, die Ihre Aufmerksamkeit auf sich ziehen. Fassen Sie sie und halten Sie sie fest. Während Sie Ihre Augen öffnen, könnten verschiedene Dinge mit Ihrer Aufmerksamkeit flirten; lassen Sie Ihr Unbewusstes wählen, worauf der Fokus gerichtet werden soll. Was erregte Ihre Aufmerksamkeit? War es eine Farbe oder ein Bild, ein Objekt, eine Bewegung?

Erlauben Sie der Sache, die Ihre Aufmerksamkeit erregt hat, sich zu erklären. Erlauben Sie ihr, Ihnen ihre Bedeutung für Sie „zu sagen". Selbst wenn Ihnen diese Interpretation unheimlich zu sein scheint, behalten Sie sie im Gedächtnis. Machen Sie eine Notiz darüber. Zum Beispiel sah eine Leserin, die diese Übung am Abend ausprobierte, die Spiegelung ihrer Lampe im Fenster. Die Lampe „sagte" ihr: „Ich bin hier, es gibt Licht und Wissen, obwohl du nicht glaubst, dass die Dinge auch ohne dein Ringen um Verständnis erhellt werden."

Fragen Sie sich, ob die Interpretation, die Sie gerade von der Sache, die Ihre Aufmerksamkeit erregt hat, gehört haben, die Antwort auf eine größere Frage enthalten könnte, die Sie in Bezug auf Ihr Leben haben. Als jene Frau zum Beispiel über die „Worte" ihrer Lampe nachgedacht hatte, erinnerte sie sich daran, an ihrer Intelligenz gezweifelt und gedacht zu haben, sie müsse mehr aus Büchern lernen. Das Flirt-Ereignis empfahl ihr, an ihre eigene innere Weisheit zu glauben.

Inwiefern könnte diese Botschaft aus der Zukunft stammen? War die Sache, die Ihre Aufmerksamkeit erregte, auf irgendeine Art und Weise ein Aspekt dessen, was Sie in der Zukunft brauchen oder werden wollen? Ist dies das Aufflackern eines zukünftigen Selbst? War die Botschaft vielleicht eine von einem weiseren Selbst, das Sie eines Tages sein könnten, stammende Intuition? Zum Beispiel fühlte die Person, die ihre Lampe im Fenster sah, dass es sich dabei um eine „total spontane Person" handelte, jemanden, der plötzlich einfach Dinge wusste, ohne sie zu verstehen. Solch eine Person versuchte meine Leserin, wie sie sagte, zu werden.

Nun, da Ihre Luzidität erweckt ist, benutzen wir sie zur Arbeit an Körpersymptomen. Der erste Schritt besteht darin, ein Körpersymptom zu erinnern, das Ihnen in den vergangenen Jahren Schwierigkeiten bereitet hat oder Sie jetzt in der Gegenwart beunruhigt. Wählen Sie eines aus, um daran zu arbeiten. Wenn Sie keines wählen können, lassen Sie Ihr Unbewusstes nun eines auswählen. Das bedeutet, vertrauen Sie Ihrer Intuition in Bezug darauf, an welchem

Symptom gearbeitet werden soll. Als Alternative dazu wählen Sie dasjenige, das Ihre Aufmerksamkeit in diesem Moment erregt, aus welchem Grund auch immer. Eine meiner Leserinnen wählte einen pulsierenden Tinnitus, ein Klingeln in ihren Ohren, um daran zu arbeiten. Dieses Klingeln nahm zu, wenn sich ihr Herzschlag steigerte.

Entspannen Sie sich und richten Sie den Fokus auf Ihren Atem. Wenn Sie sich ein wenig entspannter fühlen, richten Sie Ihre Aufmerksamkeit sanft auf Ihren Symptombereich. Spüren Sie ihn, wenn Sie können (oder falls das nicht geht, erinnern Sie sich daran, ihn gefühlt zu haben, oder sehen Sie ihn), und erlauben Sie irgendeinem Aspekt des Symptoms, Ihre Aufmerksamkeit auf sich zu ziehen. Welcher Aspekt flirtet in diesem Augenblick mit Ihnen?

Was an Ihrem Symptom erregt Ihre Aufmerksamkeit? Ist es ein Gefühl, eine Bewegung, eine Empfindung, ein Bild, ein Gedanke und so fort? Erlauben Sie Ihrem Unbewussten auszuwählen, auf welchen Flirt der Fokus gerichtet werden soll, und halten Sie ihn in Ihrer Aufmerksamkeit. Etwas in Ihnen wird wissen. Meine Leserin wählte zum Beispiel den „Pling"-Klang in ihrem Ohr.

Während Sie auf das Symptom fokussieren, halten Sie Ihre Aufmerksamkeit auf jenem besonderen Aspekt, der Ihre Aufmerksamkeit erregt. Wie ist dieser Aspekt? Lassen Sie ihn einfach auf sich wirken. Geben Sie vor, dieser Flirt könne mit Ihnen kommunizieren. Fühlen Sie ihn, stellen Sie ihn sich vor und lassen Sie ihn, wenn Sie bereit sind, zu Ihnen „sprechen". Was sagt er? Hören Sie zu und bekommen Sie die allerersten Eindrücke Ihres Flirts zu fassen. Lassen Sie sich von Ihrem Flirt bewegen. Tanzen Sie ihn. Hören Sie ihn, visualisieren Sie ihn. Schreiben Sie dann auf, was er sagt. Zum Beispiel sagte meine Leserin, das Pling erinnere sie an die Bewegungen eines kleinen Kindes, das ungehemmt mit allem in seiner Umgebung zusammenpralle. „Pling, poing, oops … welch ein Vergnügen!"

Wenn es Ihnen schwer fällt, jene Botschaft zu verstehen oder zu akzeptieren, fragen Sie sich: Welches ist die Essenz dieser Botschaft? Welches ist die Wurzel – ihre Tendenz, ihre grundlegende Bedeutung? Meine Leserin sagte, die Essenz jener Botschaft bestehe darin, frei und kindlich zu sein.

Inwiefern ist die Botschaft Ihres Symptoms eine Botschaft aus der Zukunft und eine Antwort auf Ihre gegenwärtige Lebenssituation? Inwiefern kennen Sie die Botschaft bereits, marginalisieren sie aber? Warum haben Sie sie marginalisiert? Entspricht die Botschaft nicht der Art und Weise, wie Sie sich heute identifizieren? Vielleicht ignorieren Sie einen tiefen Teil Ihres gegenwärtigen und zukünftigen Selbst. Zum Beispiel sagte meine Leserin, sie habe geträumt, sie würde mit zunehmendem Alter freier und spontaner sein als heute. In der Gegenwart fühlte sie sich gehemmt und befangen, im Leben so weiterzugehen, wie sie es wollte. Sie hatte das Gefühl, ihr Traum sei ein „großer Traum", aber es gebe zu viele äußere Verpflichtungen in ihrem gegenwärtigen Leben, so dass sie keine Zeit habe, spontan zu sein.

Geben Sie der Botschaft oder deren Essenz eine Möglichkeit, Sie in der Alltagsrealität zu transformieren. Lassen Sie sich heute von der Zukunft bewegen. Anstatt sie einfach in der Welt der Träume und Körpersymptome zu belassen, bewegen Sie Ihre Hände, oder, wenn Ihnen das möglich ist, stehen Sie auf und tanzen Sie die Botschaft. Geben Sie sich ein paar Minuten Zeit dafür. Verstehen Sie die Botschaft, seien Sie die Botschaft, versuchen Sie, sie in dieser Welt zu leben, und erkennen Sie, inwiefern sie bereits gegenwärtig war und versucht hat, herauszukommen, wahrscheinlich aber marginalisiert wurde. Seien Sie die Senderin der Botschaft. Meine Leserin sagte beispielsweise, dass sie aufstand und „in meinem Zimmer tanzte, mich treiben ließ, so tat, als wäre ich ein Kind" und großes Vergnügen dabei empfand. Sie erlaubte sich zu erfahren und sich vorzustellen, gleichzeitig sowohl eine sehr junge als auch eine freie und ältere Person zu sein.

Wie wird sich Ihre persönliche Geschichte und Ihr gegenwärtiges Verhalten ändern müssen, um jenes Körpersymptom, jene Botschaft aus der Zukunft zu integrieren? Meine Leserin sagte zum Beispiel, sie sei sehr konservativ erzogen worden. An ihr inneres Kind zu glauben würde eine radikale Lebensänderung bedeuten.

Auf welche Art und Weise ist die Botschaft Ihres Symptoms mit der ganzen Welt, in der Sie leben, vielleicht sogar mit dem ganzen Universum verbunden? Zum Beispiel sagte meine Klientin, die ganze Erwachsenenwelt um sie herum sei zu ängstlich und zu ernst. Ihre Welt benötige mehr kindlichen Spaß und Kreativität.

Fühlen Sie, wie das Ausleben Ihrer Botschaft Ihr Symptom beeinflusst. Können Sie spüren, inwiefern Ihr Symptom eine Botschaft ist, die von einem zukünftigen Selbst stammt? Vielleicht war die Erfahrung Ihres Symptoms eine Botschaft aus der Zukunft, ein nicht der Konsensusrealität zugehöriger Hinweis aus einer anderen Zeit hinsichtlich dessen, wie Sie Ihr Leben jetzt vollständiger leben können.

Symptome sind „Empfänger“, die mit dem Universum verbunden sind

Nichtlokale Aspekte von Körpersymptomen verbinden Sie mit der Welt. Man kann sagen, dass der Körper eine Art Radioempfänger ist, der Botschaften aus der Zukunft empfängt, persönliche Botschaften, die vom ganzen Universum stammen. Symptome vermitteln einem den Eindruck, dass die Kraft der Stille einen dazu auffordern möchte, verschiedene Rollen im Leben zu spielen.

Das Alltags-Ich, das jene Botschaften kaum wahrnimmt, fragt sich oft, warum das Leben so unergründlich zu sein scheint. Wir geben kaum je zu, dass wir uns fragen, was wir als Nächstes tun sollen. Wohin gehen wir? Welches ist der Sinn des Lebens? Warum habe ich ein bestimmtes Symptom? Was sollte ich in meinen Beziehungen tun? Obgleich wir uns dieser Fragen möglicherweise kaum bewusst sind, wendet sich das Universum an uns und beantwortet sie durch Dinge, die unsere Aufmerksamkeit erregen, zum Beispiel Körpersymptome.

In gewisser Hinsicht ist ein Körpersymptom wie ein Telefonanruf des Universums. Das Klingeln fragt: „Kann jemand den Anruf entgegennehmen? Ich habe etwas zu sagen.“ Schulen Sie Ihre Aufmerksamkeit und nehmen Sie den Anruf entgegen. Vielleicht liegt das Problem jedoch darin, dass Sie für das Telefon keinen Platz auf Ihrem Schreibtisch haben. Sie müssen jenes Telefon zu einem Teil Ihrer täglichen Tätigkeiten machen. Schaffen Sie in der Konsensusrealität Raum für das Klingeln; ansonsten bleiben die Tätigkeiten des täglichen Lebens unvollständig.

Leben und Gesundheit werden bestimmt durch das, was in der imaginären Zeit geschieht, dem der Konsensusrealität vorangehenden Bereich, aus dem die Produkte des Träumens hervorgehen. Die imaginäre Zeit zu marginalisieren ist nicht bloß ein wissenschaftliches Problem, sondern ein Thema der öffentlichen Gesundheit. In Bezug auf die Praxis der multidimensionalen Medizin ist die Konsensusrealität schlimmer als ein Virus – sie ist der öffentliche Feind Nummer eins, da sie nur einen sehr kleinen Ausschnitt aus der Geschichte der Realität erzählt, aber behauptet, das sei die ganze Geschichte. Die Konsensusrealität sagt Ihnen, dass ein Symptom nur bedenkenswert ist, wenn es Sie beunruhigt, und dann auch nur im Sinne von Krankheit und Gesundheit. Die Flirts und aufflackernden Wahrnehmungen Ihres Körpers sind unwichtig.

Diese ernst zu nehmende Gesundheitsfrage kann jedoch gelöst werden. Nehmen Sie von Symptomen stammende Flirts wahr; sie können Medizin von Ihrem zukünftigen Selbst sein. Bekommen Sie winzige Körperempfindungen zu fassen und folgen Sie ihnen, bevor Ihr gewöhnliches Bewusstsein sie bewertet. Das ist der kleinste und der größte Schritt, den Sie für sich und Ihre Welt tun können.

13. Freiheit von der Genetik

… sind sowohl genetische als auch morphische Resonanz an der Vererbung beteiligt.

– *Rupert Sheldrake*[1]

Wenn Symptome mit der Zukunft verbunden sind, sind sie sicherlich zweifellos mit der Vergangenheit verbunden. Heute nennen Biologinnen und Biologen die bekannten, statistisch bedeutsamen kausalen Verbindungen mit der eigenen persönlichen Geschichte „Genetik“. Persönliche Geschichte ist eine Kombination aus Fakt und Fiktion, Genetik und Mythos. Die Geschichte dessen, woher man stammt und wer die eigenen Vorfahren sind, ist mit biologischen Mustern verbunden, die man von der Vergangenheit her mit sich führt.

Wenn Sie wissen möchten, welches Ihre Chancen sind, jene Krankheiten zu bekommen, an denen Ihre heutigen Verwandten leiden oder jene litten, die vor langer Zeit lebten, ist die Genetik ein Teil der Antwort.

In diesem Kapitel schlage ich vor, wie Ihre Genetik mit Ihrem persönlichen Mythos verbunden sein könnte. Im nächsten Kapitel denke ich darüber nach, ob, wie und warum die Genetik kontrolliert oder reorganisiert werden kann – nicht nur durch Gifte und Bestrahlung, sondern auch durch den Gebrauch von Bewusstheit.

Wir sind durch unsere Gene so programmiert, dass wir gegen einige Krankheiten resistent sind und andere bekommen. Doch Bewusstheit über die leitenden Wellen und Mythen kann die ganze Programmierung auf unerwartete Weisen verändern. Diese neuen Ideen führen zu einer psychogenetischen Methode, die auf der Interaktion zwischen Genen und Träumen basiert.

Zellbiologie

Bis hierher haben wir in diesem Buch über unseren Körper auf der physikalischen Ebene gesprochen, hauptsächlich in Begriffen von Elementarteilchen und Atomen. Denken wir nun in Begriffen von *Zellen*, jenen grundlegenden Einheiten lebender Systeme, die wir die Atome des Lebens nennen könnten.

Zellen sind klein. Zehntausend menschliche Zellen werden benötigt, um einen Stecknadelkopf zu bedecken. Jeder einzelne unter uns besitzt 75 Billionen Zellen. Jede Zelle beinhaltet einen Chromosomensatz mit dem erblichen genetischen Material, das unsere Entwicklung lenkt. Dieses Material enthält das „Genom", den Lehrer unserer physischen Entwicklung.

Die Chromosomen enthalten den genetischen Code, der sich aus der DNA zusammensetzt – Milliarden von Atomen, die in Form zweier Spiralen miteinander verknüpft und zu einer Doppelhelix verschlungen sind. Ausgerollt würde die in einer winzigen Zelle des Körpers lokalisierte DNA einen zwanzig Meter langen Faden bilden. Rollt man das Chromosom aus, erscheint es zunächst wie ein Strang, der sich um sich selbst schlingt.

Unser genetisches Material, unser Genom, ist den Genomen anderer Lebensformen ähnlich, vom Floh bis zum Gorilla, vom Bakterium bis zum Bär. Das Genom eines Schimpansen enthält zwischen 95 und 98 Prozent unserer Gene. Wir wissen, dass unsere DNA, wenn die Zelle sich nicht gerade teilt oder reproduziert, in der ganzen Zelle verteilt ist. Während der Zellteilung rollt sich die DNA auf und faltet sich in fadenartige Chromosomen, die sich aufteilen und den genetischen Code in nächste Generationen und die Zukunft transportieren. Die Anzahl an Chromosomen pro Zelle ist für jede Spezies konstant. Menschen besitzen 46 Chromosomen, das heißt 23 Chromosomenpaare, und jedes Paar besitzt die Form einer Doppelhelix.

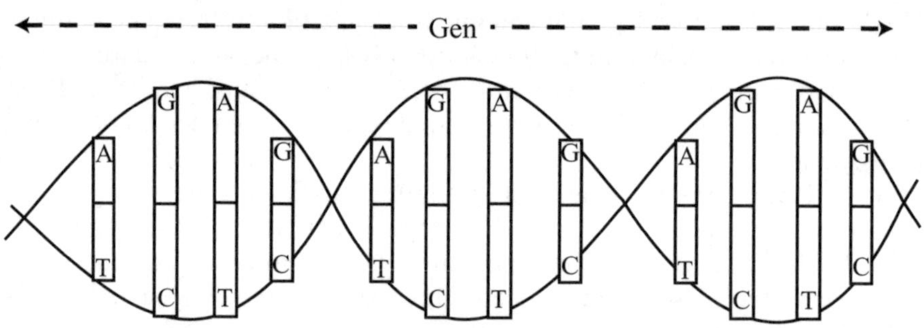

Abbildung 13.1: Gene sind Abschnitte auf spiralförmiger DNA. A, G, T und C, die nukleotiden Basen, bilden ein „Wort", das die genetische Information buchstabiert.

Wissenschaftlerinnen und Wissenschaftler glauben, dass unsere menschliche DNA seit dreieinhalb Milliarden Jahren auf diesem Planeten existiert. Genom-Unfälle, die ihren Ursprung im Innern oder außerhalb des Körpers haben, verletzen die DNA und beeinflussen folglich die Reproduktion der Zellen in der Zukunft. Gegenwärtigen Theorien zufolge benutzt die natürliche Auslese diese Unfälle oder Mutationen, um Mutanten ihrer Tüchtigkeit entsprechend auszusieben. Nur die vorteilhaften Fehler überleben. In diesem Bild funktioniert die Natur wie ein Automobilunternehmen. Sie produziert viele

Autos und probiert viele Motoren aus. Die besten Motoren sind die besten, wenn es um Kraft und Leistungsfähigkeit geht; die schlechtesten sind Unfälle, die zu weniger positiven oder gar gefährlicheren Ergebnissen führen.

Ende des 19. Jahrhunderts entdeckte Gregor Mendel die grundlegenden Gesetze, die die Genetik beherrschen. Er erklärte zum Beispiel, warum es möglich ist, dass Enkelkinder ihren Großeltern ähnlich sehen und nicht ihren Eltern.

Heute wissen wir, dass Mendels „Erbeinheit", das Gen, einen Bereich auf dem Chromosom besetzt. 1953 entdeckten Watson und Crick die physikalische und chemische Struktur der DNA, die Doppelhelix. Sie erkannten, dass die DNA (oder Desoxyribonukleinsäure) das Rückgrat des Chromosoms bildet. Die DNA, ein sehr langes, dünnes Molekül an einem Strang, ist eine Kette aus winzigen Subeinheiten, die als nukleotide Basen bekannt sind. Es wurde herausgefunden, dass Gene spezifische Sequenzen jener Basenpaare sind. Es gibt vier verschiedene Arten von Basen in der Kette – Adenin, Thymin, Cytosin und Guanin. Ihre Sequenz in einem Gen bestimmt dessen Eigenschaften.

Die DNA erschien als eine Art spiralförmige Strickleiter, und die Gene als die Sprossen oder Abschnitte jener Strickleiter. (Siehe Abbildung 13.1.) Die Abbildung zeigt spiralförmig gedrehte DNA-Chromosomen mit Gen-Abschnitten auf der Helix. Das Gen umfasst Tausende von Basenpaaren.

Humangenetik – und unsere 100 000 Gene

Die 23 Paar Chromosomen in unserem Genom bestimmen einen großen Teil unseres Lebens. Wenn zum Beispiel das 21. Paar aus drei anstatt aus zwei Chromosomen besteht, tritt das Down-Syndrom auf.

Gene von den Vorfahren unserer Eltern bestimmen viele unserer körperlichen Eigenschaften. Eigenschaften wie Größe verfügen über einen relativ hohen genetischen Anteil. Andere wie Körpergewicht weisen einen relativ hohen Umweltanteil auf. Weitere Eigenschaften wie die Blutgruppe und die an der Abstoßung transplantierter Organe beteiligten Antigene scheinen ausschließlich genetisch bedingt zu sein, das heißt, es ist kein Umwelteinfluss bekannt, der diese Eigenschaften verändern könnte.[2]

Unser menschliches Genom enthält ungefähr 100 000 Gene, von denen etwa 4000 mit spezifischen Krankheiten in Verbindung gebracht werden. Eine Anfälligkeit für verschiedene andere Krankheiten scheint ebenfalls eine genetische Komponente zu haben. Jene Krankheiten schließen Diabetes mellitus, Alzheimer, Multiple Sklerose (MS), Schizophrenie, Chorea Huntington, Malaria, verschiedene Krebsarten, Migräne, Alkoholismus, Fettleibigkeit, Bluthochdruck und bipolare Störungen mit ein.

Zur Entschlüsselung des genetischen Codes müssen Wissenschaftler die Stränge öffnen und erforschen, welche chemische Schablone ihnen zugrunde liegt.

Obgleich manche körperlichen Merkmale weitgehend durch die Genetik bestimmt werden, sind wir nicht vollkommen programmiert. Die Art und Weise, wie man mit seinem physischen Körper umgeht, wo man lebt und was man isst, hat einen Einfluss auf die Lebensspanne. Darüber hinaus hat die Art und Weise, wie man fühlt und denkt, auf der biochemischen Ebene ebenfalls Rückkopplungsverbindungen mit der eigenen Genetik.[3]

Mendels Genetik

Die genetische Forschung löst sowohl Staunen als auch Entsetzen aus, je nachdem, ob sie zur Heilung von Krankheiten oder zum Klonen einer neuen und „besseren“ Spezies benutzt wird. Gegenwärtig stellt die Genetik zwar eine Landkarte der menschlichen Welt zur Verfügung, nicht aber die Details. Wir sehen die Kontinente, aber nicht die Straßen. Während die Forschung voranschreitet, hofft man, die individuellen Straßenkarten ebenfalls zu offenbaren.

Gregor Mendel, ein österreichischer Mönch, wurde in den 60er Jahren des neunzehnten Jahrhunderts durch seine Behauptung, ein Faktor namens Gen bilde die Grundeinheit der Vererbung, zu einem Vorfahr der modernen Genetik. Er wusste noch nicht, was genetisches Material ist oder wo es lokalisiert ist, doch aus seinen Forschungen an Erbsenpflanzen ging hervor, dass es die Vererbung eines bestimmten Merkmals oder einer Gruppe von Merkmalen bestimmte. Seine Theorie versprach, das der Vererbung und Evolution zugrunde liegende Geheimnis zu erhellen.

Er entdeckte, dass Gene einfachen statistischen Gesetzen gehorchen. Um diese zu verstehen, erinnern Sie sich zunächst daran, dass ein Nachkomme von zwei Tieren oder Pflanzen derselben oder verschiedener Rassen/Züchtungen, Varietäten, Spezies und so fort abstammt.

Mendels Gesetz besagt, dass die Zellen aller Nachkommen in zwei Kategorien aufgeteilt werden können: Die Hälfte der fruchtbaren Zellen der Nachkommen übermittelt eine elterliche Einheit und die andere Hälfte übermittelt die andere elterliche Einheit. Diese Aufspaltung verschiedener Merkmale in den fruchtbaren Zellen wurde als Mendels erstes Gesetz bekannt. Es wird auch als Spaltungsgesetz bezeichnet und benutzt, um vorauszusagen, was in der Natur geschieht, wenn einzelne Paare mit alternativen Merkmalen über mehrere Generationen hinweg beobachtet werden.

Nehmen Sie zum Beispiel folgenden Fall. Ein einzelnes Gen (R) bestimmt die Farbe einer Blüte. R ist das dominante Gen, welches bewirkt, dass die Blüte eine dunkle Farbe hat, und r ist das rezessive Gen für eine helle Blüte. Da R bei der Kreuzung mit r „dominant" ist, ist die Blüte aus der Kombination Rr noch immer dunkel. rr, ein doppelt rezessives Gen, das eine helle Blüte hervorbringt, wird seltener gefunden.

Folglich können zwei Eltern mit Rr-Genen einem grundlegenden Wahrscheinlichkeitsgesetz zufolge, das sich leicht in einem Punnett-Quadrat darstellen lässt, Nachkommen erzeugen.

	R	r
R	RR	Rr
r	Rr	rr

RR-Nachkommen sind mit einer Wahrscheinlichkeit von 1:4 doppelt dominant dunkel. Es besteht eine Wahrscheinlichkeit von 2:4, dass es einen Rr-Nachkommen (also dunkel) geben wird, und eine Wahrscheinlichkeit von 1:4, dass es einen rr-Nachkommen geben wird, der hell sein wird.

Nichts an einem ist vollkommen bestimmt durch einen einzigen Faktor oder einen Satz von Faktoren. Ein menschliches Merkmal wie die Hautfarbe, das in erster Linie erblich ist, kann durch die Art und Weise, wie man lebt und durch Umwelteinflüsse (zum Beispiel das Sonnenlicht) verändert werden. Andererseits sind bei jedem Merkmal wie zum Beispiel dem Gewicht, das empfindlich auf Umwelteinflüsse reagiert, genetische Faktoren beteiligt. Die befruchteten Eizellen, aus denen man entstanden ist, enthalten zwar Programme für die Grundkonstitution, aber dennoch gibt es viele mögliche Ergebnisse, je nachdem, wie man sein Leben lebt.

Ererbte Anlagen sind nicht Schicksal. Die Genetik vermittelt uns einen allgemeinen Überblick darüber, was sich ereignen könnte, aber sie sagt uns nichts über die individuellen „Unfälle" in unseren Zellen oder wer als Nächstes in uns hineinlaufen wird, um unser Leben zu verändern. Das Leben ist eine Mischung aus Zufall *und* Determinismus, wodurch es unvorhersehbar ist.

Die Ergebnisse eines Fragebogens, den einer meiner Freunde kürzlich bei einer Konferenz zum Thema Genetik verteilte, zeigten, dass die meisten der Wissenschaftlerinnen und Wissenschaftler, die ihn beantworteten, denken, dass das, was uns widerfährt, zu 50 Prozent genetisch und zu 50 Prozent durch die Umwelt bedingt ist. „Umwelt" ist ein kollektiver Begriff für die psychologischen Auswirkungen dessen, wie man erzogen wurde, mit welchen

Menschen man aufwuchs, was man aß oder isst, welche Schule man besuchte und so fort.

Nichtlokale Einflüsse auf die Genetik

Ein die Genetik, die Medizin und die Psychologie einschließlich der Umwelteinflüsse verbindendes, vereinheitlichtes Paradigma, worüber Übereinstimmung besteht, existiert noch nicht.[4] Wir wissen aus den vorhergehenden Kapiteln, dass unser Traumland-Gespür für die Atmosphäre, die eine Person oder Organisation umgibt, nichtlokal ist. Die Kraft der Stille, die Quantenfelder, die wir im Traumland als „die Umwelt" spüren, berühren alles auf eine nicht der Konsensusrealität zugehörige, das heißt weitgehend unmessbare Weise. Auf dieselbe Art sind genetische Unfälle, das heißt plötzliche Veränderungen in der Atom- und Molekularstruktur unserer Gene, und die daraus resultierende natürliche Auslese des Tüchtigsten ebenfalls mit nicht der Konsensusrealität zugehörigen Feldern verbunden.

In einem vorhergehenden Kapitel begegneten wir dem Biologen Rupert Sheldrake und den von ihm vorgeschlagenen morphogenetischen Feldern. Seine Idee besagt, dass die natürliche Auslese davon abhängt, was in der Vergangenheit gelernt wurde. Sheldrake zufolge macht es uns die Tatsache, dass eine frühere Generation neue Dinge erlernt hat, leichter, diese Dinge heute zu erlernen. (Anzeichen, die auf dieses Prinzip hindeuten, sehen wir jedes Mal bei den Olympischen Spielen, wenn neue Rekorde aufgestellt und große Leistungen, die vorher nicht möglich zu sein schienen, vollbracht werden.)

Ich schlage Regenbogenmedizin als ein vereinheitlichtes Paradigma vor, das Psychologie, Medizin und die Umwelt miteinander verbindet. Als Quantenmedizin studiert sie den Einfluss der Nichtlokalität der Quanten, der Entwicklung der Strukturen unserer Pilotwelle und der Songlines unseres Träumens auf unsere Genetik. Wir wissen, dass unser genetischer Code durch reale physikalische Faktoren wie Strahlung, die Chromosomen beschädigt, verändert werden kann. Darüber hinaus können während der Replikation unerklärliche Fehler bei der Reproduktion („Unfälle" und Mutation) Gene beschädigen. Solche Unfälle während des Replikationsprozesses sind teilweise für Krankheit und Altern verantwortlich.[5]

Was in der Konsensusrealität wie die Störung einer Atom- oder Molekularstruktur erscheinen mag, ist vielleicht nicht nur auf bekannte physikalische Ursachen wie Toxine, Strahlung oder sogar Fluktuationen in der Schwerkraft zurückzuführen, sondern auch auf die unmessbare Basis solcher Ursachen – welche ich die Kraft der Stille nenne. Wir wissen, dass beinahe alle Symptome, die die Medizin mit spezifischen, der Konsensusrealität zugehörigen Ursachen erklärt, in Träumen in Form von mythischen Bildern erfahren werden. Ich nenne dieses Phänomen den Traumkörper. Was als eine zufällige Krankheit erfahren wird, kann in Träumen als ein Muster erscheinen, das sich im Leben der Person manifestieren will. Zum Beispiel träumte eine meiner Klientinnen, die aufgrund von Strahlung aus einem undichten Atomreaktor erkrankt war, eine ihrer Freundinnen habe aus einem bestimmten Grund die ganze Welt verändert.[6]

Gefühle und Beziehungen spielen sowohl eine störende als auch eine heilende Rolle in Bezug auf unsere allgemeine Gesundheit und unser Wohlbefinden – eine Erkenntnis, die viel Bestätigung fand in Experimenten, die in der Konsensusrealität von verschiedenen miteinander verbundenen Disziplinen zur Erforschung psychosomatischer Prozesse durchgeführt wurden.

Daher ist es vernünftig, sich vorzustellen, dass nicht der Konsensusrealität zugehörige Felder – Pilotwellen – nicht nur mit unseren persönlichen Mythen interagieren, sondern sich auch auf unsere Genetik und unsere gesamte biophysikalische Chemie auswirken.

Ihre Genetik

Bevor Sie erfahren, wie das Träumen mit Ihrer Genetik interagiert, beginnen wir mit einigen persönlichen Grundlagen. Denken Sie über Ihre Genetik nach. Die folgenden allgemeinen Fragen über Ihre Genetik können Ihnen helfen, mit der Erfahrung Ihrer persönlichen Geschichte sowie Ihrer Erfahrung von Menschen und Feldern, die Ihr gegenwärtiges Leben beeinflussen, in Berührung zu kommen. Machen Sie sich keine Gedanken über vollständige oder „richtige" Antworten. Diese Fragen sollen Sie einfach anregen zu beginnen, über Ihr Erbe nachzudenken.

- Denken Sie über Aspekte Ihres Körpers nach, von denen Sie das Gefühl haben, Sie könnten sie von Ihren Eltern und Großeltern geerbt haben. (Wenn Sie einen biologischen Elternteil oder beide Elternteile nicht kennen, stellen Sie sie sich vor. Nach meiner Erfahrung hat sich das Bild dieser Menschen oft als sehr realitätsnah erwiesen.) Lassen Sie Ihre Antwort eine Mischung aus Fakt und Phantasie sein. Woher stammen Ihr Gewicht, Ihr Körperbau, der Farbton Ihrer Haut und die Form Ihrer Augen? Ist Ihre Körperhaltung mit einem Ihrer Familienmitglieder verbunden?
- Fürchten Sie, die Krankheiten derer zu bekommen, die Ihnen vorangingen? Von wem denken Sie, stammt Ihr Herz- und Gefäßsystem? Wer hatte Krebs, Diabetes, Darmprobleme, Arthritis, Osteoporose?
- Nehmen Sie irgendwelche Medikamente? Wenn ja, sind sie mit Ihrer Familiengeschichte verbunden? Mit welcher Seite und Person Ihrer Familie?

- Mit wem assoziieren Sie einige Ihrer Talente? Von wem stammen Ihre faszinierendsten Eigenschaften?
- Inwiefern sind Sie ein Stück lebendiger Geschichte? Mit anderen Worten, stellen Sie sich vor, inwiefern Ihre Probleme nicht nur die Genetik, sondern auch Teile der ungelösten Probleme Ihrer Eltern (oder vorgestellten Eltern) oder Vorfahren enthalten. Inwiefern könnten Sie in Ihre Familie oder Kulturgeschichte passen? Inwiefern sind Sie etwas Neues und zugleich eine Geschichte der Vergangenheit, die sich zu vervollständigen sucht?

In gewisser Hinsicht sind Sie ein Schmelztiegel, in dem die Geschichte sich zu transformieren versucht, und Ihre Körperprobleme können gleichzeitig ein Anker in der Vergangenheit und eine Lösung für die Zukunft sein.

Übung: Traum-Gentheater

Wenn Sie darüber nachdenken, wie Ihre der Konsensusrealität zugehörige Genetik mit Ihrer Geschichte verbunden ist, können Sie beginnen, sich eine Art von historischem Theater vorzustellen, das für mich aussieht wie ein von der Mayo-Klinik verwendetes Bild (siehe Abbildung 13.2). Dieses Diagramm verfolgt jedoch bloß unsere lokalisierte Genetik. Es spricht nicht die unzähligen kreativen Möglichkeiten an, die mit dieser Karte verbunden sind. Wir werden jene Möglichkeiten hier ansprechen. Erlauben Sie sich zunächst, mit Ihren Familienfiguren oder vorgestellten Familienfiguren zu experimentieren, in sie *hineinzuträumen* und sie neu zu ordnen.

> *Geben Sie vor, im Theater zu sein.* Stellen Sie sich vor, auf Ihrem Sitz im Publikum zu sitzen, und machen Sie es sich bequem. Schauen Sie auf die Bühne. Während sich der Vorhang öffnet, treten die Schauspieler in Ihrem Theater hervor. Es ist die Familie, aus der Sie stammen.
>
> *Stellen Sie sich Ihr oder Ihre Geschwister, Ihre Eltern und Großeltern auf der Bühne vor.* (Noch einmal, wenn Sie Ihre Familie nicht kennen, stellen Sie sie sich vor.)
>
> *Stellen Sie jene Figuren auf der Bühne so auf, wie sie Ihrem Gefühl nach stehen sollten.* Zum Beispiel müssen Sie sich selbst möglicherweise in die Mitte stellen.
>
> *Sie können auch andere lebende Familienmitglieder benutzen – nehmen Sie jene Personen, die für Sie wichtig sind.* Während das Stück weitergeht, können Sie Ihrem Psychodrama Menschen hinzufügen, die bereits gestorben sind oder kurz vor ihrer Geburt stehen.

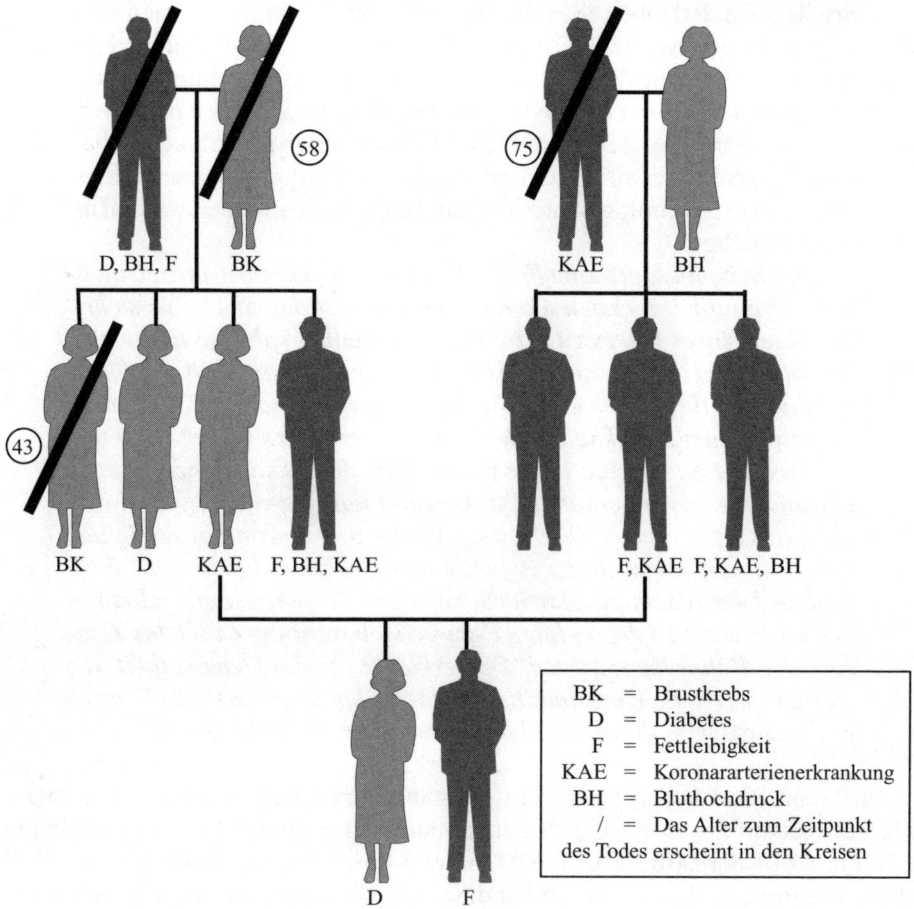

Abbildung 13.2: Vererbungskarte. Diese Vererbungskarte verfolgt, wie Krankheiten wie Krebs, Diabetes, Fettleibigkeit und Herz- und Arterienprobleme in der Geschichte weitergegeben werden.

Um dies hilfreicher zu gestalten, nehmen Sie sich jetzt ein paar Minuten Zeit, und reißen Sie ein Blatt Papier in Streifen. Schreiben Sie „Mutter", „Vater", „Großvater" und so fort auf die Streifen und platzieren Sie sie auf der „Bühne" vor Ihnen. Machen Sie Notizen über Ihren ersten Akt – das heißt die Art und Weise, wie die Papierstreifen platziert sind.

Nachdem Sie Ihre Streifen nun dorthin gelegt haben, wo sie Ihrem Gefühl nach hingehören, lassen Sie die Kraft der Stille übernehmen.

Spielen Sie. Erlauben Sie den Papierstreifen, sich hin- und herzubewegen. Fügen Sie neue Figuren hinzu, wenn Sie das Gefühl haben, dass sie gebraucht werden, bis Ihr Bühnenwerk abgeschlossen ist.

Machen Sie dann eine Pause und denken Sie darüber nach, was auf der Bühne geschehen ist. Ihr schließlicher Akt ist wahrscheinlich eine Kombination aus Ihrem physischen und psychologischen Erbe ebenso wie psychologischen Veränderungen, die in Ihnen stattzufinden versuchen.

Zum Beispiel sagte eine Frau, sie sei überrascht über ihre schließliche Ordnung. Im ersten Akt hatte sie das Gefühl, eine „Rückkehr" des Vaters ihres Vaters zu sein, dem sie ähnlich sah. Sie fühlte sich ihm in vieler Hinsicht am nächsten, und am weitesten entfernt fühlte sie sich von ihrer Schwester. Sie sagte auch, sie habe offensichtlich die physischen Krankheiten des Vaters ihres Vaters geerbt. In ihrem Schlussakt fügte meine Leserin eine Sozialaktivistin hinzu, die sie bewunderte, als sie erkannte, dass jene Figur irgendwie gegenwärtig war. Obgleich ihre Eltern über mutige Eigenschaften verfügten, fühlte sie sich mehr mit jener femininen Heldin verbunden. Zu ihrer großen Überraschung platzierte sie sich und jene Heldin allein in der Mitte und ließ die anderen Figuren sich vereinigen und das Zentrum der Bühne beobachten. Das erklärte ihr die Getrenntheit, die sie von ihrer Ursprungsfamilie empfand, ließ aber auch den Wunsch in ihr entstehen, ihnen von ihrer Entwicklung zu erzählen.

Ihr Traum-Gentheater zu erschaffen ist eine Art Spiel; es geschieht spontan, als Antwort auf das Lesen dieser Seiten und ist vielleicht auf Flirts, Intuitionen und die Kraft der Stille gegründet. In der Konsensusrealität sind Sie ein Teil Ihres Theaters, und im Träumen sind Sie die Gesamtheit dessen, was auf der Bühne ist. Sie sind die Summe aller Parallelwelten, einschließlich Ihrer Vergangenheit, und Sie sind Mitschöpfer der Zukunft. In der Tat ist das, was sie „Ihre" Kreativität nennen könnten – das spontane Neuordnen jener Figuren –, eine Manifestation dessen, was die Kraft der Stille zu erschaffen versucht.

Verändert die Veränderung Ihres genetischen Theaters in der Phantasie Ihre Symptome und Ihre Genetik? Im nächsten Kapitel lege ich nahe, dass diese Veränderung eintreten kann, indem ich aufzeige, wie Ihr Theater mit Ihrer Genetik ebenso wie mit Ihrem persönlichen Mythos verbunden ist.

14. Genetische Rückwirkung – wie Träume Gene beeinflussen

> Wenn du tief in deine Handfläche blickst, wirst du deine Eltern und alle Generationen deiner Vorfahren sehen. Sie alle sind in diesem Moment lebendig. Ein jeder ist in deinem Körper gegenwärtig. Du bist die Fortsetzung jener Menschen.
>
> – *Thich Nhat Hanh*[1]

> Um es kurz zusammenzufassen, obgleich jede Gedankenform der Essenz eine Erscheinung ist, reflektiert sie auch eine Realität, die jedoch für ihre Existenz ebenso wie für ihre Qualitäten und Eigenschaften stets von größeren Kontexten und tieferen Ebenen abhängig ist.
>
> – *David Bohm*[2]

Reale Felder der Konsensusrealität wie Elektromagnetismus, Schwerkraft, Temperatur und Luftdruck wirken sich auf messbare Weisen auf den Körper aus. Nicht messbare persönliche, nicht der Konsensusrealität angehörige Felder wie Gefühle, Träume und Phantasien begleiten stets jene sehr realen Kräfte. Das subtilste Feld ist die Kraft der Stille. Sie fühlen es zwar, können seinen Inhalt aber nicht leicht in Worte fassen, bis er sich ins Träumen entfaltet hat oder näherungsweise als Ereignis in der Realität erschienen ist.

In Kapitel 13 dachten wir über die Genetik und ihre mögliche Beziehung zu unseren somatischen und psychologischen Erfahrungen nach. In vieler Hinsicht sind wir das Produkt unserer Eltern, Vorfahren und Geister der Toten. In diesem Kapitel experimentieren wir mit „Rückwirkung": das heißt damit, wie Bewusstheit intentionale Felder, die Genetik und Symptome beeinflusst. Was Sie fühlen, berührt nicht nur Ihre momentanen körperlichen Zustände, sondern auch den ererbten Ausdruck Ihrer Gene, Ihr gegenwärtiges Leben und das Leben, das Sie unabsichtlich an andere weitergeben. Mit anderen Worten, Ihre Gefühle beeinflussen die Zukunft ebenso wie alle Generationen, die Ihnen vorangingen, Sie jetzt berühren. Was wir Mutationen und genetische Unfälle nennen, sind mögliche Verbindungspunkte zwischen Genen und Träumen.

Wie die Psychologie die Genetik beeinflussen kann

Um darüber nachzudenken, wie unsere Psychologie unsere Genetik entweder direkt oder durch scheinbar zufällige Mutationen beeinflussen kann, bedenken Sie die Strukturähnlichkeiten zwischen Phantasien und dem Ausdruck von Genen.

Psychologische Muster, die ererbt oder zumindest weitergegeben zu sein scheinen, können in Kindheitsträumen gefunden werden. Diese Muster sind Erzählungen oder Aufzählungen, eine zählende oder numerische Idee wie Punkte auf einer Linie. Auf jeden Fall sind Geschichten und Träume Linien oder Stränge von Grundbildern, welche die gemeinsame menschliche Phänomenologie, die Jung Archetypen oder archaische Bilder nannte, darstellen; sie werden in Mythen und Märchen von Völkern rund um die Welt gefunden.

Jung zufolge sind die Archetypen ererbte Eigenschaften, „Samen" hinter Bildern oder Clustern[3] von Bildern. Diese Erzählungen (ein Wort, das von dem Wort „zählen" abstammt) bilden eine psychologische Parallele oder ein psychologisches Gegenstück zum genetischen Ausdruck, der ebenfalls eine strukturierte Buchführung darstellt, die auf einem Faden (Chromosomen) zählbarer ererbter Geneinheiten aufgereiht ist.

Auf der Grundlage der vielen Hunderte oder Tausende von Kindheitsträumen oder Erzählungen, die ich sowohl von Kindern als auch von Erwachsenen gehört habe (die behaupteten, sich ihrer Kindheitsträume zu erinnern), scheint es mir, dass solche Traumerzählungen Ansammlungen von Einheiten sind, die unserem physischen und psychologischen Verhalten vorausgehen. Diese Vorhersagbarkeit setzt sie in etwa analog zu den Vorhersagen, die aufgrund unserer biologischen Genetik bezüglich unseres Körpers gemacht werden können.[4]

Etwa vor einem Jahrhundert wies Jung darauf hin, dass kollektive Standardbilder wie jenes der Großen Mutter, des Göttlichen Kindes, des Herrschers und so fort in Kulturen rund um die Welt zu finden sind. Er nannte diese Bilder Archetypen und deutete an, sie seien Analogien zu biologischen Mustern wie den Instinkten. Wenn eine Reihe solcher Bilder in volkstümlichen Geschichten erscheint, wird jene Geschichte eine Sage oder ein Märchen genannt. Wenn solch eine Reihe in einer Person erscheint, wird sie Traum genannt.

Wenn viele Menschen an ein bestimmtes Märchen glauben, wird es zu einer Sage. Mit der Zeit verlieren Sagen ihre persönliche und lokale Identifikation und entwickeln sich zu kollektiven Mythen. Jung glaubte, dass die in Träumen gesehenen mythischen Bilder ererbte phänomenologische Blaupausen sind, die von den Erfahrungen unserer Vorfahren stammen.[5] Jungs Werk entwickelte sich aus seinen eigenen Studien und aus den Ideen Freuds, der biologischer orientiert war und hauptsächlich in Begriffen intrapersonaler Triebe wie dem Sexualtrieb oder dem Todestrieb dachte.

Als ich in den 1960er Jahren Psychologiestudent am Jung-Institut in Zürich war, gab mir einer meiner Lehrer eine Kopie von einer der interessantesten

Arbeiten Jungs (soweit ich weiß, bis heute unveröffentlicht), einem unbearbeiteten Manuskript mit dem Titel „Kinderträume".[6] Auf der Grundlage der in jenem Manuskript berichteten Kinderträume weist Jung darauf hin, dass sich wiederholende Kindheitsträume den zukünftigen Beruf der einzelnen Träumenden vorhersagen.

Meine Forschung verallgemeinerte diese Erkenntnis. Ich entdeckte, dass jene Kindheitsträume nicht nur den zukünftigen Beruf von Träumenden, sondern auch deren zukünftige Körpererfahrungen vorhersagen. Zum Beispiel symbolisiert der Kindheitstraum einer Frau von einem Löwen, der am Vorhang eines Fensters kratzte, nicht nur die löwenartige Kraft, der sie als Kind begegnete und der sie später im Leben wieder begegnen würde, um sie zu entwickeln, sondern auch das juckende oder kratzende Gefühl, das in einem lebenslangen chronischen Hautproblem erschien. Der Löwe kratzte auf dieselbe Art und Weise an dem Vorhang wie die erwachsene Person an demjenigen, was sich als eine chronische Hautreizung herausstellte.

Jener Löwe ist ein ererbtes instinkthaftes Muster, ein psychologisches Muster, das auch mit dem Zuhause der Kindheit der träumenden Person verbunden ist. Auf jeden Fall können Symbole wie der Löwe oder der Vorhang in Kindheitsträumen als Einheiten entlang eines Stranges, einer Aufzählung oder einer Buchführung gedacht werden. Die Essenz oder, wie Jung möglicherweise sagen würde, der Archetyp hinter Gruppen von solchen Einheiten (wie ein Löwe, der an einem Vorhang kratzt) könnte als „psychologische Gene" gedacht werden. Sowohl Gene als auch Archetypen erscheinen in Träumen und im Verhalten als Gruppen von Symbolen und Verhaltensmustern.

Kindheitsträume wie der Löwentraum sind Ausdruck unseres persönlichen Mythos im Traumland – von unserem „psychogenetischen Code" abgeleitete Langzeitmuster. Darüber hinaus reagieren, wie bei den Genen, Bereiche dieser Muster empfindlich auf das Alltagsbewusstsein oder sind transformierbar, was von den Phantasien der träumenden Person abhängt.

Indem wir diese Verbindung zwischen unseren Genen und unseren Träumen annehmen, können wir vermuten, dass frühe Kindheitsträume Ausdruck darunter liegender Muster oder Archetypen sind, die ich „Traumgene" nenne. In der biologischen Realität erscheint unser genetischer Ausdruck in Form von Vererbungseinheiten; in der psychologischen Realität erscheinen unsere Langzeitmuster als Symbole in Kindheitsträumen.

Der Einfluss des Bewusstseins auf Träume und Gene

Eine der Hauptaufgaben der Psychologie besteht darin, die Beziehung von Menschen zu ihrem psychologischen Erbe, zu ihren Traumgenen, zu verändern. Ob als jungscher, freudscher, gestalttherapeutisch arbeitender, adlerischer oder prozessorientierter Traumarbeiter, Therapeutinnen und Therapeuten interagieren mit Traumfiguren und Kindheitserinnerungen von Patienten, indem sie sie benutzen, ihnen folgen, sie analysieren und mit ihnen kämpfen, um *Kohärenz* zwischen dem Alltagsbewusstsein und der Gesamtheit der menschlichen Seele zu schaffen. Indem man seine Beziehung zu jenen frühen Figuren verbessert, verändert man die Art und Weise, wie man das Leben erfährt.

Aus einer prozessorientierten Perspektive enden hier die Parallelen zwischen Psychologie und medizinischer Biologie: am Punkt der Transformation von Genen, sowohl biologischen als auch psychologischen. Während Biologie und Medizin sich in Begriffen von der Konsensusrealität zugehörigen vorteilhaften oder unvorteilhaften Ereignissen wie kranken oder gesunden genetischen Kombinationen ausdrücken, sprechen prozessorientierte Psychologien in Begriffen von der Konsensusrealität zugehörigen Ereignissen und Traumlandprozessen, einschließlich der potentiellen Bedeutung und des Zweckes jener Probleme und Ereignisse.

Mit anderen Worten, vom Standpunkt der Konsensusrealität aus kann eine bestimmte Anordnung von Genen und Träumen als gut oder schlecht bewertet werden. Doch im Traumland können Krankheit oder Unfälle als höchst bedeutungsvolle Ereignisse betrachtet werden, die oftmals auf lebensbereichernde Erfahrungen hinweisen.

Beispiel ist eine Person, die an Strahlenvergiftung litt. Ihr Problem wurde als schwerwiegend diagnostiziert und ein tödlicher Verlauf innerhalb von Monaten vorhergesagt. Sie träumte jedoch, „vom schrecklichsten Gefängnis befreit" worden zu sein. Ihr Traum sagte ihr, dass sie nicht krank, sondern befreit war. Nachdem sie an jenem Traum gearbeitet hatte, beschloss sie, sich von bestimmten Lebensumständen zu befreien. Fünfundzwanzig Jahre, nachdem sie hätte sterben sollen, erzählte sie mir, sie habe noch immer viele Körperprobleme, fühle sich aber so frei wie nur möglich. Hat sie Glück gehabt?

Aufgrund verschiedener Beobachtungen habe ich den Eindruck, dass die physische Zukunft von Träumenden, die aktiv mit dem Traumlandaspekt ihrer Körpererfahrungen interagieren, nicht länger vorhersehbar ist. Mit dem tiefsten Teil seiner selbst, seiner Pilotwelle in Berührung zu kommen, sorgt dafür, dass sich der Pfad im Träumen sicher anfühlt (z. B. Freiheit). Man fühlt sich besser, vollständiger und manchmal sogar losgelöst von dem Symptomprozess in der Konsensusrealität.

Die Aufgabe der Psychologie und der Regenbogenmedizin besteht darin, dem tiefsten Pfad eines Individuums zu folgen: das heißt, die Konfigurationen seiner Träume und subatomaren Körperzustände zu erforschen, zu verbinden, mitzuerschaffen, wiederzuerschaffen, zu rekonstruieren oder anzupassen. Die biologische Medizin, die allein auf der Ebene der Konsensusrealität arbeitet, strebt danach, gestörte oder störende genetische Kombinationen zu verändern, als seien sie Verirrungen anstatt bedeutungsvolle Ereignisse.

Dennoch bleibt die folgende Frage zu beantworten: Wenn bestimmte medizinische Verfahren einige genetische Probleme zu reparieren vermögen, ist die Psychologie imstande, dasselbe zu tun? Wenn ja, wie könnte die Verbindung zum Traumlandkontext realer Ereignisse mit der Körpererfahrung und jenem abgelehnten genetischen Ausdruck interagieren? Erforschen wir zur Beantwortung dieser Frage diese Möglichkeiten in Begriffen Ihrer eigenen Erfahrung. Um die Erforschung dieser Möglichkeiten einzuführen, erörtere ich verschiedene Ansätze zur Arbeit mit Träumen und Körpersituationen und wende diese Ansätze dann auf die Arbeit mit Ihrer psychogenetischen Situation an.

Kindheitsträume – Traumgene im Konflikt

Erlauben Sie mir als Beispiel von meinem eigenen Kindheitstraum zu sprechen und aufzuzeigen, wie er mit meiner physischen Genetik verbunden ist. Den ersten Traum, an den ich mich erinnern kann, träumte ich, als ich vier Jahre alt war. In dem Traum war ich ein kleiner Junge und polierte das Auto meines Vaters. Während ich so vor mich hin polierte, kam ein großer, brummender Bär vorbei. „Grrrrrrrrr!“, sagte er. Er erschreckte mich so sehr, dass ich mich zum Schutz in das Auto meines Vaters flüchtete. Ohne Erbarmen stieg der Bär ebenfalls in das Auto ein und verfolgte mich weiter; ich rannte in immer größer werdenden Kreisen um das Auto herum, bis ich aufwachte.

Die Grundeinheiten oder Traumgene, die in jenem Traum zu erkennen sind, sind das Auto meines Vaters und der mich verfolgende Bär. Sowohl der Bär als auch das Auto meines Vaters sind mit Gefühlen verbunden, die ich in Bezug auf meine Familie empfand. Mein Vater war ein hart arbeitender, gutherziger, vorhersehbarer, ruhiger Mensch. Seine Philosophie lautete: „Tu nicht viel im Leben, genieße einfach den Moment, arbeite, zahle deine Rechnungen und lass dich nieder. Polier das Auto.“

Aber der Bär ist ganz anders. Ich assoziiere die Bären-Energie mit der energiegeladenen, unvorhersehbaren Natur meiner Mutter. Als Kind wollte ich mehr wie mein Vater sein, aber die Energie meiner Mutter hat mich immer verfolgt. Sie schien nie zu wissen, was sie mit ihrer Energie anfangen sollte. (Und ich weiß nie, was ich mit meiner anfangen soll!) In meinem Traum schien der Bär nicht mit mir einverstanden zu sein; der Bär war ärgerlich, dass ich das Auto polierte – das heißt ärgerlich, dass ich mich nur mit meinem Vater identifizierte. Selbst als Kind wusste ich, dass der Bär auf mich ärgerlich war, weil ich seine offenkundig wilde Energie marginalisiert hatte.

In gewisser Hinsicht ist das Polieren des Autos Teil der Vatergene in mir und der mich verfolgende Bär ist Teil der Muttergene in mir. Obgleich meine Eltern sich grundsätzlich gut verstanden, kollidierten ihre Energien in *mir*, und dieser Kindheitstraum zeigt, wie meine Traumgene miteinander im Konflikt liegen.

Kindheitsträume zeigen typischerweise eine Kombination aus Genen von beiden Eltern und oftmals irgendeine Art von Konflikt. Indem wir eines dieser Gene (das Auto) bevorzugen, marginalisieren wir das andere (den Bär). Marginalisierung tritt spontan und unbewusst auf. Indem wir uns bloß mit einigen Teilen unserer selbst identifizieren, erschaffen wir eine Identität, die auf der Marginalisierung anderer Teile basiert. Diese marginalisierten Teile zeigen sich fast immer in Symptomen oder beängstigenden Traumfiguren, die nach Aufmerksamkeit suchen.

Indem ich mich mit meinem Vater identifizierte, der seine eigene Wildheit marginalisierte, wurde ich von den bärenartigen Energien verfolgt. Eines meiner früheren Körpersymptome, das sich inzwischen gebessert hat, bestand in großen Blutdruckschwankungen. (Die Männer aus der Familie meines Vaters hatten typischerweise Probleme mit dem Blutdruck.)

Hier ist ein weiteres Beispiel für das Wirken von Traumgenen. Ich erinnere mich an einen Klienten mit Lungenproblemen. Er vermochte keinen Kindheitstraum zu erinnern, erinnerte aber eine erste Erinnerung an seine Mutter, die böse zu ihm war. Er sagte, sein Hauptsymptom sei ein Emphysem, das wahrscheinlich durch das Rauchen verursacht worden sei. Er machte sich Sorgen wegen des Symptoms, da sein Vater an Lungenkrebs gestorben war.

Er assoziierte seine Mutter mit dem bösen Gefühl von Verkrampfung in seiner Lunge. Seine Mutter war stets bitter und verkrampft gewesen. Um an dieser Erinnerung zu arbeiten, wechselte er die Form in die Figur seiner Mutter und erforschte deren Essenz. Hinter ihrer Bösartigkeit befand sich zu seiner Überraschung Kälte, eine Art Losgelöstheit und „Ruhe" in Bezug auf Beziehungen. Dieser warmherzige, „mütterliche" Mann erkannte, dass er sein Leben lang versucht hatte, die Kälte seiner Mutter zu kompensieren, und dass er nun von der Welt ihrer Essenz her zu einer Art kühlen Losgelöstheit gelangte und die Freiheit empfand, nicht mehr zu allen Menschen nett sein zu müssen, worüber er sehr glücklich war.

Das Beste daran war, dass sich sein neues Verhalten auf seine Lungen auswirkte. Kühler und weniger auf andere bezogen zu sein entspannte seine Lungen sofort und löste die Verkrampfung. Nach seiner Arbeit mit diesem Traumprozess ging es ihm besser, und sein Arzt meinte später, die Diagnose Emphysem sei unrichtig gewesen.

Übung: Träume, Symptome, Genetik

Kindheitsträume scheinen psychologische ebenso wie biologische/genetische Komponenten aufzuweisen. Die nächste Übung gibt Ihnen Gelegenheit, diese Ideen für sich zu erforschen, damit Sie erkennen, wie Ihre Träume, Ihre Genetik und Ihre Symptome miteinander verbunden sind. Sie müssen sich entweder an den ersten erinnerten Traum Ihrer Kindheit erinnern oder an das allererste Ereignis, an das Sie sich erinnern können. Dann werden sie gebeten, Methoden zu erforschen, die den Traum (oder die Traumgene) auf eine dem Theater ähnliche Weise neu erschaffen und ihn mit Ihren Körpererfahrungen verbinden.

Schreiben Sie den frühesten Traum auf, an den Sie sich erinnern können (oder die erste Erinnerung als Kind oder als Teenager). Falls Sie sich an mehrere Träume (Erinnerungen) erinnern können, wählen Sie den stärksten.

Zeichnen Sie zwei einfache Figuren aus Ihrem Traum. Wenn Sie nur von einer Figur – wie einem fliegenden oder herabfallenden Vogel – träumten (oder sich nur an eine erinnern), betrachten Sie die zweite Figur als demjenigen implizit, was Sie gerade tun. Wenn Sie zum Beispiel fliegen, betrachten Sie den Himmel oder den Boden als zweite Bilder.

Könnten diese beiden Figuren mit Ihrer Mutter und deren Familie oder Ihrem Vater und seiner Familie (oder Ihrer Vorstellung jener Menschen, falls Sie ihnen nie begegnet sind) verbunden werden? Zum Beispiel ist das Auto in meinem Traum mit meinem Vater und dessen Vater, der ihm das Auto schenkte, verbunden und der Bär mit der Energie meiner Mutter.

Zeichnen oder malen Sie einen Umriss Ihres Körpers. Spüren Sie nun Ihren Körper und fragen Sie sich, mit welchen Teilen Ihres Körpers jene Traumeigenschaften verbunden sind. Meditieren Sie zunächst und spüren Sie Ihren Körper, und zeichnen Sie dann jene Figuren in Ihre Körperzeichnung. Verspüren Sie Symptome dort, wo Sie Ihre Traumfiguren platziert haben? Zum Beispiel habe ich meinen Vater in meinen Ellenbogen platziert, wo ich auch sehr trockene Haut habe, und ich verspüre stets ein Druckgefühl in meiner Brust.

Sobald Ihre Figur vollständig ist, arbeiten Sie an Ihrem Kindheitstraum. Fragen Sie sich: Welches ist heute die schwierigste Traumfigur für mich? Zum Beispiel ist die animalische Energie des Bären noch immer der für mich am schwierigsten zu handhabende Teil meiner selbst.

Nachdem Sie diese Energie oder Figur identifiziert haben, spielen Sie die Figur aus, indem Sie sich an Ihre verspielte, kindliche Natur erinnern. Benutzen Sie mindestens eine Ihrer Hände. Vergnügen Sie sich. Seien Sie ein Kind und spielen Sie jene Figur aus.

Während Sie sich bewegen und mit den Bewegungen einhergehende Klänge erzeugen, fühlen Sie sich tief in die Figur ein und versuchen Sie, zur Essenz der Figur und ihrer Energie zu gelangen.

Es gibt keine richtige Antwort auf diese Übung. Wir suchen nach einem Gefühl. Wir suchen die Grundtendenz jener Energie, bevor sie zu einem Bild und so dramatisch wurde. Zum Beispiel stellte die Energie meines Bären im Wesentlichen die Tendenz dar, sich frei und in Einheit mit der Natur zu bewegen.

Wenn Sie bereit sind, wechseln Sie die Form in jene Figur, und leben Sie in der Zeit und dem Raum jener Energie. Gelangen Sie in jene parallele Welt, und seien Sie einfach dort. Leben Sie dort. Versuchen Sie, in der Welt der Essenz zu leben. Ich stelle mir beispielsweise vor, in jener Welt zu leben, in der Dinge einfach in der Einheit der Natur geschehen und es kein nachträgliches Kritisieren, kein Bewerten, kein Wiegen und Messen gibt.

Versuchen Sie jene Welt so ausführlich wie möglich zu spüren. Sehen Sie Bilder und hören Sie Klänge?

Blicken Sie aus der Welt der Essenz, in der Sie sich nun befinden, auf Ihren Kindheitstraum oder Ihre Kindheitserinnerung zurück und erforschen Sie, wie Sie den ganzen Traum oder Teile davon neu erschaffen würden. Zum Beispiel würde ich meinen Vater mehr wie die Essenz, fließender in seiner Art, weniger mechanisch werden lassen.

Interagieren Sie als die Essenz mit dem Traum, verändern Sie ihn, beeinflussen Sie ihn oder erschaffen Sie ihn neu. Träumen Sie den Traum weiter oder schaffen Sie eine neue Lösung oder Geschichte, indem Sie dieselben oder andere Figuren benutzen. Mit anderen Worten, blicken Sie auf den Traum oder die Erinnerung zurück und denken Sie darüber nach, wie Sie ihn als diese Essenz beeinflussen würden. Nehmen Sie sich Zeit und erzählen Sie sich jetzt eine Geschichte. Erfinden Sie sie. Lassen Sie die Welt der Essenz Dinge erschaffen.

Spielen Sie diese neue Geschichte aus und schreiben Sie sie dann auf. Erschaffen Sie ein Theater. Benutzen Sie Musik oder Bewegung, Rhythmen oder Lieder, Poesie oder Kunst. Benutzen Sie Ihre Phantasie, behalten Sie einen offenen, kreativen Geist, dem eines Kindes ähnlich. In meiner Neuschöpfung wird der mich verfolgende Bär zu einem Tanzlehrer, der mit mir und meinem Vater tanzt.

Geben Sie sich viel Zeit. Dies ist ein unvorhersehbarer und kreativer Teil von Ihnen. Betrachten Sie dann die neue Geschichte, die Sie geschaffen haben, und fragen Sie sich: Warum schuf oder träumte ich diese Geschichte nicht von Anfang an? Woran arbeitete Ihr ursprünglicher Traum, als Sie ein Kind waren? War er eine Reaktion auf Ihre Tendenz, einen Teil zu marginalisieren und einen anderen zu favorisieren?

Welche Umstände erlaubten Ihrer Essenz nicht, sich so zu entfalten wie heute?

Verbinden wir diese Träume und Phantasien mit Ihrem Körper. Nehmen Sie sich einen Augenblick Zeit, und erfahren Sie noch einmal Ihre Lösung und das Gefühl, das aus der Geschichte, die Sie soeben geschaffen haben, hervorging. Fühlen Sie es, und drücken Sie es mit Ihrem ganzen Körper in Bewegung aus. Tanzen Sie es mit Ihren Händen und Ihren Armen und Ihrem ganzen Körper, wenn Sie können. Nehmen Sie wahr, wie Ihre Bewegungen den Bereich Ihres chronischen Symptoms beeinflussen. Nehmen Sie wahr, welche Art Effekt in dem Symptombereich auftritt.

Wie könnte diese Geschichte das, was Sie heute fühlen und tun, beeinflussen? Ich überarbeite zum Beispiel gerade dieses Manuskript und kann mir vorstellen, das auf eine mehr tänzerische Art und Weise zu tun.

Über das Ergebnis nachdenken

In Ihrem täglichen Leben betrachten Sie Ihre Körperprobleme wahrscheinlich als Probleme, die Sie verändern möchten. Ein Element einer parallelen Welt (wie den Bären) im Alltagsleben zu marginalisieren entspricht der Erfahrung (oder Projektion) des Bären als ärgerlichem Freund in Beziehungen und/oder als Körpersymptom. Jene bestimmte parallele Welt nicht zu marginalisieren lässt Sie kohärenter werden. Psychologisch betrachtet, bewegt Ihre Anhaftung an Ihre der Konsensusrealität zugehörige Alltagsidentität Ihre Pilotwelle, die eine Summe aus parallelen Welten bildet, jenes Element der parallelen Traumwelt hervorzuheben. Wenn Sie eine Ihrer parallelen Welten (den Bären) irritieren, um Ihre Identität aufrechtzuerhalten, tritt jene bestimmte Parallelwelt in Ihrem Bewusstsein in Form eines Symptoms hervor.

Je mehr ich zum Beispiel die parallele Welt meines Bären marginalisierte, desto stärker wurden meine Blutdruckschwankungen. Mit einem erweiterten Bewusstsein und einer erweiterten Kohärenz ist es weniger wahrscheinlich, dass Sie Ihre Genetik als entweder gut oder schlecht betrachten; Sie betrachten sie als Hinweisschilder, die Ihnen den Weg zu Ihrem gesamten Selbst weisen. Diese Perspektive des Traumlandes ist verschieden von Darwins der Konsensusrealität zugehörigem Prinzip des Überlebens des Tüchtigsten. Im Traumland werden Energien und Essenzen als gleichwertig betrachtet.

Bei dieser Übung geht es darum, verschiedene Perspektiven zu entdecken und den Wert einer jeden einzelnen zu erkennen. Sie interagierten mit Ihren Traumgenen, Ihrer psychogenetischen Karte und sind vielleicht zu deren Essenz gelangt, jener Kraft, die unser Universum mitzuschöpfen sucht. In gewisser Hinsicht sind die Marginalisierungen und Irritationen Ihres Kindheitstraumes auch mit Ihrer kulturellen Geschichte sowie Ihrer Familie und jenen Energien (Werten, Eigenschaften, Merkmalen) verbunden, die sie akzeptiert oder marginalisiert hat.

Ihre Symptome sind Ausdruck dessen, wie die Kraft Ihres Träumens auf die Grenzbedingungen reagiert, die Sie benötigten, um Ihre bestimmte Identität aufrechtzuerhalten. Kohärenz verändert diese Bedingungen. Vom Standpunkt des Traumlandes aus bietet der mit Krankheit verbundene, der Konsensusrealität zugehörige genetische Ausdruck potentielle Möglichkeiten und Geschenke.

Rückwirkung und der Pfad des Herzens

Vom Standpunkt der Essenz, der Kraft der Stille aus betrachtet, ist Ihr persönlicher Mythos im Traumland zum Teil durch Cluster von Traumfiguren und in der Biologie durch Gene repräsentiert. Alle diese Figuren sind übereinandergelagert wie die verschiedenen Farben des Regenbogens und erschaffen eine Vielfalt an Lebensmöglichkeiten. Sie alle summieren sich zu einem Leuchten, Ihrem persönlichen Mythos, dessen Essenz die Kraft der Stille ist. Ihr zeitloses Selbst ist, wie die Pilotwelle, nichtlokal. Einen ihrer Obertöne zu marginalisieren hebt jenen Ton (jene Traumfigur) hervor und lässt jene Parallelwelt für Sie in Ihrem Alltagsleben zu einer beunruhigenden und *symptomatischen* werden – zu einer Quelle von Körpersymptomen.

Tatsächlich erschaffen Sie, indem Sie Ihre verschiedenen Töne akzeptieren, ein Gefühl von Harmonie und ein neues Theater, das wir den *Pfad des Herzens* nennen könnten. Würden David Bohm und Richard Feynman heute leben, kann ich mir ihre Kommentare vorstellen. Feynman sagt: „Ja, der Pfad des Herzens: Das ist die Summe aller möglichen Geschichten, all jener virtuellen Realitäten, all der möglichen Wege, die man in parallelen Welten genommen hat." Und ich höre Bohm sagen: „Natürlich, und gebraucht man erst einmal seine Bewusstheit auf seinem Schiff, erzeugt man eine Rückwirkung auf seine Pilotwelle. Das meinte ich, als ich sagte, dass ein Teilchen seine Wellenfunktion zu beeinflussen vermag. Man wird von ihr geleitet und man leitet sie."

Indem wir Bohms Bild der Rückwirkung benutzen, wobei ein Schiff mit Radiowellen interagiert, die es über seine Richtung informieren, können wir besser verstehen, wie sich Bewusstheit möglicherweise auf den Körper auswirken könnte. Ohne Bewusstheit sind Ihre Körperprobleme lokale, der Konsensusrealität zugehörige Symptome mit möglichen genetischen Ursachen. Bewusstheit, Sensibilität für das Traumland und für jene Ebenen von Symptomen, die der Essenz angehören, verändern alles. Bewusstheit erlaubt Ihnen, Ihre Pilotwelle zu entdecken und auf ihr zu surfen, so dass sich Ihr ganzer Körper besser fühlt. Indem Sie sich mehr mit Ihrem gesamten Selbst verbunden fühlen, organisiert sich Ihr Leben neu. Nicht nur dem Traumland zugehörige Teile interagieren anders miteinander, sondern alle Ihre Körperteile interagieren auf neue Weisen miteinander.

Surf-Erfahrungen des Traumlandes und der Essenz beeinflussen das im Raum und in der Zeit der eigenen Zellen lokalisierte genetische Problem auf unvorhersehbare Weise entweder direkt oder indirekt durch andere Körperteile. So beeinflussen Träume Gene. Die ursprüngliche somatische genetische Störung wird entweder gelindert oder weniger bedeutsam, während neues, multidimensionales Leben in Erscheinung tritt.

III.

Altern: Chemie, Buddhismus und Entropie

15. Altern und Buddhismus

Andere sind klar, doch ich allein bin verschwommen.
– *Laotse*[1]

Mit 24 Jahren eröffnete ich meine therapeutische Praxis in Zürich. Einer meiner ersten Klienten entdeckte schnell, wie wenig ich wusste. Er war der erste Mensch über sechzig, mit dem ich je gearbeitet hatte. Er klagte darüber, sich ernstlich deprimiert zu fühlen, und fragte, ob ich wisse, wie man eine Depression heile. Ich sagte ihm, das wisse ich nicht. Unter diesen Umständen schlug ich ihm vor, einen anderen Therapeuten aufzusuchen oder mir genau zu beschreiben, was er erfahre.

„Ich bin deprimiert!“, brüllte er, wütend über meine Unwissenheit in Bezug auf das Thema. Ich beharrte sanft. „Wie ist das?“ Zu meinem Glück griff er meinen Vorschlag auf und antwortete mit einem langgezogenen Stöhnen „oohh“ und legte seinen Kopf in seine Hände, als wäre er eine Ladung Steine. Nachdem er ein paar Minuten gestöhnt hatte, blickte er auf, und als er seine Hände unter Tränen vor seinen Augen sah, fror er plötzlich ein. Während er eine seiner Handflächen anstarrte, keuchte er die Worte: „Oh nein! *M!* Das heißt *memento mori!*“

Überrascht über diese Äußerung und ohne die geringste Ahnung zu haben, was er meinte, murmelte ich: „Was bedeutet dieser Begriff?“

„Gedenke des Sterbens!“, rief er aus. Bevor ich etwas sagen konnte, fuhr er fort: „Ja, sterben, sterben, sterben!“ Dann weinte er bitterlich, so, als habe ihn etwas Schreckliches getroffen. Einige Minuten später erklärte er mir, das „M“ in seiner Handfläche bedeute im italienischen Teil der Schweiz, woher er stammte, des Sterbens zu gedenken. Melancholisch ließ er mich wissen, der Tod sei stets gegenwärtig. Zu meinem Erstaunen erklärte er nach einigen Minuten des Weinens und Gedenkens, seine Depression sei verschwunden. Er sagte, auf einmal fühle er sich den Priestern, die er in seiner Kindheit so verabscheut habe, näher und „etwas Geistiges“ geschehe. Dann ging er.

Ich habe Jahre gebraucht, um das zu begreifen. Erst später, als ich mich mit den Lehren von Don Juan Matus beschäftigte, begann ich zu verstehen. Don Juan sagte: „Der Tod ist dein bester Verbündeter.“ Der Tod sagt dir, wenn nichts anderes mehr einen Sinn ergibt, dass nur die Berührung des Todes entscheidend ist. Nichts anderes ist so wichtig. Löse dich von allem Übrigen.

Des Sterbens, des Alterns zu gedenken bedeutet, dass die Zeit vergeht. Nähern Sie sich demjenigen, was bedeutungsvoll ist. Der Körper, der Teil der

Aspekte des Alterns

Organ oder System	Natürliche Auswirkungen des Alterns
Haut	Wird dünner und verliert an Elastizität (Falten werden sichtbar). Bekommt schneller blaue Flecke, während die Blutgefäße unter der Oberfläche schwächer werden.
Gehirn und Nervensystem	Verliert an Erinnerungs- und Lernkapazität, während Zellen absterben. Das System braucht länger, um auf Stimuli zu reagieren (Reflexe werden langsamer).
Sinne	Verlieren mit dem Verlust von Nervenzellen an Schärfe.
Lunge	Verliert an Leistungsfähigkeit, während die Elastizität abnimmt.
Herz	Pumpt weniger wirksam, was körperliche Bewegung erschwert.
Kreislauf	Verschlechtert sich, und der Blutdruck steigt mit zunehmender Verhärtung der Arterien.
Gelenke, Knochen	Verlieren an Mobilität (Knie, Hüfte) und nutzen sich durch dauernden Gebrauch und Druck ab (Rückgang von Knorpel zwischen Wirbeln führt zu „Schrumpfen“ im Alter).
Muskeln	Verlieren an Umfang und Stärke.
Leber	Filtert Toxine weniger wirksam aus dem Blut.

Beschleunigungsfaktoren	Traumprozesse
Prozess wird beschleunigt durch Rauchen, durch übermäßigen Aufenthalt in der Sonne.	Selbstgefühl und Grenzen verändern sich oder werden schwächer.
Prozess wird beschleunigt durch übermäßigen Konsum von Alkohol und anderen Drogen, wiederholte Schläge auf den Kopf.	Vergiss den Moment, löse dich von deinem Selbst und sogar der Geschichte der Menschheit.
Prozess wird beschleunigt durch Rauchen, wiederholt übermäßiger Lautstärke ausgesetzt sein.	Aufhören, auf sich selbst und andere zu blicken und zu hören, und sich mit Unendlichkeit verbinden.
Prozess wird beschleunigt durch Rauchen, schlechte Luftqualität, ungenügende körperliche Bewegung.	Hör auf zu atmen, halte den Atem an und stoppe die Zeit.
Prozess wird beschleunigt durch übermäßigen Alkohol- und Tabakkonsum, schlechte Essgewohnheiten.	An Stärke verlieren, sensibler werden für Veränderungen.
Prozess wird beschleunigt durch Verletzung, Fettleibigkeit.	Nachlassen der Fähigkeit, der gesellschaftlichen Absicht zu folgen, Gefühl von „Dein Wille geschehe“.
Prozess wird beschleunigt durch Verletzung, Fettleibigkeit.	Das Skelett entdecken, denjenigen Teil der Person, der alt ist oder unendlich. Das Selbst als im Verschwinden begriffen wahrnehmen.
Prozess wird beschleunigt durch unzureichende körperliche Bewegung, Hungern.	(Wenn Nahrung kein Problem ist) Loslassen; nachgeben, die Dinge geschehen lassen.
Prozess wird beschleunigt durch Alkohol- und Drogenmissbrauch, Virusinfektion.	Das Leben nicht als selbstverständlich betrachten; sich bewusst mit Ereignissen verbinden, anstatt das Leben wegzuwerfen.

Konsensusrealität ist, wird älter und stirbt letztlich. Das klingt nach einer offenkundigen Einsicht, aber die meisten Menschen versuchen diese zu vergessen, als würde die Zeit nicht existieren, und beharren darauf, sich mit früheren Erscheinungen zu identifizieren. Indem man an vergangenen Identitäten festhält, indem man sagt: „Oh nein, ich werde nicht älter", marginalisiert man seine Natur, die die Form wechselt. Eine einseitige Sicht des Lebens vergiftet den Geist. Einseitigkeit kann für den Körper deprimierend oder irritierend sein. So beängstigend es auch sein mag – die Sichtweise, dass wir ewig hier sind, aufzugeben, indem wir des Sterbens gedenken, kann zu Freiheit von den Beschränkungen von Zeit und Raum und allem anderen in dieser Welt der Konsensusrealität führen.

Wir haben in diesem Buch Symptome aus verschiedenen Perspektiven betrachtet. In Teil 1 war der Fokus auf die Arbeit mit einzelnen Symptomen gerichtet, und in Teil 2 auf deren Beziehung zur Welt und ererbte Traumgenmuster. Nun, in Teil 3, möchte ich erforschen, wie sich Bewusstheit auf den Alterungsprozess auswirkt. In diesem Teil über Altern und Sterben werden nicht länger einzelne Symptome unser Fokus sein, sondern jene *Cluster* von Symptomen, die mit dem Alterungsprozess einhergehen. Im Wesentlichen werden wir die somatischen Aspekte dessen, wie wir das Vergehen der Zeit betrachten, untersuchen.

Physische Aspekte des Alterns

Im Folgenden (siehe Tabelle) liste ich einige der mit dem Altern verbundenen physiologischen Veränderungen auf und weise auf einige Traumland-Erfahrungen hin, die jene Symptome begleiten. Die psychologischen Erfahrungen sind bloß Anregungen; sie stammen von Erfahrungen her, die ich mit Menschen gemacht habe, die an ihrem Alterungsprozess gearbeitet haben. Ich möchte ausdrücklich darauf hinweisen, dass das psychologische Material in der Tabelle bloß als Anregung gedacht ist. Darüber hinaus sind die physiologischen Komponenten keine Fakten, die auf jeden zutreffen, sondern lediglich Durchschnittswerte. Der Alterungsprozess wirkt sich nicht bei jedem gleich aus.

Zum Beispiel wirkt sich das Altern auf das Gehirn aus; im Lauf der Jahre lässt bei den meisten Menschen die Erinnerungsfähigkeit nach. Die Fähigkeit, etwas Neues zu erlernen, vermindert sich, obgleich umstritten bleibt, in welchem Maße. Die typische ältere Person mit Gedächtnisverlust vergisst zunächst andere und schließlich sich selbst.

Als ich Psychologie zu studieren begann, hörte ich von einer psychiatrischen Kategorie, der senilen Depression, die sich auf ältere Menschen bezieht, die ruhiger werden und mehr herumsitzen als zuvor. Aber zu jener Zeit bezogen sich die meisten Studien auf Menschen, die in Institutionen und Altersheimen lebten, und schlossen unabhängig lebende, mental und körperlich aktive Menschen nicht mit ein. Heute scheint es mir klar zu sein, dass ältere Menschen depressiv sein können, nicht weil es sich dabei um ein Merkmal des Alterungsprozesses handeln würde oder aufgrund der biologischen Veränderungen, sondern wegen psychologischer Probleme wie zerbrochenen Beziehungen oder (wie der oben erwähnte Klient), weil sie sich nicht mit der Bedeutung von Altern und Tod auseinandergesetzt haben.

Viele Herzprobleme erzeugen wahrnehmbare Symptome. Wenn das Herz schwächer wird, träumen viele Menschen davon, weniger zu tun oder losgelöster zu sein in dem, was sie tun. Einige wenige träumen jedoch, dass sie etwas vollkommen Neues beginnen müssen. Dies erinnert mich an den alternden Schamanen Don Juan, der, seinen jungen Lehrling (Carlos Castaneda) hinter sich herziehend, in schnellem Tempo die Berge überquerte und behauptete, seine Kraft sei auf seine Losgelöstheit oder sein „Nichttun" zurückzuführen.

Verstopfte Arterien können Kreislaufprobleme verursachen. Allmähliche Verstopfung ist schwer zu entdecken, bis die Verstopfungen Symptome in Organen hervorrufen, die nicht ausreichend mit Blut versorgt werden. Dennoch sagen Menschen mit einem Kreislaufproblem (wie Blutgerinnsel) oftmals, dass sie eine Art „Stopp" in ihrem Körper verspürten. Viele hören die Botschaft: „Höre mit dem auf, was du tust."

Die alternde Leber filtert mit der Zeit weniger Toxine aus dem Blut. Menschen mit Leberproblemen aller Art sprechen oft über eine Veränderung ihres Lebensstils und ihrer persönlichen Geschichte. Sie erzählen Geschichten, wie sie unnötig mit dem Leben gespielt haben, indem sie es als gegeben und nicht als ein zeitweiliges Geschenk betrachtet haben. Viele benutzten Suchttendenzen und drogeninduzierte veränderte Bewusstseinszustände, um Zugang zu spirituellen Erfahrungen zu erhalten. Leberprobleme geben unserem Bewusstsein eine neue Richtung, damit wir ohne den Gebrauch toxischer Substanzen Zugang zu Hyperräumen erhalten.

Während die Schulmedizin den Fokus hauptsächlich darauf richtet, die physische Form zu bewahren, betrachtet die Regenbogenmedizin den Tod als nur eine von vielen Welten parallel zum Alltagsleben. Vom Quantenstandpunkt, vom Standpunkt der Kraft der Stille aus betrachtet, sind wir eine Kombination aus Tod und Leben. Im Alltagsleben marginalisieren wir den Tod möglicherweise in einem Maße, dass er uns einen Schrecken einjagt und wir ihn im Hintergrund aller unserer Aktivitäten halten. Aus einer Traumlandperspektive bedeutet der Tod jedoch das Ende unserer Identifikation mit bestimmten Eigenschaften und den Beginn eines neuen Potentials, um neue Perspektiven zu eröffnen.

Das Altern definieren

Begriffe wie *Leben, Liebe, Natur* und *Altern* weisen auf multidimensionale Erfahrungen hin. Die der Konsensusrealität zugehörige Komponente des Alterns bezieht sich gewöhnlich auf den Verfall unseres physischen Körpers. Unsere Erscheinung verändert sich; wir werden kleiner, gekrümmter, grauer, kahler, faltiger; Hören, Sehen und Fühlen werden schwächer; und das Gedächtnis lässt nach. Altern bedeutet gewöhnlich fortschreitenden Verfall. Psychologisch gesehen ist derjenige Teil von uns, der sich vorgestellt hat, ewig zu leben, immer

Die Biophysik des Alterns

Die moderne wissenschaftliche Forschung über das Altern zielt darauf ab, den Alterungsprozess in den Zellen zu hemmen. Wie bereits erwähnt, trägt jede Körperzelle den gesamten genetischen Code in der in ihrem Kern gespeicherten DNA. Die DNA steuert die Aktivitäten und Reaktionen der Zelle. Jedes Mal, wenn sich eine Zelle teilt, reproduziert sich die DNA. Um Mutationen zu verhindern und zu korrigieren, überwachen Enzyme im Zellkern die DNA unaufhörlich. Dennoch bleiben einige Mutationen auf der Zellebene in den somatischen Zellen des Körpers (im Haut- oder Muskelgewebe oder in Organen, Drüsen etc.) unentdeckt, und wenn sich die Zelle teilt, wird der Zellschaden in weiteren Generationen der Teilungen jener Zelle reproduziert. Das Reparatursystem der DNA selbst altert und kann seine Aufgabe weniger gut bewältigen. Mit der Zeit wird die fehlerhafte DNA an neue Zellen weitergegeben und weitere Fehler entstehen. Die mikroskopischen Fehler in jener einen Zelle summieren sich schließlich zu Tumoren oder körperlichem Verfall und Altern.

Zusätzlich zu der Tatsache, dass es mit dem Reparatursystem selbst bergab geht, sind freie Radikale eine Hauptursache für DNA-Schäden. Freie Radikale sind reaktive, elektronisch ungradzahlige Moleküle, die durch normale Stoffwechselprozesse unter Beteiligung von Sauerstoff entstehen. Um diese hochreaktiven Chemikalien zu neutralisieren, benutzt die Zelle verschiedene Verbindungen, die als Antioxidantien bekannt sind, unter ihnen die Vitamine C und E und andere Chemikalien, die in Früchten und Gemüsen vorkommen. Antioxidantien konservieren Nahrungsmittel (und Benzin, Öle etc.), indem sie sie davor bewahren, ranzig zu werden. Dennoch entsteht ein Schaden durch freie Radikale, von dem man annimmt, dass er einer der Mechanismen des Alterns ist. Es hat sich herausgestellt, dass Menschen einen wesentlich höheren Antioxidantienspiegel besitzen als kurzlebigere Spezies.

wieder schockiert angesichts des Verfalls. Gleichzeitig kann Altern Freiheit vom eigenen Selbst und von gesellschaftlichen Belangen bedeuten.

Eine nicht der Konsensusrealität angehörige Definition des Alterns besagt, dass Altern Bewusstheit bedeutet über das Wachsen des Todes jener Person, die man war. *Altern ist der Tod der Einseitigkeit*, die imstande war, das Träumen, kleine Flirts und Empfindungen zu marginalisieren. Letztlich wird das ganze Leben zu einem jener seltsamen Flirts oder Empfindungen, die nicht länger vermieden werden können.

So unglaublich es manchen unter uns auch erscheinen mag, niemand weiß genau, warum der zur Konsensusrealität gehörige Prozess des Alterns abläuft. Die meisten Biologinnen und Biologen argumentieren, dass Altern Teil des Evolutionsmusters ist. Diesem Denken zufolge wird die Evolution durch natürliche Selektion organisiert; Menschen, deren Gene ihnen ein langes Leben schenken, geben diese Gene weiter. Die menschliche Rasse hat nie Gene entwickelt, die Gesundheit und Kraft bis ins hohe Alter schenken, da (in der Konsensusrealität) die Natur (und auch die Menschen?) den Fokus darauf gerichtet zu haben scheint, Gene für Wachstum, Entwicklung und Reproduktion zu benutzen. Daher, so sagen uns die Wissenschaftler, sind unsere Gene vorbestimmt, uns im Stich zu lassen.

In der Konsensusrealität verursacht das Vergehen der Zeit den Alterungsprozess. Es scheint, als sei unsere Lebensspanne genetisch vorbestimmt. Wenige unter uns werden älter als 119 Jahre werden, wenn überhaupt. Die endliche Natur des Lebens ist vermutlich auf eine Kombination aus genetischen Eigenschaften und Umwelteigenschaften zurückzuführen. Wie an alle anderen Symptome auch, geht die Regenbogenmedizin an den Alterungsprozess heran wie an einen Bewusstseinsprozess und eine der Konsensusrealität zugehörige medizinische Situation, die teilweise verhindert und behandelt werden kann.

Altern und die Kraft der Stille

In Kapitel 6 sprach ich in physiologischen Begriffen über das Leben im Sinne von „Leben ist das, was atmet und sich bewegt“. Die metabolische Definition des Lebens hing damit zusammen, über eine Identität in der Konsensusrealität zu verfügen in Verbindung mit einer durchlässigen Grenze. Die genetische Definition fügte die Biochemie und die Umwelt hinzu und stellte das Leben als einen Evolutionsprozess mit Anpassungen als Antwort auf die uns umgebende Welt dar. In der Biophysik ist das Leben Ordnung, wobei die Entropie über die Ordnung siegt und das Leben schließlich zerstört.

Die Definition der Regenbogenmedizin des Lebens schließt auch die Kraft der Stille oder die subtile Intention der Natur mit ein, welche die Existenz mit der Quantenmechanik und parallelen Welten verbindet. In der Regenbogenmedizin ist das Altern in der Konsensusrealität körperlicher Verfall; im Traumland ist Altern eine subjektive, individuelle Erfahrung; und in der Welt der Essenz ist Altern nichts als ein Aspekt der Kraft der Stille.

Viele Menschen klagen beispielsweise über das Altern in Begriffen von Müdigkeit und schlaffer werdenden Körperteilen. Der Magen, die Schultern, die Brüste, die Hoden und andere Organe beginnen zu erschlaffen. Ohne Bewegung erschlafft der Körper. Anstatt gegen die Erschlaffung anzukämpfen – was mit körperlichen Übungen beispielsweise möglich ist –, kann die Erfahrung des Erschlaffens aufschlussreich sein.

Ich erinnere mich, wie ich eine Frau mittleren Alters in einem meiner Seminare nach ihrer Erfahrung des Alterns gefragt habe. Sie erzählte mir, das Erschlaffen sei für sie im Moment die herausragende Erfahrung des Alterns. Sie folgte meinem Vorschlag, nicht nur über das Altern zu reden, sondern ihre Beschreibung des Alterns zu erfahren, und während sie dastand, kippte sie ein wenig vornüber. Ich empfahl ihr, ihre Aufmerksamkeit zu gebrauchen und demjenigen zu folgen versuchen, was auch immer geschehen würde. Sie kippte noch weiter vornüber, hielt dann für einen Augenblick inne, um zu kommentieren, dass sie, wenn sie vollkommen loslassen würde, der Schwerkraft nachgeben müsste. Als sie dann zu Boden sank, machte sie eine Entdeckung: Die Erde war für sie da und trug sie. Die Erde, erklärte sie, sei „wie Gott". Als sie sich in Gottes Hand sinken ließ, verwandelte sich das Erschlaffen in eine spirituelle Erfahrung. Als sie sich nicht länger aufrecht halten konnte, als sie losließ, spürte sie, dass etwas anderes für sie da war. Erschlaffen ist ein mit dem Altern verbundenes mechanisches Problem, aber im Traumland verwandelte sich das Altern in etwas Göttliches.

Ich lege Ihnen nahe, Ihre eigene Bewusstheit zu gebrauchen. Verstehen Sie, dass Wörter wie *Altern* und *Depression* Begriffe sind, die in der Konsensusrealität eine Bedeutung haben, aber Erfahrungen des Traumlandes, die transformierend sein können, negieren. Sie, liebe Leserin, lieber Leser, sollten sich fragen, wie Sie Altern definieren. Wie erfahren Sie das Altern genau jetzt? Anstatt bei jener Beschreibung des Alterns zu bleiben (als würde sie irgendetwas erklären), nehmen Sie sich einen Moment Zeit, um sich in jene Erfahrung *hineinzufühlen*.

Lassen Sie sich experimenthalber ins Traumland hinabsinken und geben Sie sich Ihrer Erfahrung des Alterns hin. Wechseln Sie die Form und lassen Sie das Altern geschehen. Lassen Sie Ihre Körpererfahrung geschehen und erforschen Sie Ihre gegenwärtige Erfahrung des Alterns.

Wenn jene Erfahrung zu vollem Ausdruck gelangt ist, stellen Sie sich ein Bild einer Person mit Ihrem entfalteten Körpergefühl vor. Wenn Sie zum Beispiel müde sind und sich dabei ertappen zu entspannen, stellen Sie sich eine entspannte Person vor. Erlauben Sie sich, jene Person zu sein, und entdecken

Sie die Kraft der Stille, die sich in diesem Augenblick in Ihnen zu manifestieren versucht. Genießen Sie jene Erfahrung und entdecken Sie ihre Bedeutung.

Altern ist ein kollektiver Name für eine noch immer im Wesentlichen unbekannte Erfahrung, die versucht, Sie hinsichtlich Ihrer Natur zu erleuchten! Vom Standpunkt der Nicht-Konsensusrealität aus existiert das Träumen und nicht das Altern. Dieser Standpunkt ist jenem der großen spirituellen Traditionen wie dem Buddhismus ähnlich.

Grundlegende buddhistische Ideen über das Altern

Das Altern ist für einige spirituelle Traditionen wie den Buddhismus zentral. Die folgende kurze Zusammenfassung lässt einiges zu wünschen übrig, aber ich muss sie einschließen, da einige der Hauptideen des Buddhismus eng mit sowohl den wissenschaftlichen als auch den spirituellen Dimensionen der Regenbogenmedizin verknüpft sind.[2]

Der Legende zufolge verbrachte Buddha seine ersten neunundzwanzig Jahre in einer beschützten und privilegierten Umgebung. Mit dreißig verließ er jene beschützte Existenz und trat in die Alltagswelt ein. Das erste, was er sah, waren die „Vier Zeichen". Das erste war ein Greis, das zweite ein Fieberkranker, das dritte ein Leichnam und das vierte ein Mönch.

Nachdem er den Palast verlassen hatte, bestand sein erster Schritt zur Erleuchtung im Erblicken des Greises. Dann kamen Krankheit, Tod und der Mönch. Diese Geschichte repräsentiert viele Aspekte, aber im Kontext dieses Buches könnte der beschützte Raum, in dem er den ersten Teil seines Lebens verbrachte, symbolisch als naive Jugend betrachtet werden. Mit dreißig wurde er sich der Existenz des Alterns, sozialer Themen und des Schmerzes bewusst.

Dann folgte Buddha dem Pfad des vierten Zeichens, jenem des Mönchs. Indem er unter dem Bodhi-Baum meditierte, befreite er sich von der Konsensusrealität durch die Erkenntnis, dass alle Dinge in wechselseitiger Abhängigkeit voneinander existieren und leer sind. Buddha erkannte, dass das Leben infolge der Anhaftung an materielle Dinge und angenehme Geisteszustände Leiden bedeutet. Buddha entdeckte, dass Leiden und Begierde durch rechtes Handeln, rechten Lebenserwerb und rechte Achtsamkeit aufgelöst werden können (unter Benutzung des Achtfachen Pfads[3]).

Die Meditation sowie dem Entstehen und Vergehen der inneren Erfahrung zu folgen brachten Buddha dazu, verschiedene allgemeine Prinzipien zur Auflösung des Leidens zu umreißen. Das erste buddhistische Prinzip lautet Unbeständigkeit – *amitya*. Nichts ist von Dauer. Nehmen Sie wahr, dass alle Erfahrungen entstehen und vergehen; sie kommen und gehen. *Alles ist Prozess*. Die der Quantenphysik zugrunde liegenden Wellenformen implizieren ebenfalls, dass das Universum im Wesentlichen eine im Prozess befindliche Welle ist. Alles ist in Bewegung.

Das zweite buddhistische Prinzip besagt, dass alles in der Konsensusrealität leer ist – *sunyata*. Das Wort *leer* kann auf viele Weisen verstanden werden. Ich mag die Interpretation von Fukushima Roshi, jenem Zen-Meister aus Tokyo, der von Leerheit im Sinne von Offenheit und Kreativität spricht. Leerheit legt nahe, dass Ereignisse auf der Ebene der Essenz voller kreativer Funken sind, aber leer von jeglicher beständigen Form oder beständigem Inhalt. Zum Beispiel ist ein Stuhl leer in dem Sinne, dass *Stuhl* eine der Konsensusrealität zugehörige Idee ist, die die Essenz jenes Stuhles, der sich als ein Objekt der Konsensusrealität mit der Zeit transformiert, marginalisiert. In diesem Sinne enthält die Konsensusrealität Leerheit.

Ein weiteres Beispiel: Sie denken wahrscheinlich von sich selbst als einer Person in der Alltagsrealität. Doch irgendetwas zu benennen negiert die ihm zugrunde liegende Bewegung, seine andauernde Fluidität und definiert es als eine einzige Sache. Jedoch weiß selbst die Wissenschaft der Konsensusrealität heute, dass es keine festen Dinge oder Objekte gibt, die stabil und beständig sind. In diesem Sinne ist alles leer. Die Taoisten beschreiben diese Leerheit auf eine andere Weise. Sie nennen sie das Tao, das nicht gesagt werden kann.

Im Buddhismus werden die Dinge durch ihre wechselseitige Abhängigkeit zu demjenigen, als das wir sie kennen. Dass ein Symptom ein Symptom ist, wissen wir zum Beispiel nur aufgrund der wechselseitigen Abhängigkeit zwischen der Alltagsrealität und der Geschichte, der Wissenschaft, Schmerzen und Leiden. Jedes einzelne Symptom steht in wechselseitiger Abhängigkeit mit allen Dingen. Ohne irgendeines dieser Elemente wäre ein *Symptom* etwas anderes.

Zum Beispiel würden in einer Kultur, die keine Konzeption von Symptomen hat, wie wir sie uns vorstellen, Symptome nicht existieren. Das, was wir Krebs nennen, existiert nur, weil wir einem beschleunigten Wachstumsprozess eine bestimmte Anordnung von Attributen zuordnen. Ordnet man einen anderen Satz von Attributen zu, erhält man eine vollkommen andere Erfahrung. Die zugrunde liegende Leerheit der Konsensusrealität reflektiert das Prinzip, dass *alle Bedeutung zugeordnet wird; nichts ist immanent.*

Das dritte buddhistische Prinzip, Anatman, bedeutet „Nicht-Selbst". Wir besitzen als Individuen kein beständiges Ego oder keine beständige Identität, selbst wenn aus keinem anderen Grund als demjenigen, dass unser Selbst der Konsensusrealität wächst und stirbt.

Altern als parallele Welt

Die Sicht der Regenbogenmedizin des Alters schließt eine Mischung aus wissenschaftlichen und spirituellen Ideen, aus messbaren und nicht messbaren Realitäten ein. Wir alle altern, und gleichzeitig ist Altern ein leerer Begriff für einen unbekannten und geheimnisvollen Prozess. Im Traumland kann Altern durch viele Parallelwelten repräsentiert werden. Im Traumland sind „Sie", unabhängig von Ihrem Alter in der Konsensusrealität, sowohl ein Baby als auch ein Greis, lebendig und tot, Sie selbst ebenso wie viele andere Figuren. Sie sind eine Konstellation aus vielen Universen.

In der Konsensusrealität scheinen Sie nur deshalb eine einzelne Person zu sein, weil jene anderen Universen marginalisiert werden. Nur die Summe *aller* Ihrer – und aller anderen – potentiellen Geschichten, Ihres Todes, Ihres Lebens, Ihrer Kindheit, Ihres Alters, macht Ihr gesamtes Selbst aus.Die Summe all der Geschichten aller Ihrer Teile ergibt einen Sinn. Eine Welt für sich ist unzureichend und hinterlässt in Ihnen ein Gefühl von Nervosität, als würde dem Leben etwas fehlen.

Mein Diagramm der Gesamtsumme aller Wellen bildet eine Gesamtsumme jener verschiedenen Welten ab, eine Summe, die dem eigenen zeitlosen Pfad des Herzens gleichkommt.

Übung: Mit Symptomen des Alterns arbeiten

Zusätzlich zur Arbeit mit der gesamten Erfahrung des Alterns kann es für manche Menschen sehr hilfreich sein, mit spezifischen Symptomen des Alterns zu arbeiten. Ein nützlicher Weg, dies zu tun, besteht darin, ein spezifisches Körpersymptom zu identifizieren, von dem Sie das Gefühl haben, es könnte mit dem Altern zusammenhängen. Nehmen Sie sich jetzt einen Augenblick Zeit dafür. Wenn Sie verschiedene Symptome haben, lassen Sie Ihr Unbewusstes auswählen, an welchem Körpersymptom oder an welcher Erfahrung (wenn möglich durch das Altern verursacht) im Moment gearbeitet werden soll.

> *Fühlen Sie das Symptom oder nehmen Sie seine Auswirkung wahr.* In welcher Weise vermindert es Ihren früheren Gesundheitszustand? Ist zum Beispiel Ihr Sehvermögen schwächer? Erschlafft Ihr Körper, so dass Sie weniger kraftvoll sind? Verändert sich Ihre Haut? Ist Ihr Herz, Ihr Magen oder Ihre Sexualität in gewisser Hinsicht weniger vital?
>
> *Anstatt diesem Symptom Widerstand zu leisten, es zu analysieren oder bloß mit Medikamenten zu behandeln, nehmen Sie es wahr.*

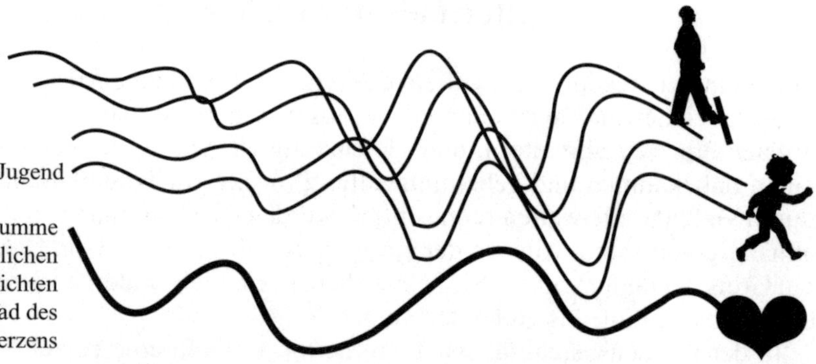

Abbildung 15.1: Gesamtsumme aller Wellen. Die Summe der Welten des Alters und der Jugend und andere parallele Erfahrungen oder Rhythmen der Pilotwelle.

Denken Sie nicht nur auf rationale Weise darüber nach. Fühlen Sie stattdessen in das Symptom hinein (oder stellen Sie sich das Gefühl vor, das Sie hätten, wenn sich dieses Symptom verstärken würde). Erlauben Sie nun dieser Fühlerfahrung, ein wenig stärker zu werden. Erlauben Sie dem Prozess jenes Symptoms des Alterns, sich zu entfalten. Nehmen Sie in Ihrer Vorstellung einfach wahr, wie Sie sich im Lauf der Zeit verändern könnten. Der Punkt ist nicht, jene Veränderungen bloß zu bedauern, sondern sie wahrzunehmen und ihnen zu erlauben, Ihrer Erfahrung und Phantasie gemäß zu geschehen. Werden beispielsweise Ihre Augen schlechter, stellen Sie sich vor, was es bedeutet, weniger zu sehen, weniger in der Lage zu sein, auf die Sie umgebende Welt zu fokussieren.

Gebrauchen Sie Ihre innere Bewusstheit, und verfolgen Sie das, was geschieht, während Sie noch tiefer in jenen Alterungsprozess eintreten. Halten Sie Ihre Aufmerksamkeit auf dem in Ihrer Vorstellung geschehenden Verfall, und finden Sie, während Sie ihn erfahren, seine Grundtendenz, die sehr subtile Intention hinter dieser Entwicklung. Lassen Sie Ihre ersten aufflackernden Gedanken darüber auftauchen und packen Sie sie. Zum Beispiel könnte die Essenz Ihres schwächer werdenden Sehvermögens darin bestehen, den Blick nicht länger nach außen zu richten, sondern stattdessen innere Tendenzen wahrzunehmen und ihnen zu folgen. Die Essenz von nachlassendem Sehvermögen könnte darin bestehen, die Welt weniger ernst zu nehmen und – wie Jacques Lusseyran, der blind war – zu lernen, das Leben anders wahrzunehmen.

Erforschen Sie die Welt jener Essenz. Jedes Mal, wenn Sie über das Altern nachdenken, nehmen Sie es wahr, gedenken Sie des Sterbens und erinnern Sie sich daran, dass in gewisser Hinsicht sowohl *Altern* als auch *Tod* leer sind – sie sind nichts als Namen, die unbekannten Erfahrungen zugeordnet werden. Lassen Sie die Stabilität, die Sie auch immer bislang in Ihrem Leben erfahren haben mögen, hinter sich, und erforschen Sie, wie es ist, das Alter geschehen zu lassen. Erlauben Sie der Unbeständigkeit, Sie durch die Leere zu einem Pfad des Herzens jenseits von Zeit und Raum zu führen. Ist diese Essenz-Erfahrung, der Pfads des Herzens, auf irgendeine Art und Weise die Summe Ihres Alters und einiger wesentlicher Teile Ihrer Jugend?

Erinnern Sie sich an die Empfehlung des Schamanen Don Juan in Bezug auf das, was er „den Pfad des Herzens" nannte. Es handelt sich dabei um jenen Pfad, den eine sehr weise und alte Person einschlägt; dieser Pfad ist frei von Ambitionen und den Vorstellungen anderer. Dieser Pfad macht Sie glücklich. Andere Pfade lassen Sie schließlich Ihr eigenes Leben verfluchen. Wenn Sie sich nicht auf dem Pfad des Herzens befinden, kann man Ihnen keinen Vorwurf machen, wenn Sie das, was Sie tun, fallen lassen, um ihn zu finden. Altern ist ein Teil des Pfads des Herzens, wenn man es als leer betrachtet und sein Geheimnis erforscht.

16. Warum freie Radikale töten

> Heute wissen wir, wie sich die Elektronen und Licht verhalten. Doch wie soll ich dieses Verhalten nennen? Wenn ich sage, sie verhalten sich wie Teilchen, erwecke ich einen falschen Eindruck; auch wenn ich sage, dass sie sich wie Wellen verhalten. Sie verhalten sich auf ihre eigene unnachahmliche Weise, welche formal als eine quantenmechanische bezeichnet werden könnte. Sie verhalten sich auf eine Weise, die nichts ähnlich ist, was Sie je zuvor gesehen haben. Ihre Erfahrung mit Dingen, die Sie zuvor gesehen haben, ist unvollständig. Das Verhalten von Dingen auf einem sehr kleinen Maßstab ist einfach anders. … Die Schwierigkeit ist eigentlich psychologischer Natur und besteht in der unaufhörlichen Qual, dass man sich ständig fragt: „Aber wie kann das sein?" Hierin spiegelt sich [ein] unkontrolliertes, aber zutiefst vergebliches Verlangen, jenes Verhalten in Begriffen von etwas Vertrautem zu verstehen.
>
> – *Richard Feynman*[1]

Wie Sie mit dem Altern, mit genetischen Problemen, Zellen und Symptomen umgehen, hängt zum Teil von Ihrer Vorstellung bezüglich dessen ab, was Behandlungen zu leisten imstande sind. Wenn Sie das Altern zum Beispiel in chemischen Begriffen betrachten, könnten Sie an rostendes Metall und verfallende Körper denken. Dann müssten Sie Antioxidantien nehmen, da diese, wie ich weiter unten erörtere, „Rost" vorbeugen.

Betrachtet man das Altern jedoch nicht nur vom Standpunkt der Chemie und Biologie aus, sondern schließt die Psychologie mit ein, ist Rosten und die Abnutzung von Teilen plötzlich mit mehr als Oxidation verbunden. Vom neuen Regenbogenstandpunkt aus betrachtet, sind Altern, Rosten und Oxidation nicht nur Fakten der Konsensusrealität, sondern mentale Vorstellungen, Metaphern, die mit unerfüllten Begierden verbunden sind. Wenn Sie dies an den buddhistischen Hinweis erinnert, dass alles Leiden aus Anhaftung entsteht, liegen Sie richtig. Aus meiner Sicht befindet sich hier, inmitten der elektrodynamischen Chemie, ein weiterer magischer Punkt, an dem Physik, Psychologie und spirituelle Lehren konvergieren.

Die heutige biologische Sicht betrachtet uns als eine bewegliche Ansammlung von etwa einer Billiarde Zellen. Dies ist zweifellos die Welt der „zehntausend Dinge", um einen taoistischen Begriff für die Konsensusrealität zu gebrauchen. Wenn wir uns durch ein Mikroskop betrachten, scheinen wir ein Haufen von Zellen zu sein, und in etwa die Hälfte des genetischen Materials in jeder von ihnen ist ebenso in einer Banane zu finden. Die Tatsache, dass die Grundbestandteile des Lebens – all jene Dinge, die uns zu Menschen machen – nur etwa drei Prozent verschieden sind von denen eines Schimpansen, könnte Sie beunruhigen oder Sie vielleicht davon überzeugen, dass Sie im Allgemeinen „der Andere“ sind. Sie und ich befinden uns in Interdependenz mit Bananen, Affen und allem anderen.

Der Seneszenz-Faktor

Aus vorangegangenen Kapiteln wissen wir, dass sich Zellen regenerieren und reparieren, da sich der DNA-Code unaufhörlich trennt und verdoppelt und so das Leben neu erschafft. Die Zelle teilt sich im Prozess der Mitose. Gäbe es keine Unfälle, würde dieser Replikationsprozess ewig weitergehen, und wir wären unsterblich.

1961 führte Leonard Hayflick, ein amerikanischer Mikrobiologe an der Universität von Pennsylvania, ein Experiment an menschlichen Zellen durch. Er fand heraus, dass sich Körperzellen 50 Mal replizierten, bevor sie sich nicht länger teilten und zu altern begannen. Bis zum heutigen Tag vermag niemand zu erklären, warum sie nach 50 Malen aufhören, sich zu replizieren. Zellbiologen nennen den unbekannten Faktor, der die Zellreproduktion begrenzt, „SF“ – kurz geschrieben für Seneszenz-Faktor.

Es gibt verschiedene Theorien bezüglich der Seneszenz. Die erste ist die Autoimmuntheorie, die nahelegt, dass Autoimmunreaktionen dann auftreten, wenn unsere Abwehrmechanismen, deren Aufgabe darin besteht, den Körper gefährdende Fremdkörper von außen anzugreifen, den Körper selbst angreifen. In psychologischen Begriffen verteidigen wir unsere Individualität gegen Angriffe, gehen aber zu weit darin und beginnen uns selbst ebenso anzugreifen. Autoimmunreaktionen sind ein wenig wie Selbsthass in der Psychologie.

Freie Radikale sind eine zweite Theorie bezüglich der Seneszenz. Toxine und Unfälle schädigen die DNA, und freie Radikale sind eines der inneren Gifte, die genetische Unfälle und Altern hervorrufen. Einfach gesagt, sind freie Radikale Substanzen mit einer unausgeglichenen Elektronenhülle. Sie verfügen über ein freies oder zusätzliches ungepaartes Elektron. Diese unausgeglichenen Radikale greifen die DNA an und ziehen elektrische Ladung aus der DNA, wobei sie die Zellchemie stören. Das Resultat ist, dass die DNA sich nicht mehr so gut repliziert. Folglich rufen freie Radikale Mutationen hervor und sind somit Teil des Seneszenz-Faktors. Freie Radikale werden als Mitwirkende bei vielen Krankheiten, einschließlich Diabetes, Arthritis, Alzheimer und Herzproblemen betrachtet.

Freie Radikale und Buddhismus

Buddhismus und Biochemie stimmen in einem Punkt überein: Anhaftung erzeugt Leiden. Wenn Sie sich daran erinnern, dass das freie Radikal sich nach einer positiven Ladung sehnt, dann ist das, wovon Chemikerinnen und Chemiker als freies Radikal denken, eine Metapher oder ein Symbol für den Teil von uns, der sich nach demjenigen sehnt, das fehlt. Eine Art und Weise, die Chemie der freien Radikale zu verstehen, besteht darin, an Begierden, Anhaftungen, Verlangen und hungrige Geister zu denken. Stellen Sie sich zum Beispiel vor, wie Sie sich verhalten, wenn Sie sehr hungrig sind. Noch besser, denken Sie an Zeiten, in denen Sie essen, nicht weil Sie hungrig sind, sondern aufgrund irgendeiner unbekannten Begierde. Ohne Bewusstheit lässt Ihre Begierde Sie die Agonie der Lebewesen, die Sie essen müssen, wie Tiere, Fische und Vögel, vergessen. Überleben des Tüchtigsten! Begierde, wird sie nicht beachtet und befriedigt, schaltet die Wahrnehmung aus und lässt uns potentiell gefährlich werden für uns selbst und andere.

Ebenso wie freie Radikale sind auch Begierden Teil des Seneszenz-Faktors. Begierden und Süchte nutzen uns ab und ruinieren den Körper. Je einseitiger man ist, je mehr das Herz rast, je mehr Säure der Magen produziert, je stärker man brennt und sich nach *etwas* sehnt, desto größer ist der Stressfaktor und desto weniger wohl fühlt man sich.

Spirituelle Haltungen und Lösgelöstheit nähern sich diesem Problem an und sind eine Art von psychologischem Antioxidans gegen Begierden, so, wie Vitamin C ein physiologisches Antioxidans ist. Buddhismus, Taoismus und andere verwandte Traditionen sind „Antioxidantien" in dem Sinne, dass die Praxis ihrer Lehren darauf ausgerichtet ist, Begierden zu neutralisieren, um Losgelöstheit und das allgemeine Gleichgewicht zu fördern. Heute ist es fast schon in Mode gekommen, dass Ärzte Meditation als Gegenmittel bei Stress empfehlen.

Übung: In die Begierde hinein und darüber hinausgehen

Betrachten wir unsere Theorien über die Chemie, wie wir es in der Physik tun, als Metaphern und Muster des Traumlandes, sind freie Radikale stresserzeugende Einstellungen, das heißt einseitige Begierden. Zum Beispiel lässt

Die Oxidation freier Radikale

In der Zeichnung weiter unten besitzt das freie Radikal links einige ungepaarte Elektronen und eine daraus resultierende negative Ladung. Stellen Sie sich vor, jenes Radikal zu sein, das nach einer Ladung sucht, um sich auszugleichen. Sie würden nach positiver Ladung hungern, um sich besser zu fühlen. Vielleicht würden Sie sogar das Gesetz brechen, um Ihre Begierde zu stillen. Freie Radikale sind wie Räuber.

In der Chemie erzeugen diese freien Radikale einen Prozess, der Oxidation genannt wird, in dessen Verlauf eines oder mehrere Elektronen von den Molekülen einer Substanz entfernt werden. Das freie Radikal, das nicht länger negativ geladen bleibt, oxidiert durch die Verbindung mit genetischem Material (rechte Seite), das nicht mehr richtig funktioniert, nachdem es zusätzliche Elektronen aufgenommen hat.

Das freie Radikal oxidiert, wenn es seine Elektronen verliert. Sie kennen den Prozess der Oxidation aufgrund dessen, was er der Nahrung zufügt. Oxidation lässt Öl und Butter ranzig werden und verwandelt Eisen in Rost. Antioxidantien wie Vitamin C, E und A wirken der Oxidation entgegen, indem sie freie Radikale neutralisieren. Erkennt das freie Radikal diese Vitamine oder Antioxidantien um sich herum, geht es mit ihnen anstelle der DNA davon.

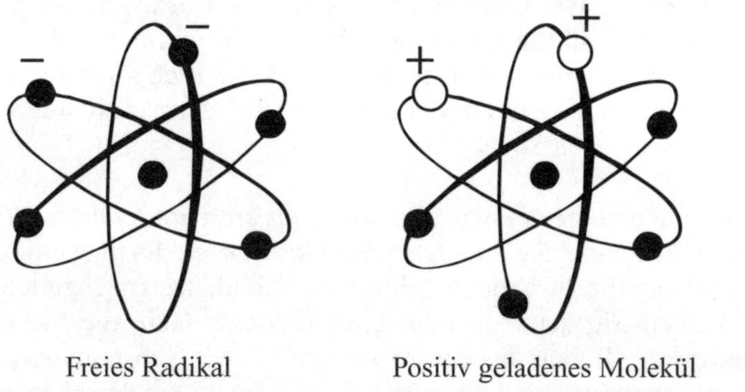

Abbildung 16.1: Oxidation eines freien Radikals

eine arbeitssüchtige Einstellung einen möglicherweise nach Entspannung verlangen – oder wahrscheinlicher nach einer Droge, die einem hilft, sich zu entspannen. Einseitiges Verlangen sucht nach seiner eigenen Lösung.[2] Unerfüllte einseitige Lebensstile verlangen nach Gleichgewicht. (Weltliche Anhaftung wird oftmals durch suizidale Unterernährung ausgeglichen; subtile Depressionen können durch übermäßiges Essen ausgeglichen werden.) Solange die Begierden unbeachtet bleiben, erfolgt deren Erfüllung unbewusst, kann selbstschädigend sein und ist niemals befriedigend.

Die Sicht der Regenbogenmedizin in Bezug auf Süchte besagt, dass sie eine Art psychologischer Chemie der Radikale sind. Obgleich Süchte auf unbekannte Parallelwelten hinweisen, verstärken sie auch die Abspaltung des Süchtigen von der Konsensusrealität. In gewisser Hinsicht wird die süchtige Person süchtig danach, abgespalten zu sein – süchtig danach, eine nüchterne Welt getrennt von drogeninduzierten Zuständen zu erfahren. Entweder wird der eine oder der andere Zustand bekräftigt, aber nicht beide zusammen.

In der Regenbogenmedizin sind die Lösungen für Symptome wie Sucht in den Symptomen selbst eingebettet. In der nächsten Übung werden Lösungen für Begierden in deren parallelen Erfahrungen des Traumlandes gefunden. Die Essenz der Sucht zu finden kann helfen, gewisse Suchttendenzen besser zu verstehen. Die Essenz einer Sexsucht könnte beispielsweise in einer liebenden Einstellung bestehen. Die Essenz von Alkohol könnte darin bestehen, alles loszulassen. Sie mögen sich dabei ertappen, sich aufgrund seines süßen Geschmacks oder seiner cremigen Beschaffenheit zu einem bestimmten Keks hingezogen zu fühlen. Vielleicht rauchen Sie, weil das Ausatmen Ihnen ermöglicht, etwas loszulassen.

Indem Sie die Essenz von Süchten finden, werden Sie die Psychologie der Begierde studieren. In der Erfahrung einer jeden Begierde ist die Dynamik eingebettet, Fähigkeiten wie Liebenswürdigkeit oder Loslassen auf Substanzen zu projizieren, während Sie davon ausgehen, in *Ihrem Innern* über keine solchen Fähigkeiten zu verfügen. Den Fokus auf die Idee zu richten, dass Sie etwas von sich selbst auf ein Objekt oder eine Substanz projizieren, führt zur Essenz jener bestimmten Sucht.

> *Wenn Sie genügend entspannt und fokussiert sind, um an sich zu arbeiten, benennen Sie eine Ihrer Suchttendenzen.* Es mag eine Herausforderung für Sie bedeuten, über Suchttendenzen nachzudenken, aber denken Sie dennoch über eine Tendenz nach, die Sie möglicherweise in Bezug auf den Missbrauch einer Substanz oder von Nahrung verspüren, und benennen Sie sie. Wenn Sie den Namen gefunden haben, fragen Sie sich: „Welches ist der tiefste unerfüllte Wunsch hinter dieser Tendenz?" Zum Beispiel könnte Ihr Bedürfnis, geliebt zu werden, mit einer Sucht nach Süßigkeiten verbunden sein.

Viele Menschen, die sich unbemuttert fühlen und immerzu selbstkritisch sind, sind süchtig nach Süßigkeiten.

Wenn Sie bereit sind, erforschen Sie Ihre Begierde. Fragen Sie sich: Welches körperliche Gefühl ruft diese einseitige Begierde hervor, und wie wirkt sie sich in ihrer extremsten Form auf meinen Körper aus? Auf welche Organe wirkt sich die Suchttendenz aus? Welche Muskeln könnte sie betreffen? Welche Körperteile werden durch meine Bedürftigkeit in Mitleidenschaft gezogen? Zieht sie beispielsweie Ihre Lunge oder Ihren Kopf in Mitleidenschaft, Ihren Magen oder Ihre Muskeln, Ihre Haut oder Ihre Augen, Ihre Kehle, Ihren Mund etc.?

Fühlen Sie Ihre Begierde, und stellen Sie sich jemanden vor, der das Objekt oder die Substanz, nach der Sie verlangen, repräsentiert. Wer ist diese Person? Welche Art Mensch ist er oder sie? Wie ist ihre oder seine Welt? Erlauben Sie Ihrem kreativen Geist, Ihnen ein Bild einer Person oder sogar eines mythischen Wesens zu senden, das die Sache, nach der Sie verlangen, personifiziert. Zum Beispiel sehen Sie möglicherweise irgendeine spirituelle Figur oder eine Figur von gesellschaftlicher Bedeutung, irgendeine exzentrische oder hypnotische Figur oder irgendeine liebenswürdige oder sehr böse Person.

Gehen wir nun weiter in die Natur des Bildes hinein. Welches ist die Essenz dieses Symbols oder dieser Phantasiegestalt? Worin besteht ihr Kern oder ihre tiefste Essenz? Um die Essenz der Begierde zu finden, könnte es hilfreich sein, sich vorzustellen, was dieses Bild war, bevor es so dramatisch oder erstaunlich wurde. Werden Sie zur Personifikation Ihrer Begierde und erfühlen Sie deren Welt. Finden Sie dann heraus, was diesem Bild im tiefsten Kern zugrunde liegt, bevor es einseitig oder extrem in seinem Verhalten wurde. Lassen Sie ein neues Bild aus jener Essenz entstehen. Suchen Sie nach der Essenz, bis Sie sich erleichtert fühlen. Ist das ersehnte Objekt ein Keks und dessen Personifikation eine warmherzige mütterliche Figur, könnte die Essenz jener Figur einfach darin bestehen, eine liebende Präsenz zu sein. Eine Nonne könnte beispielsweise ein Bild für diese Präsenz sein.

Erforschen Sie die Welt jener Essenz, jener befriedigenden Qualität. Bleiben Sie in jener Welt. Blicken Sie dann auf Ihr gewöhnliches Ich zurück, und versuchen Sie sowohl die Welt der Essenz als auch Ihr Ich in der Konsensusrealität wertzuschätzen.

Die in Ihrem Alltag ausgelebte Essenz Ihrer Begierde ist eine Art Antioxidans in dem Sinne, dass sie eine Begierde ausgleicht. Nehmen Sie wahr, wie es

Ihr Körpergefühl verändert, in der Welt der Essenz zu leben, anstatt der Begierde nachzugeben.

Zwischen Ihnen und Ihrer Begierde

Süchte sind mit Ihrer einseitigen Identität verbunden. Irgendwie haben Sie beschlossen, dass Sie nicht dieselbe Fähigkeit besitzen wie dasjenige, wonach Sie verlangen. Selbstverständlich besitzen Sie die Fähigkeit jener Sache, aber anstatt diese zu akzeptieren, geben Sie sie unabsichtlich an die Substanz ab. In gewisser Hinsicht mag es schwer zu akzeptieren sein, dass Sie und die Substanz (oder das Objekt oder die Handlung) süchtig nach einander sind oder noch besser, dieselbe Essenz miteinander teilen. Die Essenz ist ein Feld, das sich in Ihre einseitige Natur und jene der Substanz entfaltet – aber weder das eine noch das andere ist. Die Essenz ist jenseits der Polarisierung, jenseits der Anhaftung; sie *ist* einfach. Sie ist an keine Sache oder Person gebunden.

Begierden akzentuieren den Alterungsprozess. Sie berauben Sie Ihrer multidimensionalen Fähigkeiten. Aufgrund seines impliziten Herabsetzungseffektes wirkt sich das Suchtmittel, selbst wenn eine momentane Befriedigung damit einhergeht, in gewisser Hinsicht leicht deprimierend aus. Sie blicken auf sich herab und zu der Sucht auf und verschenken die Kraft eines hyperräumlichen, traumartigen oder magischen Feldes zwischen Ihnen beiden.

Das, was Sie für eine Begierde hielten, ist, von einem mehr spürenden Standpunkt aus betrachtet, ein Kraftfeld, angefüllt mit demjenigen, das Physiker virtuelle Teilchen nennen könnten.

Die Begierde ist wie ein elektrisches Feld, voll virtueller Kraft, etwas, das Sie tief in sich fühlen können oder wovon Sie wahrnehmen können, wie es Sie zu anderen hinzieht. Die Essenz oder Kraft hinter einer Begierde oder einer Sucht ist eine andere Beschreibung der Kraft der Stille, die Sie mit allen Dingen verbindet. Diese Kraft zu marginalisieren spaltet das Feld in Teile auf, teilt Sie selbst in zwei Teile und lässt Sie nach demjenigen verlangen, wovon Sie glauben, es nicht zu besitzen.

Ihre Begierden zu integrieren vermittelt Ihnen ein größeres Wohlbefinden. Ihre Kraft zu marginalisieren erzeugt mehr „Elektrizität“ zwischen Ihnen und den Dingen, nach denen Sie sich sehnen. Im Prinzip beeinflusst eine solche Polarisierung Ihre virtuellen Felder, Ihre Quantenchemie, die Anzahl freier Radikale in Ihrem Blut und sogar den Alterungsprozess.

Ob Sie die Theorie der virtuellen Teilchen und die zusätzlichen freien Radikale, die durch Süchte verursacht werden, als Metaphern für Ihre Psychologie oder als medizinische Fakten verstehen, Sie müssen nicht auf Beweise für die Rückwirkung des Bewusstseins warten, wobei Bewusstheit die Quantenwellenfunktionen und die Elektrochemie beeinflusst. Sie können schon heute den sofortigen Nutzen fühlen, der damit einhergeht, zur Essenz Ihrer Begierde vorzudringen und einige Ihrer größten Fähigkeiten zu entdecken.

Das Rauschen, das zählt

Nun, da wir zumindest ein intuitives Gefühl für Richard Feynmans Quantenelektrodynamik entwickelt haben, möchte ich Ihnen eine Frage stellen: Was glauben Sie, wie er zu solch einer phantasievollen Theorie gelangen konnte?

Als Physiker würden Sie vielleicht antworten, dass die allumfassenden Gesetze der Physik, welche die Interaktionen zwischen geladenen Teilchen bestimmen, ihm erlaubten, elektrische Felder durch virtuelle Teilchen zu ersetzen. Immerhin laufen sie keinen Gesetzen zuwider und es gibt nichts. was sie zu verbieten scheint.

Magische Kräfte in der Quantenelektrodynamik

Die Essenz einer Sucht zu finden hilft Ihnen, sich besser zu fühlen und kann die Biochemie Ihrer freien Radikale beeinflussen. Biochemie und Quantenelektrodynamik vermögen zu erklären, warum das so ist.

Richard Feynman, der Vater der Quantenelektrodynamik (QED), betrachtete den Raum oder das Feld zwischen Objekten, die einander anziehen, als mit der Kraft magischer Teilchen angefüllt. Er sagte, elektrische Felder – wie diejenigen, die zwischen Elektronen und Protonen aufgefunden werden (und zwischen elektrisch unausgeglichenen Objekten wie freien Radikalen und der DNA) – können nicht nur als elektrische Felder betrachtet werden, sondern auch als dasjenige, was er virtuelle Teilchen nannte.[3] Das die Elektronen und Protonen umgebende elektrische Feld erklärt, warum Atome aneinander hängen. Ein Atom oder Molekül mit einer negativen Ladung (weil es ein zusätzliches Elektron aufgenommen hat) sucht die Verbindung mit einem anderen Molekül, das positiv geladen ist.

Anstatt im Sinne von elektrischen Feldern zwischen Molekülen und Atomen zu sprechen, entwickelte Feynman das Konzept virtueller oder imaginärer Austauschteilchen.[4] Feynman erklärte, dass zwei geladene Teilchen wie zwei Elektronen sich nicht aufgrund eines zwischen ihnen befindlichen elektrischen Feldes abstoßen, sondern deshalb, weil dieses so genannte Feld eigentlich aus Milliarden ineinander prallender virtueller Teilchen oder Photonen besteht. Er betrachtete diese virtuellen Teilchen oder Photonen als von jedem Elektron absorbiert und von ihm ausgestoßen. Da die virtuellen Teilchen ineinander prallen, stoßen die Elektronen einander ab.

Mit anderen Worten: Zwei geladene Teilchen wie zwei Elektronen stoßen sich nicht aufgrund ihres elektrischen Feldes ab, sondern weil jenes Feld aus ihren ineinander und in sie hinein prallenden virtuellen Teilchen besteht.[5] Und es kommt noch besser: Diese Teilchen werden als aus dem Nichts geschaffen gedacht; sie kommen aus den Elektronen und werden von ihnen reabsorbiert, bevor sie gesehen, gemessen oder gewogen werden können.

Der Quantenelektrodynamik zufolge gehen die kleinen Austauschteilchen oder virtuellen Teilchen vorwärts oder rückwärts in der Zeit. Wir können nicht sagen, welches Elektron zuerst ein virtuelles Teilchen herausschoss, um in ein anderes Elektron zu prallen. Wir wissen nur, dass es in der Quantenwelt Unsicherheiten gibt in Bezug auf Zeit, Raum und Maß. Diese Unsicherheiten machen es unmöglich, virtuelle Teilchen zu messen, da sie nicht lange genug existieren.[6] Die Sicht großer geladener Teilchen wie Elektronen, die von einem Haufen Austauschteilchen oder „virtueller Teilchen" umgeben sind, ersetzt die Idee des elektrischen Feldes. Gleichermaßen kann in der Biochemie das Konzept der elektrischen Felder, die Atome und Elektronen umgeben, durch dasjenige der virtuellen Teilchen ersetzt werden.

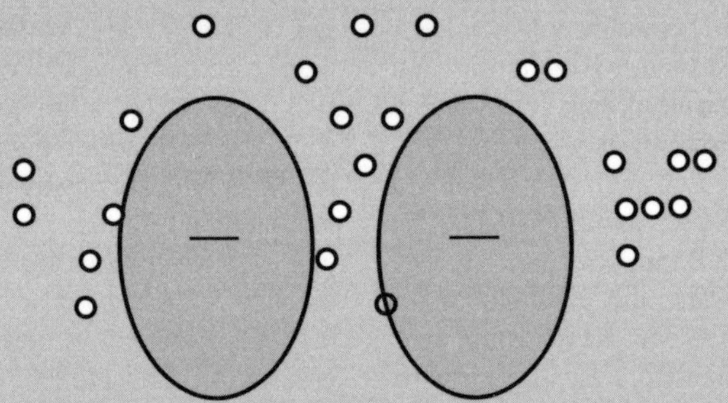

Abbildung 16.2: Quantenelektrodynamisches Bild zweier geladener Teilchen. Die geladenen Teilchen erzeugen, emittieren und absorbieren virtuelle Photonen (als kleine Kreise dargestellt), die dann auf die größeren Teilchen prallen und sie auseinanderhalten.

Als Therapeutin würden Sie hingegen vielleicht anders antworten. Ich zum Beispiel denke, Feynman stellte sich virtuelle Teilchen zwischen geladenen Objekten vor, weil jeder einzelne von uns von Zeit zu Zeit ein subtiles Gefühl verspürt, dass das, was uns abstößt und anzieht, bedeutsam für uns ist. Im Englischen weisen umgangssprachliche Wendungen auf die flirtartigen Schläge und Stöße hin, die wir von anderen Menschen und Objekten erhalten. Es gibt sogar ein Lied mit dem Titel „I Get a Kick Out of You". Denken Sie an Wendungen wie „Der Film war ein ‚Hit'".

Die Grundidee besteht darin, dass es so etwas wie virtuelle Teilchen gibt zwischen Ihnen und den Dingen, die Sie anziehen und abstoßen. Jene Teilchen machen ein Traumland-Rauschen aus, das der Alltagsverstand für gewöhnlich unberücksichtigt lässt. Mit der Kraft jenes Rauschens in Kontakt zu kommen kann Sie nicht nur von Ihren Süchten befreien, sondern Ihr Alltagsleben in Magie verwandeln. Jedes Mal, wenn Sie sich zu etwas hingezogen oder von etwas abgestoßen fühlen, jedes Mal, wenn Sie auch nur beabsichtigen, etwas zu tun, nehmen Sie das Essenz-Rauschen der kleinen „Schläge" wahr, des gemeinsamen Bodens der Aktivität, der Sie mit jenem Etwas verbindet. Das von Ihnen gespürte Summen kann eine universelle geteilte Dynamik sein, die unsere Welt zusammenhält und Ihnen das Gefühl vermittelt, dass, wenn Sie die Hand nach etwas ausstrecken, es ebenfalls die Hand nach Ihnen ausstreckt. Mit anderen Worten, Ihre Absicht ist nichtlokal und nicht Ihre allein.

17. Telomere bilden das Ende

Alles wandelt sich, nichts bleibt ohne Wandel.
– *Buddha*

Biochemie und Psychologie sind klar hinsichtlich der schädlichen Auswirkungen der Unausgewogenheit. Einseitigkeit lässt einen nach der anderen Seite verlangen, bis man zu einem „freien Radikal" in jedem Sinne des Wortes wird. Schließlich entwickelt man Suchttendenzen in Bezug auf diejenigen Kräfte, von denen man das Gefühl hat, sie nicht besitzen zu können, und projiziert jene Kräfte auf andere Menschen und Substanzen. Süchte gefährden die eigene Gesundheit und beschleunigen den Alterungsprozess, wobei sie drohen, die eigene Identität auszulöschen.

Wir Menschen sind biologisch und psychologisch getrieben, unsere persönliche Geschichte anzunehmen, sie zu erweitern und schließlich loszulassen. Beginnt unser Gefühl der persönlichen Geschichte und Identität abzunehmen oder sich in eine Losgelöstheit von der Vergangenheit zu transformieren, taucht oftmals die Angst vor dem Tod auf.

So oder so wird jeder älter. In Verbindung mit dem Seneszenz-Faktor entdeckten Biochemikerinnen und Biochemiker – und projizierten meiner Ansicht nach auch – ein Merkmal der Losgelöstheit von der persönlichen Geschichte, das sie Telomer-Zerstörung nannten. In diesem Kapitel zeige ich auf, wie dieser Alterungsfaktor, der unsere DNA durcheinander bringt, in der legendären Zen-Geschichte vom Ochsenhirten widergespiegelt wird.

Methoden der Konsensusrealität zur Bekämpfung des Alterns

In Kapitel 16 erwähnte ich, dass der Biologe Leonard Hayflick entdeckte, dass sich menschliche Zellen 50-mal teilen, bevor sie sterben. Warum 50-mal? Es scheint, als seien wir genetisch zum Sterben programmiert. Nicht nur Stress, Süchte und Begierden, sondern auch Strahlung, Nahrungsgifte und das Genomprogramm tragen zu unserem Ableben bei. Wir wissen, dass wir das Altern verlangsamen können, indem wir Strahlung, Nahrungsgifte und den Stress vermeiden, der mit der Anhaftung an Menschen, Substanzen, Ergebnissen und Besitztümern einhergeht. Wir können weniger essen, um unseren Körper zu entgiften; wir können uns bewegen, an unserer Begierde arbeiten, neue Haltungen gegenüber Symptomen erforschen und gesunde Lebensstile schaffen. Der Forschung der Konsensusrealität zufolge reduzieren regelmäßige Ferien und das Reduzieren des täglichen Stresspegels die Sterblichkeit infolge aller Krankheiten.

Telomere und persönliche Geschichte

Die neuere Forschung legt nahe, dass die nach der Replikation in unserem Genom verbleibende „Junk"-DNA zum Alterungsprozess beiträgt. Junk-DNA besteht aus Bruchstücken unseres genetischen Programms, die nicht länger gebraucht werden. Als ich zuerst von dieser Junk-DNA hörte, erinnerte mich das an eine ewige psychologische oder spirituelle Botschaft: Lass altes Zeug los, lass altes Gepäck, das du nicht länger brauchst, fallen.

Biochemikerinnen und Biochemiker sagen uns, dass das Altern im Lauf der Zeit die Telomere, das heißt die den Chromosomenenden aufsitzenden Kappen, zerstört, die, wie wir gesehen haben, möglicherweise unsere persönliche und kulturelle Geschichte enthalten sowie die Geschichte der Spezies Mensch. Die Zerstörung dieser Telomerkappen lässt die Enden der DNA nach der Replikation degenerieren, und die degenerierte DNA trägt dann zu dem „Junk" in unserem Genom bei.

Unsere Chromosomen verfügen über eine lineare Struktur, die dazu neigt, an den Enden auszufransen. Tiere und Pflanzen erhalten ihre Genome ebenfalls als Ansammlungen von linearen Molekülen, deren Enden leicht ausfransen. Jedoch besitzen nicht alle Lebensformen lineare Genome; Bakterien erhalten ihre Genome im Allgemeinen als ringförmige Moleküle.

Nachdem ich viele Jahre mit Menschen gearbeitet habe, stelle ich mir die psychologischen Parallelen dieser Verkürzung der DNA vor – der Verkürzung des Codes für unsere persönliche Geschichte. Einerseits brauchen wir alle unsere persönliche Geschichte und Identität, und es ist eine Freude, jene Identität so gut wie möglich zu schützen. Andererseits limitiert es jedoch unser Potential, uns mit einem starren Bild zu identifizieren.

Die Telomerverkürzung ist eine Tatsache, doch wie alle wissenschaftlichen Formulierungen ist sie ebenfalls eine symbolische Aussage über unsere Psychologie. In diesem Fall haben wir die Psychologie des Loslassens der persönlichen Geschichte zum Thema. Indem man seine persönliche Geschichte fallen lässt, lässt man los, wer man war. Nach dem 25. Lebensjahr ist die Psychologie mit der Biochemie des Alterns kohärent. Die eigenen Gene tragen die Software oder den Code, der diktiert, wer man ist (oder war), und jener Code wird weniger bedeutsam, während man altert.

Die Enden unserer genetischen Substanz

Die freien Enden auf linearen DNA-Molekülen sind instabil. Da sie sich durch den Prozess der Mitose oder Zellteilung neu kombinieren, entarten sie schneller als der Rest der Kette. Um dieses und andere Probleme zu umgehen, hat unser Körper (insbesondere die eukariotischen Zellen) gelernt, Chromosomen mittels besonderer Strukturen an beiden Enden Kappen aufzusetzen, die so genannten Telomere.

Das während der Zellvermehrung für die Replikation des Genoms verantwortliche Enzym DNA-Polymerase hat Schwierigkeiten, die Enden der DNA-Moleküle zu kopieren, so dass die Molekülsequenzen am Ende dazu neigen, in den neuen Reproduktionen zu entarten. Um diesen Prozess der Verkürzung des genetischen Materials zu verlangsamen, setzte die Natur den Enden Kappen auf. Dennoch folgt aufgrund der Schwierigkeit, diese Kappen zu erhalten, nach vielen Zellteilungen der Tod. Kurz gesagt, die Zerstörung von Telomeren trägt zum Altern bei.

Körperliche Bewegung, gesunde Ernährung, Vitaminpräparate und den Körper durch weniger Essen zu entgiften, helfen, diesen Prozess zu verlangsamen. Außerdem neigt das körpereigene Enzym Telomerase, wird es speziell den am meisten gealterten Zellen hinzugefügt, dazu, diese zu verjüngen. Telomerase wird als Anti-Aging-Material gedacht; die Chromosomen junger Menschen sind länger als diejenigen älterer Menschen und verfügen über mehr intakte Telomere, die durch eine höhere Anzahl an Telomerase Enzymen unterstützt werden.[1]

Die Telomerase ist, wie alle Katalysatoren, so etwas wie eine chemikalische Dorfälteste. Ein solches Enzym bringt zwei oder mehr Parteien zusammen, die in der Chemie Reaktanten genannt werden. Dieses Enzym bewirkt dies sehr schnell, indem es eine Umgebung schafft, in der die Reaktionen hundertmal schneller stattfinden können als normal. Dabei wird der Katalysator jedoch durch die Reaktionen, die er katalysiert, nicht verändert. Der Katalysator ist wie ein idealer Mediator. Obgleich er unabhängig ist, beschleunigt seine Gegenwart den Prozess auf eine gute Art und Weise.

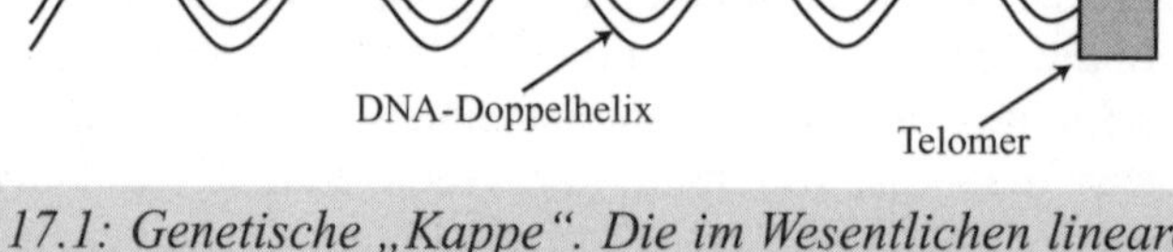

Abbildung 17.1: Genetische „Kappe". Die im Wesentlichen lineare DNA wird am Ende durch ein Telomer wie mit einer Kappe bedeckt.

In früheren Kapiteln sahen wir, wie genetische Formulierungen in Kindheitsträumen, persönlichen Mythen und den Erfahrungen von Körpersymptomen reflektiert werden können. In Kapitel 15 sahen wir, wie chronische Symptome mit Eltern und Ahnen verbunden werden können. Erforschen wir nun, inwiefern die Verkürzung der persönlichen Geschichte Ihnen erlaubt, die dominierende Präsenz Ihres persönlichen Mythos loszulassen, und dazu führen kann, Ihre Identifikation mit Körpersymptomen, die mit Ihren Vorfahren und mit dem Altern verbunden sind, zu reduzieren.

Ihre persönliche Geschichte – wer sind Sie?

Wer sind Sie? Ihre Antwort auf diese Frage ist ein großer Teil Ihrer persönlichen Geschichte. Wie definieren Sie sich? Stammen Sie von Ureinwohnern, Afrikanern, Latinos, Koreanern, Japanern, Chinesen oder Europäern ab? Welches ist Ihre Rasse? Ihre Hautfarbe? Welches ist Ihr Glaubenssystem? Fühlen Sie sich einer Religion oder spirituellen Tradition zugehörig? Wenn ja, versuchen Sie diese zu benennen, zumindest für Sie selbst.

Identifizieren Sie sich auf andere Weisen (oder lehnen Sie es ab, sich zu identifizieren – diese Position ist auch eine Identität). Welches ist Ihre sexuelle Orientierung? Ihre wirtschaftliche Klasse? Gesundheitliche Situation? Sind Sie eine Frau, ein Mann, bisexuell, transsexuell, homosexuell? Der Arbeiterschicht angehörig? Obere Mittelklasse? Wie alt sind Sie?

Ihre persönliche Geschichte ist mit sehr spezifischen Merkmalen verknüpft. Die erste Person oder die ersten beiden Personen, die Sie in einer Erwachsenenbeziehung als Partner gewählt haben, scheint ein Teil Ihrer persönlichen Geschichte zu sein (in dem Sinne, dass sie oder er oftmals einem Elternteil oder einer Betreuungsperson des Familiensystems ähnlich ist.) In Ihrem Alltagsleben haben Sie vielleicht mit Ihrer persönlichen Geschichte verbundene Konflikte erlebt, als Sie jemanden „falschen" Geschlechts, „falscher" Rasse oder „falschen" Alters als Freund oder Partnerin gewählt haben. Wenn Sie Schritte unternehmen, die im Widerspruch zu Ihrer persönlichen Geschichte stehen, rebellieren alle und alles um Sie herum.

Während Sie mehr Bewusstheit erlangen über sich selbst und andere, werden Sie wahrscheinlich bewusster über Ihre persönliche Geschichte in all ihren Aspekten; die Liebe und Zuwendung (oder nicht) ebenso wie die Konflikte und Enttäuschungen, die darin enthalten sind. Vielleicht werden Sie bewusst versuchen, Ihre Geschichte zu verkürzen, indem Sie sich davon loslösen. Es mag Ihnen bewusst werden, inwiefern die Verteidigung Ihrer Identität gegen Angriffe eigentlich eine alte persönliche Geschichte aufrechterhält oder eine neue erschafft. Nur der Tod, die Angst vor dem Tod, oder die Angst zu vergessen und das Gedächtnis vollständig zu verlieren, ruft den ganzen Prozess der Erschaffung und Aufrechterhaltung der persönlichen Geschichte ins Bewusstsein.

Die persönliche Geschichte fallen zu lassen ist Teil der Lehren von Don Juan.[2] Er spricht vom Leben und Sterben seiner Eltern. Er erzählt seinem Lehrling, dass seine Eltern mit dem, was ihnen und ihrem Volk im Lauf der Geschichte widerfahren war, verzweifelt rangen. Don Juan zufolge war jedoch das Traurigste, dass sie sich nicht als Menschen *im Allgemeinen* betrachten konnten, frei von dem Drang nach Rache, der ihre starke Identifikation mit einer bestimmten Gruppe begleitet hatte. Don Juan sagt, dass das Leben zu kurz ist, um irgendeine Identität zu haben, und dass der Tod unser wahrer Ratgeber ist.

Die Bilder vom Ochsenhirten – wie man seine persönliche Geschichte ablegt

Die Zen-Bilder vom Ochsenhirten, die in Tempeln in China, Korea und Japan gefunden wurden, erlauben viele Einsichten in den Erwerb und das Ablegen der persönlichen Geschichte. Die folgenden Zeichnungen sind volkstümliche Bilder, Märchen, die Aspekte der Loslösung von der persönlichen Geschichte innerhalb des Kontextes der Zen-Praxis aufzeigen. Diese Bilder repräsentieren typische Lebensphasen und gehen meiner Ansicht nach in ihrer Bedeutung über ihre Anwendung in der Zen-Praxis hinaus.

Obgleich die Bilder vom Ochsenhirten als Stufen der Zähmung des ruhelosen Geistes betrachtet werden, symbolisieren sie auch den Prozess der Arbeit mit allen psychosomatischen Erfahrungen – und dem schließlichen Fallenlassen der persönlichen Geschichte. Ich bin dankbar für die Erlaubnis, die unter *www.buddhanet.net*[3] gefundenen Zeichnungen benutzen zu dürfen, um das Folgende zu erklären:

1. Was fehlt in meinem Leben? Wie kann ich meine Probleme lösen?

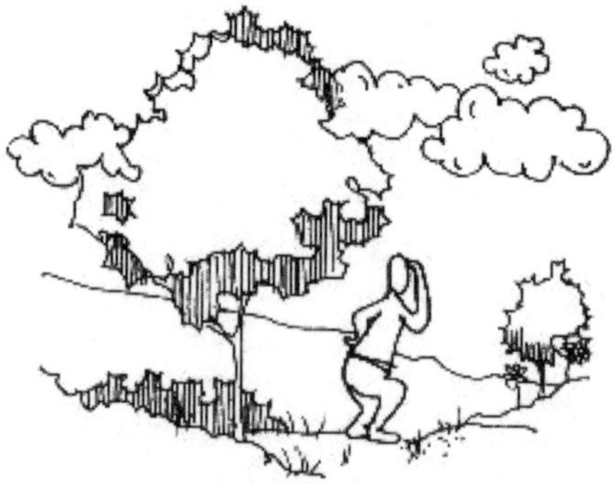

Im ersten Bild, das diese Legende darstellt, sehen Sie jemanden, der seinen Pfad zu gehen beginnt und nach dem Weg sucht. Stellen Sie sich vor, dass Sie diejenige Person sind. Vielleicht denken Sie über Fragen wie „Wer bin ich? Wie bin ich hierher gekommen?“ nach.

In diesem Bild sind Sie in der Natur verloren, in Ihrer eigenen Natur, Ihrer eigenen vegetativen Umgebung. Vielleicht suchen Sie nach demjenigen, das eine meditierende Person als den verlorenen Traum denken könnte, den verlorenen Körper, den fehlenden Traumkörper. An diesem Punkt befinden Sie sich in einem Zustand der Verwirrung und suchen den Pfad in die Zukunft.

2. Oh, es gibt Signale in der Erde.

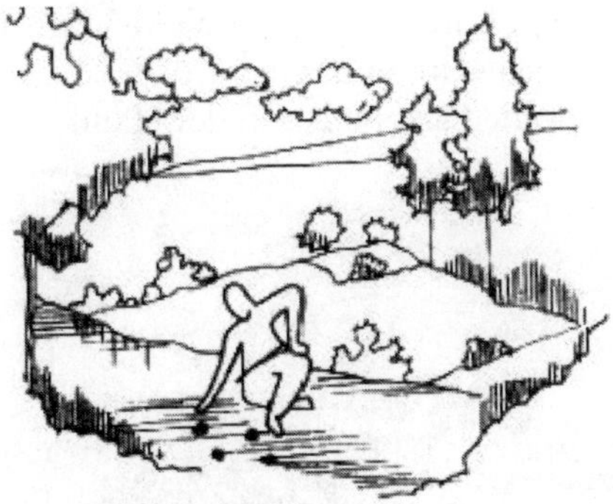

Im zweiten Bild finden Sie Fußspuren – vielleicht sogar einen Pfad –, die darauf hinweisen, dass etwas oder jemand vor Ihnen gegangen ist. In der Erde befinden sich die grundlegenden Signale aus der Vergangenheit. Vielleicht haben Sie subtile Körpersignale oder andere Spuren in Ihnen selbst entdeckt.

Wenn Sie diesen Signalen folgen, begegnen Sie Kräften, die ohne Sie möglicherweise davongelaufen wären. Eine Zen-Praktizierende könnte diese Kräfte als ihren „ruhelosen Geist“ identifizieren.

3. A-ha! Da ist meine Kraft!

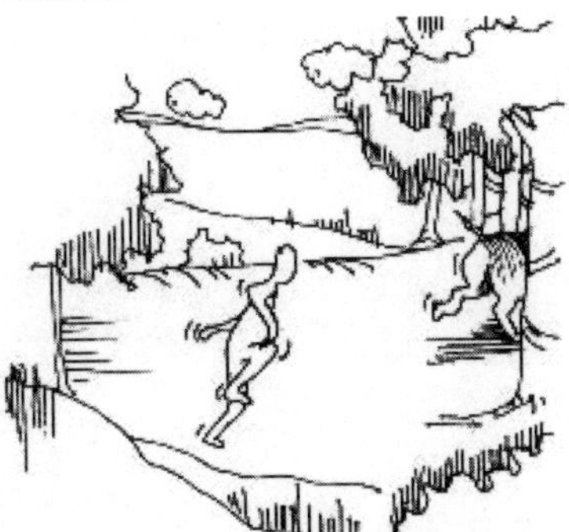

Im nächsten Bild sehen Sie das hintere Ende eines Ochsen, der hinter einem Baum im Wald verschwindet. Warum ist nur das Hinterteil des Ochsen zu sehen? Ist der Hintern der am wenigsten bewusste Teil des eigenen Traumkörpers? Ist der Ochse ein Bild für die eigenen unbewussten Instinkte? (Oder ist er das Telomer, die Kappe auf der persönlichen Geschichte?)

Mit Sicherheit ist Ihr Ochse ein Bild des Traumkörpers, ein Symbol für Empfindungen, die verloren gegangen und nun hinter dem Baum eingegraben sind – das heißt in Ihrem vegetativen Nervensystem. Zum Beispiel liegt hinter Ihrem Herzschlag oder Variationen Ihres Herzschlages eine immense Kraft, zu der Sie vielleicht den Kontakt verloren haben. Dasselbe gilt für alle Körpererfahrungen. Hinter und in Ihren Symptomen, Ihrem Baum, Ihrem Wachstums- und Alterungsprozess liegt eine immense Lebenskraft. In Abbildung 3 haben Sie Ihre fehlenden Kräfte ausfindig gemacht.

4. Endlich habe ich meine Geschenke in der Hand.

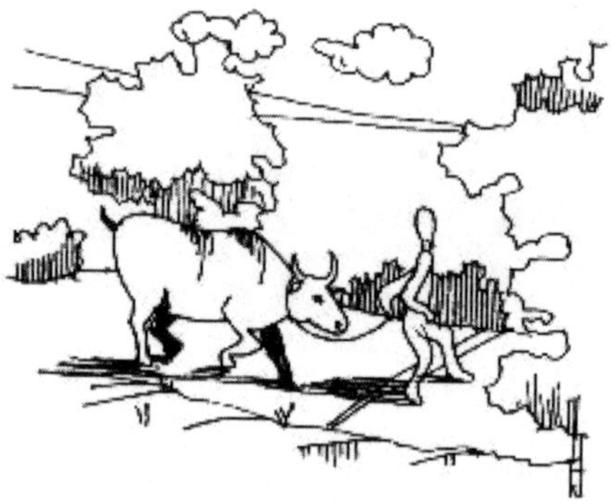

Im nächsten Bild haben Sie Ihren Ochsen gefunden und an der Hand. Sie spürten Signalen nach und benutzten Ihre Aufmerksamkeit, um sich mit ihnen zu verbinden. Durch die Schulung Ihrer Wahrnehmung, hier durch das Seil repräsentiert, haben Sie eine Information über Ihre Kraft erhalten. Die nächste Aufgabe besteht darin, den Ochsen nach Hause zu bringen. Zunächst folgt die Kraft Ihrer Praxis.

5. Oh! Diese „Kraft“ kooperiert nicht!

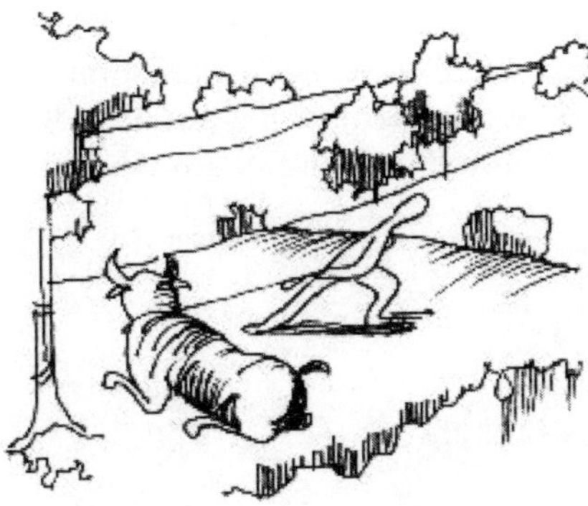

Falls Sie dachten, die Kraft Ihres Körpers sei leicht ins Leben zu integrieren, war das ein Fehler. Sie gehorcht nicht Ihrem Willen. In diesem Bild stellen Sie fest, dass sich Ihre Kraft nun weigert, sich zu bewegen. Sie möchte wild bleiben, frei, umherzuwandern.

Im Zen wird dies als eine Zeit betrachtet, die nach der Anwendung der notwendigen Disziplin verlangt, um an der Praxis festzuhalten. (Der Schamanismus ist ähnlich. Don Juan sagt uns, dass wir unsere „Verbündeten“, jene Geister, die unseren Körper und unseren Geist plagen, finden und dann mit ihnen kämpfen müssen.) Sie können sich nur entspannen, nachdem Sie ihr „Geheimnis“ gefunden haben. Sie müssen unermüdlich sein in Ihrem Bestreben, beständige Wachsamkeit zu entwickeln, um das Alltagsleben zu transformieren.

Jedes Mal, wenn ein Symptom auftaucht, entwickeln Sie die Disziplin, seine Signale zurückzuverfolgen und ihnen zu folgen. Halten Sie dann an Ihren Kräften fest, und finden Sie deren Botschaft, die Essenz dahinter.

6. Ah, endlich in Harmonie mit meiner Energie.

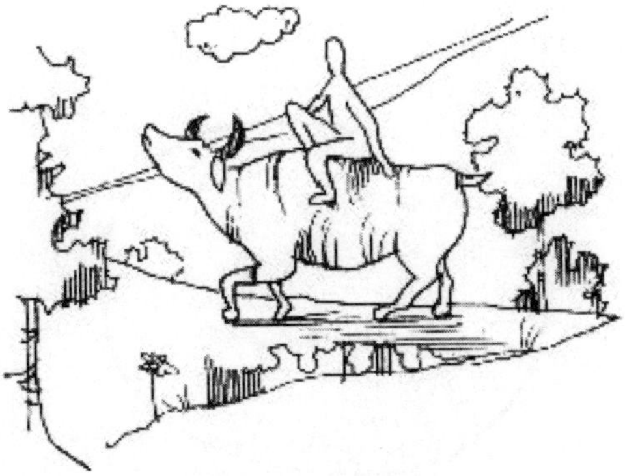

Als der Ochsenhirte reiten Sie nun Ihre unbeständige, unvorhersehbare Kraft sicherer – das heißt kohärenter. Dies ist eine Zeit des Einsseins mit Ihrem Körper. Sie und Ihr Ochse arbeiten zusammen und erschaffen eine Art Anstrengungslosigkeit. Die Dinge geschehen nun, ohne dass daran gearbeitet wird. Während Sie in zunehmendem Maße auf Ihre Kraft ausgerichtet sind, verwandeln sich Ihre Symptome in Energie, um Dinge zu tun.

7. Welch ein Segen!

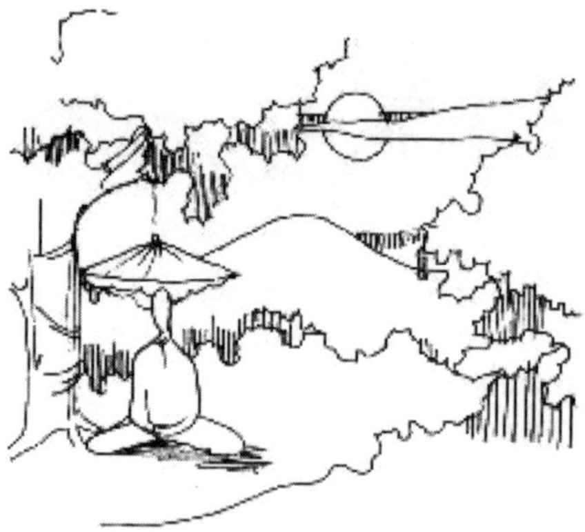

Hier fühlen Sie sich ruhig oder zu Hause in der Natur, während Sie still und friedlich unter einem Baum sitzen. Nachdem Sie mit Ihrem Körper gearbeitet haben, ist das Gefühl von Schmerz und dem Verlust von Kraft einem Zustand der Harmonie mit allen Dingen gewichen. Nun ist Ihr Körper kein Problem mehr für Sie. Sie denken nicht dauernd daran, und er ist nicht länger „im Bild". Der Ochse ist verschwunden. In der Natur geschehen die Dinge, aber Sie sind nur ein Zeuge. Sie sind mit der Kraft der Natur verbunden und fühlen sich ruhig und sicherer. Für viele wäre dies das Ende Ihrer Konzentration auf Symptome. Doch die Verminderung von Symptomen durch einen Zugang zu deren Kraft war nur ein erster Schritt.

8. Leerheit, die Kraft der Stille

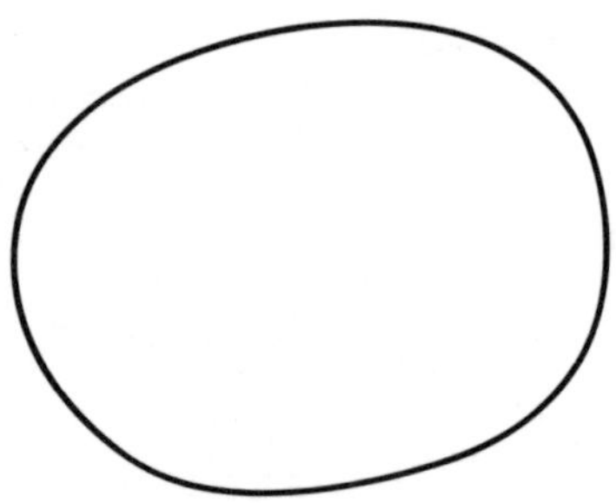

Der nächste Schritt ist Kreativität. Mitunter zeigen Zeichnungen von Stufe 8 überhaupt nichts oder sonst einen einfachen Kreis, mit einem einzigen Pinselstrich gemalt, der den Zustand des leeren Geistes oder der Leerheit, die sich ereignet, repräsentiert. Ich habe versucht, solch einen spontanen Pinselstrich auf meinem Computer zu erzeugen.

Auf jeden Fall verfügen Sie in diesem Zustand über einen leeren Geist, was bedeutet, dass Sie über einen kreativen Geist verfügen, der offen ist für alles, was geschieht. Da ist keine Malerin, aber die Dinge geschehen. Die Kreativität folgt der Kraft der Stille. Leer zu sein erlaubt Ihnen paradoxerweise, von den subtilsten Kräften, mit denen Sie selten in Kontakt sind, erfüllt zu werden.

Auf diese Weise ist Leerheit Kreativität.

9. Leben … kein Körper, kein Problem, keine persönliche Geschichte.

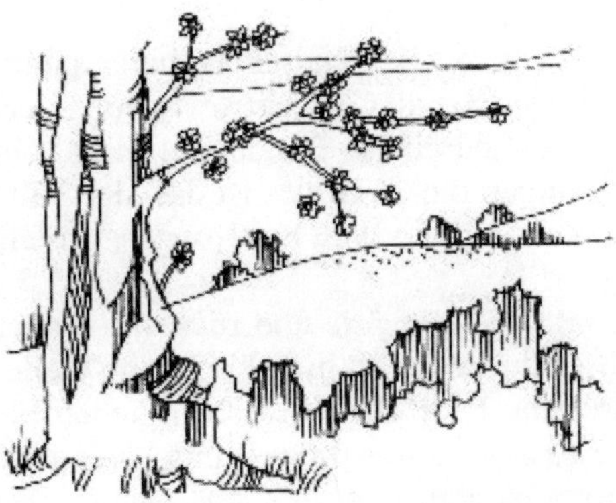

Mit der Verminderung der persönlichen Geschichte bleibt nur Natur übrig, es gibt kein Selbst mehr. In diesem Bild sind Sie nicht gegenwärtig, nur Blumen, Bäume, Landschaft und Wolken sind zu sehen. Ihr Bild, Ihre persönliche Geschichte, ist verschwunden. Solange Sie eine bestimmte Identität hatten und davon besessen waren, Ihren Willen durchzusetzen, marginalisierten Sie Ihre größte Kraft: die Nichtlokalität der Kraft der Stille, die auf die ganze Welt ausgedehnt ist. Diese Kraft war in jener verlorenen Energie, jenem Alterungsprozess und jenen amplifizierten Figuren in parallelen Universen verborgen, die Sie als Körpersymptome identifiziert haben.

Indem Sie den Kräften in jenen Symptomen näher kamen, befreiten Sie sich von Ihrer persönlichen Geschichte und wurden infolgedessen frei von Angst bezüglich Ihrer Symptome ebenso wie von der öffentlichen Meinung, die sowohl für als auch gegen Ihre alte Identität war. Nun, da die Welt in Form, Raum und Zeit zurückgekehrt ist, wie steht es um Ihre Zukunft?

10. Zurück ins Leben und in die Welt

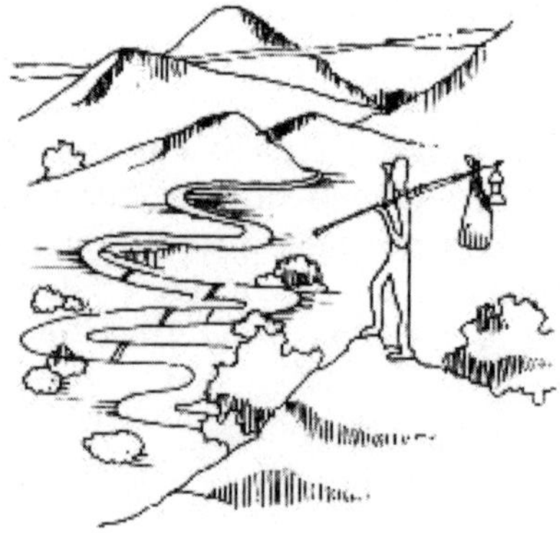

Im Schlussbild sind Sie wieder zu sehen, nicht ganz reinkarniert, aber scheinbar dünner, als hätten Sie an Gewicht verloren . . . oder ist das Gewicht, das Sie in der Hand trugen, durch das Bündel auf Ihrer Schulter symbolisiert? In den meisten Gestaltungen dieses Bildes ist das „Ich" älter, runder und weiser. Sie kehren in die Zeit und die Welt der Konsensusrealität zurück, die vor Ihnen in dem Tal liegt.

Ihr Pfad führt auf und ab, vorwärts und rückwärts, nach rechts und links, ohne ein Ende zu haben. Ihr Leben ist hier durch eine Welle symbolisiert, vielleicht organisiert durch die Kraft der Stille. Nun haben Sie eine Laterne und einen Pfad – Ihren Bewusstwerdungsprozess und Übersicht über das Gelände. Ihr gewöhnlicher Körper ist wieder zurück, aber weniger auffallend im Bild.

Sie sind einmal mehr im Bild dieser Welt, aber Sie haben sich verändert. In gewisser Hinsicht geht es, wohin Sie auch gehen und was immer Sie tun, stets um Bewusstheit.

Wie dieser Prozess aussieht, ist schwierig vorherzusagen. Vermindert sich die persönliche Geschichte, lassen manche Menschen ihr altes Selbst fallen und öffnen sich für die Welt oder die vielen Welten.

Das erinnert mich an die Worte des einhundertvierjährigen Freundes von Amys Großmutter. Vor kurzem sagte er zu Amy und mir: „Das Geheimnis meines Lebens besteht darin, Gott zu kennen, auf Gott zu vertrauen. Ist man bei Gott, findet man heraus, dass man eines von Gottes Kindern ist. Wenn du an den Dingen zweifelst und nicht weißt, ob du das Richtige tust, sprich mit Gott, und er wird dir sagen, was zu tun ist. Was immer du tust, kommt von Gott und bist nicht du selbst. … Ich sage immer ‚Gott, tu mit mir, was du willst'. Manchmal spricht Gott zu mir und sagt mir, ich solle die Treppe hinuntergehen und mit Menschen sprechen, die einsam zu sein scheinen. Dann fühlen sie sich besser. Das ist meine Arbeit … nun blühen die Blumen."

Übung: Die persönliche Geschichte als Körpererfahrung

Die folgende Übung erforscht die Erfahrung, wie sich das Festhalten an Ihrer persönlichen Geschichte und Ihrem Körper vermindert. Diese Übung kann eine Herausforderung sein, da sie Sie ein wenig darüber hinausführt, wo Sie möglicherweise in Ihrer derzeitigen Entwicklung stehen. Dennoch denke ich, dass es wichtig ist zu erforschen, wohin Ihr Leben führen könnte. Die Übung vermittelt Ihnen einen Zugang zu einem Teil Ihrer Kraft und erforscht dann, wie es wäre, jene Kraft nicht länger zu benötigen.

Wenn Sie bereit sind, machen Sie einen tiefen Atemzug und entspannen Sie sich. Denken Sie an Ihre frühe Kindheit zurück. Rufen Sie sich Ihre früheste Kindheitserinnerung oder die erste intensive Erinnerung Ihrer Jugend ins Gedächtnis zurück. Falls Sie viele Erinnerungen haben, wählen Sie, wie in den anderen Übungen zuvor, diejenige aus, die Ihnen zuerst in Erinnerung kommt. Zum Beispiel erinnerte sich eine meiner Leserinnnen, die aus einer Minoritätenkultur in ihrem Land stammt, an zwei spielende Kinder.

Identifizieren Sie nun zwei Hauptteile, -figuren oder -elemente dieser Erinnerung. Wer oder was befand sich in dieser Erinnerung? Bezeichnen Sie jene Figuren als „A“ und „B“. Zum Beispiel sagte die Frau: „A bin ich. B ist meine Spielkameradin.“

Nun kommt eine Frage, die Ihre Phantasie erfordert. Wer oder was ist in dieser Erinnerung ausgelassen? Was sagt Ihnen Ihre Intuition darüber, wer in das Bild gehört, aber nicht da ist? Wenn Sie wissen, wer oder was diese Figur oder das Ding ist, nennen Sie es „C“ und beschreiben Sie C mit einem einzigen Wort, das dessen Natur repräsentiert. Die Frau sagte, C sei ein sanftes, göttliches, elterliches Wesen. Ihr Wort, um C zu beschreiben, lautete *elterlich.*

Inwiefern ist Cs Eigenschaft in gewisser Hinsicht mit der Geschichte der Zeit, in der Sie aufwuchsen, verbunden? Inwiefern sind Sie und C charakteristische Produkte nicht nur Ihrer Eltern, sondern auch der Zeit und der Nation, in der Sie lebten, der Rasse, Kultur und Geschichte, deren Teil Sie sind? Die Leserin sagte, C habe in ihrer Kindheitserinnerung, in der sie mit ihrer Freundin spielte, gefehlt. In ihrer Phantasie war C eine sehr warmherzige Person, eine Person, die zu jener Zeit in der Geschichte des Landes, aus dem sie stammte, sehr fehlte. Niemand in jenem Land mochte ihr Volk.

Wählen Sie Cs stärkste Eigenschaft und fragen Sie sich, mit welchem Teil Ihres Körpers diese Eigenschaft hauptsächlich verbunden ist. Fühlen Sie, wo diese Eigenschaft lokalisiert sein könnte. Welches ist die Natur dieses Bereiches? Ist er symptomfrei oder gibt es dort Symptome? Zum Beispiel lokalisierte meine Leserin Cs elterliche und mitfühlende Natur in ihrer Herzgegend und realisierte dann, dass sie in dieser Gegend an Schmerzen litt.

C ist wie der Ochse – es ist etwas, wonach Sie suchten, etwas, das sich hinter dem Baum in Ihrem Körper versteckte, vielleicht in einem Symptombereich. Fühlen Sie nun jene Körpergegend, und amplifizieren Sie das Gefühl von C, indem Sie Ihren Atem auf jenen bestimmten Bereich fokussieren. Fühlen Sie Cs Kraft dort. Stellen Sie sich vor, diese Energie auf eine nützliche Art und Weise in Ihrem Leben zu gebrauchen. Welche guten Dinge könnten Sie damit bewirken? Inwiefern benutzen Sie diese Energie bereits in einer nützlichen Weise? War es ein Kampf, diese Energie zu zähmen und sie zu benutzen? Meine Leserin sagte mir, es sei immer ihr Ziel gewesen, mitfühlend zu sein. In der Tat war sie weit darin gegangen, anderen Gutes zu tun, und konnte mitunter gar nicht aufhören, „gutherzig" zu sein, auf Kosten ihrer eigenen Bedürfnisse.

Nun werden wir die Verminderung Ihrer persönlichen Geschichte erforschen. Da Cs Eigenschaft zum Teil mit Ihrer persönlichen Geschichte verbunden ist, werden wir erforschen, was geschieht, wenn Sie die Intensität jener Eigenschaft und die damit verbundene persönliche Geschichte vermindern.

Stellen Sie sich vor, dass Sie die Energie von C so viel benutzt haben, wie für Sie nötig war, und dass Cs Energie nun Ihnen gehört. C kann an Bedeutung abnehmen. Während Sie Ihren Atem benutzen und Ihren Geist offen halten, erlauben Sie sich, diese Eigenschaft Stück für Stück zu vermindern, bis sie nicht länger gebraucht wird. Versuchen Sie gleichzeitig die körperlichen Erfahrungen zu vermindern, die Sie in der Gegend verspüren, in der C lokalisiert ist. Nehmen Sie wahr, wie Ihr Körper und Ihre Gefühle sich verändern, während Sie versuchen, dieses Stück Ihrer persönlichen Geschichte zu vermindern.

Während Sie jene Körperempfindung und die Bedeutung von C vermindern, nehmen Sie die subtilen und neuen Erfahrungen wahr, die für Sie verfügbar werden. Was geschieht mit Ihrem Körper? Welche Gefühle verschwinden? Welche neuen Gefühle tauchen auf? Während Sie jene Eigenschaft vermindern, nehmen Sie möglicherweise neue Formen des Seins wahr, die sich Ihnen öffnen. Zum Beispiel sträubte sich meine Leserin zunächst, ihre mitfühlende Natur loszulassen. Als sie es dann aber vermochte, fühlte sich ihre Herzgegend leichter an. Sie erkannte plötzlich, dass sie im Umgang mit Menschen direkter sein und in der Tat sogar ärgerlich werden könnte, sofern diese Reaktion in ihr aufsteigen würde.

Stellen Sie sich vor, in der Zeit und dem Raum dieses neuen Zustandes zu leben. Wie könnten Sie ihn im Alltag benutzen? Stellen Sie sich vor, diesen neuen Zustand in Ihr Alltagsleben einzubringen. Wer würden Sie sein? Meine Leserin stellte sich mit Begeisterung vor, im Umgang mit Menschen direkter zu sein.

Bringen Sie diesen Zustand der verminderten persönlichen Geschichte in Teile Ihres Körpers, die leiden oder sich aufgrund des Alterns im Prozess des Verfalls befinden. Machen Sie sich eine Notiz über Ihre Bemühungen.

Probleme in Ihrer persönlichen Geschichte drängen Sie, bestimmte Ziele, Kräfte und Verhaltensformen zu erreichen. Dieser Drang stresst Ihren Körper, da Sie sich unbewusst gezwungen fühlen, jene Ziele zu erreichen. Indem Sie jene Kräfte entdecken und die Ziele der persönlichen Geschichte entwickeln, können Sie sich letztlich davon loslösen. Jene Losgelöstheit vermindert körperlichen Stress und vermittelt Ihnen einen leeren und noch kreativeren Geist.

Ohne eine Verminderung unserer persönlichen Geschichte kompensieren wir immer dasjenige, was unserem Leben gefehlt hat. Darüber hinaus finden wir das Bedürfnis und die Tendenz, die persönliche Geschichte zu vermindern, vielleicht nicht nur in der Biologie, das heißt, in der Zerstörung der DNA-Kappen, sondern wir projizieren sie auch darauf. Wenn es überhaupt einen Sinn in der Biochemie des Lebens und des Alterns gibt, besteht er in der Weisheit, nicht nur das Genom zu erschaffen und zu vermindern, sondern auch die persönliche Geschichte.

Auf jeden Fall vermittelt uns die Freiheit von der Anhaftung an unsere persönliche Geschichte die Leerheit, die wir brauchen, um sogar über jene wertvolle Kompensation hinaus oder tiefer als sie zu gehen. Die daraus resultierende Anstrengungslosigkeit lässt uns auf einem unvorhersehbaren Pfad zurück, auf dem wir durch die Kraft der Stille weiterbewegt werden. Auf diesem Pfad ist weder die Heilung von Symptomen noch das Erreichen weltlicher Ziele das Wesentliche, sondern Bewusstheit über die Reise, Schritt für Schritt.

18. Quantenbewusstseins-Dämonen

> Bewusstsein ist Teil unseres Universums. Daher ist keine physikalische Theorie, die dem Bewusstsein nicht einen angemessenen Platz einräumt, ausreichend, um eine wirkliche Beschreibung der Welt zu liefern. Ich würde behaupten, dass es noch keine physikalische, biologische oder durch den Computer erstellte Theorie gibt, die der Erklärung unseres Bewusstseins sehr nahe kommt.
>
> *– Roger Penrose,*
> *Mathematiker und Physiker*[1]

1867 hatte der schottische Physiker James Clark Maxwell einen verrückten Einfall und stellte sich einen Dämon vor, der die Zeit umkehren kann. Bis heute ist niemand in der Lage, die Wirksamkeit seines „Dämons" in der Konsensusrealität nachzuweisen. Es scheint mir, als sei Maxwells Dämon die Projektion einer unglaublicheren Art von Bewusstsein, als selbst Maxwell sich vorstellte. Ich behaupte, dass sein Dämon ein Bewusstsein repräsentiert, das auf den unmessbaren subatomaren Ebenen arbeitet und fähig ist, das Gefühl des Alterns anzuerkennen oder zumindest zu erleichtern.

All die Methoden der Arbeit mit Symptomen, die ich erwähnt habe, können unter der Überschrift Regenbogenmedizin, das heißt *viele Ebenen umfassende Bewusstseinsarbeit*, zusammengefasst werden. Jedes Symptom bietet einen potentiellen Schritt in Richtung gesteigerten Bewusstseins und erhöhter Kreativität. Im ersten Teil dieses Buches sprach ich von der Kraft der Stille, die in Symptomen eingebettet ist. In Teil 2 wurden Beziehungen zwischen Symptomen und dem Leben der Gemeinschaft ersichtlich. Bislang fokussierte Teil 3 auf mit der Genetik verbundene Erfahrungen der inneren Arbeit, die freie Radikale neutralisieren und Begierden mildern.

Alle Interventionen der Regenbogenmedizin erfordern Bewusstheit über die verschiedenen Dimensionen und die subtilen Signale, die mit der Quantenwelt verbunden sind. In gewisser Hinsicht ist jedes Symptom eine Art Weckruf zu Luzidität und Bewusstheit. Wird ein aufflackerndes Signal stark und langanhaltend genug, können Sie nicht so tun, als sei es nicht da. Folglich ist Regenbogenmedizin in jeder Form eine Art von Bewusstwerdung.

In diesem Kapitel erörtere ich, inwiefern erhöhte Bewusstheit mit erhöhter Vitalität verbunden ist. Die Bewusstheit zu erhöhen führt immer zu einem Gefühl von erhöhter Energie. Mehr Energie zur Verfügung zu haben ist in der

Physik mit dem zweiten Hauptsatz der Thermodynamik, dem so genannten Entropiegesetz verbunden, das mitunter als der „Wärmetod" des Universums bezeichnet wird.

Der zweite Hauptsatz der Thermodynamik besagt, dass in allen geschlossenen Systemen die Unordnung zunimmt und die Menge an freier Energie abnimmt. Eine andere Formulierung dieses Hauptsatzes benutzt das Wort Entropie anstelle von Unordnung. Der zweite Hauptsatz besagt, dass die Entropie in geschlossenen Systemen mit der Zeit zunimmt; während sie altern, haben geschlossene Systeme (weiter unten beschrieben) weniger Energie zur Arbeit zur Verfügung.[2]

Aus der Perspektive der Regenbogenmedizin beschreibt der zweite Hauptsatz jedoch nicht nur physikalische Systeme, sondern auch Bewusstseinszustände, die geschlossen und ohne Bewusstheit sind, die Altern und Müdigkeit erfahren. In diesem Sinne kann der zweite Hauptsatz der Thermodynamik umgekehrt werden, zumindest auf der experimentellen Ebene. Ich werde aufzeigen, inwiefern Bewusstheit Entropie, das Gefühl des Verfalls, verringert und vorhandene Energie erhöht. In der Tat kann Bewusstheit möglicherweise auch einige Formen des körperlichen Verfalls umkehren.

In den Begriffen der Physik ist unser Körper ein offenes System (selbst wenn wir sagen, dass wir neuen Ideen gegenüber verschlossen sind). Geschlossene Systeme verfallen mit der Zeit. Denken Sie sich eine Tasse Tee, gleich nachdem Sie etwas Milch hineingegossen haben, als mehr oder weniger geschlossenes System. Zunächst sehen Sie ein schönes Muster, das durch die Milch hervorgerufen wird, während sie in dem Tee herumwirbelt. Doch sehr bald nimmt die Entropie dieser Tasse zu, während sich das schöne Muster mit dem Rest des Tees vermischt und die Ordnung in der Tasse abnimmt. Lassen Sie sich ohne eine hochtrabende Definition von Ordnung von Ihrer Intuition sagen, was wir mit Ordnung meinen.

Die Naturgesetze sagen vorher, dass der Tee mit der Zeit in Unordnung gerät. In der statistischen Physik gibt es eine infinitesimale Chance, dass die Ordnung zu dem ursprünglichen Muster zurückkehrt. Selbst wenn man eine Milliarde Tassen Tee in seinem Leben ausschenken würde, würde ein solches Wunder wahrscheinlich nicht geschehen.

Der zweite Hauptsatz der Thermodynamik sagt uns lediglich, dass die Summe an Information in einem geschlossenen System abnimmt, während sich das System mit der Zeit entwickelt. Die Summe an der Konsensusrealität zugehöriger Information und Ordnung nimmt ab. Beachten Sie, dass ich dem letzten Satz die Wörter *der Konsensusrealität zugehörig* hinzugefügt habe, da die Gesetze der Physik die der Konsensusrealität zugehörige oder messbare Ordnung betreffen. Therapeutinnen und Therapeuten wissen jedoch, dass das, was den meisten Menschen als Ordnung erscheinen mag, für ein bestimmtes Individuum Unordnung sein kann.

Das Entropiegesetz

Wissenschaftlerinnen und Wissenschaftler beziehen sich auf das Entropiegesetz, das oft als „Wärmetod des Universums" bezeichnet wird, als den zweiten Hauptsatz der Thermodynamik[3], ein universelles Gesetz, das im Allgemeinen von allen Wissenschaftlern akzeptiert wird. Der zweite Hauptsatz besagt, dass geschlossene Systeme (wie möglicherweise unser Universum) schließlich verfallen werden.[4]

Der erste Hauptsatz der Physik lautet, dass die Energie eines geschlossenen Systems konstant ist. Der zweite Hauptsatz bezieht sich auf freie Energie, was in der Physik diejenige Energie bezeichnet, die Arbeit leisten kann. Ist ein System im Gleichgewicht, hat sich zwar vielleicht seine Energie in Wärme umgewandelt, aber es ist keine Energie für Arbeit vorhanden.

Als Student am MIT begann ich mich an dem Tag, an dem ich von jenem Gesetz erfuhr, zu fragen, wie man es ändern könnte. Ich wusste, wie es sich auf unser physikalisches Universum anwenden ließ (angenommen, es handelt sich dabei um ein geschlossenes System ohne Bewusstsein), aber ließ es sich auch auf unseren Körper, unsere Symptome und den Alterungsprozess anwenden? Denken wir über Entropie nach.

Entropie ist ein Maß für freie (oder die restliche gebundene) Energie, aber auch für die Unordnung in einem System. Nimmt die Unordnung zu, nimmt die Entropie zu. Der zweite Hauptsatz der Thermodynamik besagt, dass das materielle, der Konsensusrealität zugehörige Universum, falls es ein geschlossenes System ist, sich in Richtung Unordnung bewegt. Der Thermodynamik zufolge können in einem geschlossenen System Wärme, Materie und Licht weder ein- noch austreten. Umgekehrt kommen und gehen Licht, Wärme und Materie in einem offenen System, wie es ihnen beliebt.

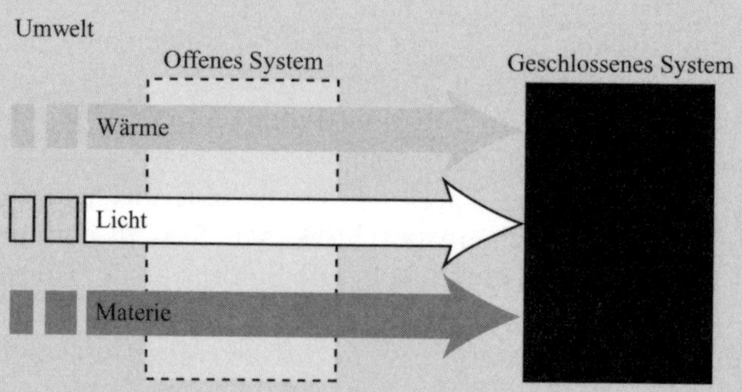

Abbildung 18.1: Offene und geschlossene Systeme mit Wärme-, Licht- und Materieaustausch

Die wissenschaftliche Formulierung deszweiten Satzes behandelt das Universum als ein geschlossenes System (einschließlich einer beliebigen Anzahl an Subsystemen plus deren Umgebungen[5]). Der zweite Hauptsatz besagt, dass die Energie eines geschlossenen Universums stetig zunimmt; die Gesamtsumme der Entropie oder der der Konsensusrealität zugehörigen Unordnung nimmt zu. Unordnung nimmt mit der Zeit zu. In geschlossenen Systemen führt das, was auch immer geschieht, zu einer Zunahme an Entropie. In Begriffen der Ordnung formuliert, besagt der zweite Hauptsatz der Thermodynamik, dass in einem Universum (oder irgendeinem geschlossenen System) der Nettobetrag an Ordnung nicht zunehmen kann, sondern abnehmen muss. Bekannte Muster gehen in Stücke!

Alles in Ihnen mag gegen dieses Gesetz rebellieren, und in der Tat haben viele Wissenschaftlerinnen und Wissenschaftler rebelliert, seit Rudolf Clausius diesen zweiten Hauptsatz ursprünglich formulierte. Jedoch ist es bis heute noch niemandem gelungen, diesem Gesetz zu trotzen. Verfall und Alter widerfahren allen geschlossenen Systemen. In vieler Hinsicht scheint der zweite Hauptsatz der Thermodynamik wie gesunder Menschenverstand. Wenn Sie ein feuchtes Auto in einer geschlossen Garage stehen lassen, wird das Auto hundert Jahre später in Stücke gerostet sein. Dies ist ein weltliches Beispiel für den zweiten Hauptsatz der Thermodynamik.

Dennoch gibt es immer einen Rebell, der sich weigert, die Wahrheit dieses Gesetzes anzuerkennen. „Aber es *muss* doch eine lokale und temporäre Ordnung geben; schließlich ist das Leben ordentlich und bedeutungsvoll. Die menschliche Rasse ist ein Beispiel für zunehmende Ordnung. Die Evolution schafft Ordnung. Selbst Darwin sagte, dass wir uns entwickeln."

Physiker antworten aber: „Nein! Die lokale Ordnung ist lediglich temporär. Unordnung im übrigen ungeordneten Universum ist der Preis für lokale Ordnung auf der Erde. Du und ich und die übrige menschliche Bevölkerung, unsere Evolution und diejenige anderer Spezies sind alle Beispiele für offene Systeme, die auf einem Planeten leben, der in Sonnenlicht badet. Die momentane Ordnung geht auf Kosten der Sonne!"

Lässt sich das Entropiegesetz auf Menschen anwenden?

Ja, natürlich tut es das. Zusammen mit allem anderen in einem geschlossenen System werden wir wahrscheinlich letztlich degenerieren im Sinne der Maßeinheiten der Konsensusrealität für Energie und die Kapazität, Arbeit zu leisten. Selbst als offene Systeme, die essen und Dinge aus der Außenwelt aufnehmen, tendieren wir dazu, über die Dekaden langsam zu degenerieren.

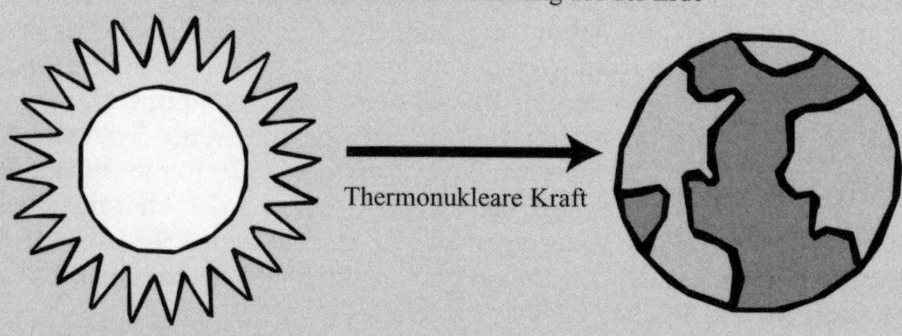

Abbildung 18.2: Die Ordnung der Erde kostet die Un-Ordnung der Sonne

Da die Erde ein offenes System ist, das von der strahlenden Wärmeenergie der Sonne (ebenso wie der Energie des übrigen Universums) durchdrungen wird, um seine eigene Ordnung zu erhöhen, benutzt sie die Energie der Sonne. Wenn wir für den Moment so tun, als bildeten die Erde und die Sonne ein geschlossenes System, besagt der zweite Hauptsatz der Thermodynamik, dass die Ordnung auf der Erde daraus resultiert, dass die Sonne ausbrennt. Unsere Evolution, Entwicklung, kreativen Ideen und neuen Werkzeuge basieren alle auf der thermonuklearen Kraft der Sonne. Wir sind lediglich eine Enklave der Ordnung. Weniger Benzin zu verbrauchen und weniger zu kaufen zögert den unvermeidlichen Wärmetod der Sonne und schließlich der Erde nur hinaus. Unser momentanes Leben ist mit dem Tod der Sonne verbunden.

Ist jedoch Bewusstheit vorhanden, könnte Maxwells Phantasie eines Dämons (siehe Seite 213), der den zweiten Hauptsatz umkehrt, richtig gewesen sein. Die nächste Übung zeigt, dass die Menge an Energie, von der Sie fühlen, dass sie Ihnen in jedem gegebenen Moment zur Verfügung steht, von der Ebene Ihrer Bewusstheit abhängt. Mit anderen Worten, der zweite Hauptsatz trifft zu für alle geschlossenen materiellen und psychologischen Systeme ohne Bewusstheit. All die Gesetze der Physik sind Muster des Universums – leer an Bewusstheit.

Denken Sie an offene und geschlossene Systeme. Wir sprechen oft von „offenen" oder „verschlossenen" Menschen und beziehen uns damit auf deren Persönlichkeit. Sowohl in der Physik als auch in der Psychologie sind geschlossene Systeme – Menschen oder Dinge – Systeme, die unflexibel und unfähig oder nicht Willens sind, Dinge von außen aufzunehmen. Das Entropiegesetz in der Physik beschreibt ein der Konsensusrealität zugehöriges undurchlässiges Universum. Ob neue Konzepte der Schwerkraft oder paralleler Universen diese Sichtweise schließlich verändern werden, wird sich zeigen. Doch im Moment, in ihrer gegenwärtigen Form, beschreibt die Physik ein Universum, dessen Verlust an Information – eine Art Unbewusstheit im psychologischen Sinne – mit der Zeit zunimmt. Unbewusstheit führt schließlich zu einem Mangel an Bewusstheit darüber, wer Sie sind, wo Sie sich befinden und wohin Ihr Prozess führt.

Der Maxwellsche Dämon – ein Quantendämon

James Clerk Maxwells verrückter Einfall 1867, der ihn sich eine Kraft vorstellen ließ, die die Zeit umkehren kann, beschreibt einen Bewusstseinsdämon, der das Entropiegesetz umkehren kann, indem er die winzigen Bewegungen von Molekülen in einem Gas verfolgt. Auf diese Art und Weise kann der Dämon die Unordnung in geschlossenen Systemen umkehren, zumindest in seiner Phantasie.

Maxwells imaginärer Dämon sitzt in einem geschlossenen Kasten und kehrt den Fluss der Moleküle um, damit die zerfallende Ordnung wiederhergestellt wird.[6] Der Dämon, ein Prototyp von Bewusstsein in der Materie, nimmt das, was geschieht, wahr und kontrolliert es, indem er eine bestimmte Wahl trifft. Er hält warme Dinge auf der einen Seite des Kastens und kühlere auf der anderen, so dass die ursprüngliche Ordnung (von warm und kalt) nicht verfällt. Der Dämon hat es so eingerichtet, dass in einem geschlossenen System Energie nicht weniger verfügbar werden und Information nicht verloren gehen muss. Indem er Bewusstheit benutzt, um eine Trennwand, die zwei Gasvolumen in einem Behälter voneinander trennt, zu öffnen und zu schließen, kehrt er den zweiten Hauptsatz um. Bis heute hat noch niemand einen solchen Dämon gefunden oder in der Konsensusrealität erzeugen können.

Dennoch war Maxwells Phantasie vielleicht richtiger als ihm bewusst war. Es scheint mir, dass er möglicherweise unsere Kapazität zur Luzidität, unsere Fähigkeit, Nanoereignisse oder Flirts wahrzunehmen, projizierte. Dieses nahezu unmessbare Quantenbewusstsein ist eine Bewusstseinsfähigkeit, die im Traumland eine Wahl treffen kann.

Maxwells Dämon ist der potentielle Held der Psychotherapie, da er derjenige Teil von uns ist, der Schwierigkeiten umkehrt, indem er Muster sieht, wo alte Muster verloren (vergessen, verdrängt, isoliert, marginalisiert) wurden. Meiner Ansicht nach ist der zweite Hauptsatz der Thermodynamik eine Projektion des typischen, der Konsensusrealität zugehörigen Lebensstils, der minimale Bewusstheit benutzt. Maxwells Dämon ist eine Darstellung unseres luziden Bewusstseins, das auf den unmessbaren Ebenen nanoartiger Ereignisse arbeitet und fähig ist, das Gefühl des Alterns zumindest zu erleichtern.

Das auf Maxwells Dämon projizierte psychologische Prinzip ist Folgendes: Die in der Unordnung der Konsensusrealität verborgene Ordnung zu erkennen erzeugt mehr verfügbare Energie.

Subtile Signale von Symptomen zu unterdrücken oder auch nur zu ignorieren ist deprimierend und ermüdend. Symptome als Weckrufe zu Aufmerksamkeit zu erkennen erlaubt Ihnen, Ordnung aus Unordnung zu machen, und verschafft Ihnen generell mehr verfügbare Energie, mit der Sie arbeiten können. Erfahrungen zu marginalisieren lässt Sie sich wie ein erschöpftes Universum fühlen.

Ich nenne Maxwells Dämon einen Quantenbewusstseins-Dämon, einen luziden Bewusstseinsstrahl, der die Bewegungen von Atomen und Molekülen sowie subatomare Ereignisse verfolgt. Die Quantenmechanik war zu Maxwells Lebzeiten noch nicht erfunden. Er kannte die Wellenfunktionen noch nicht; diese Theorie kam erst fünfzig Jahre später. Würde er aber heute leben, wäre er sicherlich an dieser Art von Bewusstsein interessiert, die fähig ist, subtile Tendenzen, Quantenwellen des Traumlandes und die Leitung, die diese uns gewähren, wahrzunehmen und zu verfolgen. In meiner Vorstellung hätte er gesagt, dass das Ignorieren all der subtilen Gefühle, die in unserem Bewusstsein aufflackern, zur Erschöpfung beiträgt und dafür sorgt, dass wir uns älter fühlen, als wir sind.

Übung: Negentropie-Bewusstsein

Die folgende Übung gibt Ihnen die Möglichkeit, die Fähigkeit dieses Dämons, die Menge der Ihnen zur Verfügung stehenden physischen Energie zu erhöhen, zu testen. Wir werden den Fokus insbesondere auf geschlossene Bereiche Ihres Lebens richten.

> *Machen Sie es sich bequem und denken Sie darüber nach, wie Sie bezüglich des Alterns fühlen.* Was mögen Sie daran? Was mögen Sie nicht daran? Zum Beispiel mögen viele Menschen die Möglichkeit, in ihr Potential zu wachsen, aber nicht den Energieverlust und den Verlust dessen, was sie gutes Aussehen nennen. Manche haben die Idee, dass das Leben zu Ende geht.
>
> *Wenn Sie bereit sind, sehen Sie sich nach etwas um, das Sie hochheben oder wogegen Sie drücken können.* Wenn Sie in einem Raum stehen, heben Sie einen Stuhl hoch oder drücken Sie gegen eine der Wände und finden Sie heraus, wieviel verfügbare Energie Sie

haben. Während Sie heben oder drücken, fragen Sie sich: „Wieviel Prozent meiner Energie sind gerade jetzt verfügbar?“ Machen Sie sich eine Notiz über die Menge an momentaner Energie. Beträgt sie 85 Prozent oder 50 Prozent oder 15 Prozent? Wie alt fühlen Sie sich? Wenn ich zum Beispiel heute einen Stuhl hochhebe, fühlt er sich schwerer an, als er sollte. Ich würde sagen, mir stehen 50 Prozent meiner Energie zur Verfügung.

Die Menge an verfügbarer oder isometrischer Energie, die Sie haben, hängt sehr stark von Ihrem inneren Ordnungsgefühl ab. Denken Sie nun an einen Ihrer Lebensbereiche, der sich ungeordnet anfühlt. Wenn möglich, wählen Sie einen neuen Bereich, nicht Beziehungen oder Körpersymptome, da wir daran bereits gearbeitet haben. Zum Beispiel scheinen vielleicht Ihre Arbeit, Ihre Finanzen, das Durcheinander auf Ihrem Schreibtisch oder Ihr Umgang mit der Zeit ungeordnet zu sein. Vielleicht ist die Art und Weise, wie Sie mit Kritik umgehen, ungeordnet.

Übersehen Sie keine ignorierten Bereiche Ihres Lebens, die Ordnung benötigen. Wenn es viele Bereiche gibt, wählen Sie für den Moment nur einen aus, irgendeiner ist gut. Wie kriegen Sie es hin, diesen Bereich zu vermeiden? In welchem Sinne ist dieser Bereich geschlossen? Vergessen oder vermeiden Sie Themen, die mit diesem Bereich verbunden sind? Versuchen Sie mehr zu schlafen? Beklagen Sie sich einfach darüber? Drängen Sie ihn aus Ihren Gedanken? Sehen Sie fern oder gehen Sie ins Kino, anstatt diesen Bereich aufzuräumen?

Während Sie nun über jenen ungeordneten Bereich nachdenken, stellen Sie sich den Raum vor, in dem er sich befindet. Welche Farben kommen in jenem Raum vor und welche Bewegungen finden darin statt? Benutzen Sie Ihre eigenen Worte, um die Eigenschaften des Raumes zu beschreiben, der diesen ungeordneten Bereich Ihres Lebens enthält. Ist er beispielsweise grau oder schlammfarben? Ist er verwirbelt oder durcheinander?

Wenn Sie einen Ort außerhalb Ihres Körpers identifizieren könnten, an dem sich dieser ungeordnete Bereich befinden könnte, wo würde jener Raum sein? (Zum Beispiel vor Ihnen, hinter Ihnen usf.) Zeichnen Sie jenen ungeordneten Bereich nahe bei Ihrem Körper. Wie fühlt sich jener Teil Ihres Körpers an, der diesem Bereich am nächsten ist? Verspüren Sie Symptome in Ihrem Körper nahe jenem Bereich? Wählen Sie ein Körpersymptom oder eines jener Symptome, um daran zu arbeiten, vielleicht dasjenige, dem Sie am wenigsten Aufmerksamkeit gewidmet haben. Ist jenes Symptom möglicherweise mit Ihrem Gefühl zu altern verbunden?

Richten Sie Ihren Fokus auf ein Symptom in jenem Bereich Ihres Körpers und identifizieren Sie zwei Aspekte dieses Symptoms. Finden Sie zum Beispiel heraus, ob Sie ein Bild von jener Energie formen können, von der Sie annehmen oder sich vorstellen, dass sie das Symptom verursacht. Tun Sie dann dasselbe für den Empfänger jener Energie oder Handlung. Mit anderen Worten, stellen Sie sich einen „Symptommacher" und einen „Symptomempfänger" vor.

Eine Möglichkeit, sich diese beiden Figuren vorzustellen, besteht darin, sich in das Symptom einzufühlen oder sich vorzustellen, sich so weit wie möglich in das Symptom einzufühlen. Übertreiben Sie dann jenes Gefühl und amplifizieren Sie dessen Intensität. Benutzen Sie Ihre Aufmerksamkeit und bleiben Sie bei dem Gefühl, bis eine Figur auftaucht, die eine solche Intensität verkörpern könnte. Wenn Sie beispielsweise pochende Kopfschmerzen haben, könnten Sie das Gefühl jenes Pochens übertreiben, bis eine wütende Person auftaucht, die auf einen Tisch schlägt, und eine andere, sensible Figur (vielleicht der Tisch selbst), die dadurch verletzt wird.

Versuchen Sie die Botschaft herauszufinden, die jede Figur ausdrückt. Zum Beispiel könnte die wütende Figur sagen: „Ich muss mir meinen Weg durch die Dinge schlagen", während die andere sagt: „Bitte mach es nicht so, das ist einfach zu hart und verletzt mich!"

Stellen Sie sich zwei Figuren vor, eine, die leidet, und eine, die das Symptom erzeugt. Zeichnen Sie diese Figuren. Erlauben Sie dann Ihrer Phantasie, spontan ein Wesen zu kreieren, dessen Aufmerksamkeit in das Feld eintritt und den Konflikt zwischen jenen beiden Energien löst. Vielleicht stellen Sie sich einen meisterhaften Konfliktlöser vor, ein Genie, einen Geist, eine Comicfigur – etwas, das mit den beiden Energien umgehen kann. Beschreiben Sie diese Figur. Zeichnen Sie sie.

Eine meiner Leserinnen hatte einen Konflikt zwischen ihrem weltlichen Ehrgeiz und demjenigen Teil, der durch den Druck jenes Ehrgeizes niedergedrückt wurde. Zu ihrer Überraschung sah sie einen Priester, der ihr half, eine Lösung des Konfliktes zwischen diesen beiden Energien zu facilitieren. Der Priester segnete beide Teile von ihr, und beide entspannten sich.

An irgendeinem Punkt könnten Sie versuchen, zu Ihrem hilfreichen Geist, zu Ihrem Quantenbewusstseins-Dämon zu werden. Treten Sie in das psychologisch geschlossene System Ihres Traumkörpers ein und intervenieren Sie; moderieren Sie den Konflikt zwischen jenen beiden Teilen in dem Symptombereich.

Stellen Sie sich die Geschichte vor, die daraus hervorgeht. Erlauben Sie dem Quantendämon auf magische Weise zu intervenieren und eine Lösung zu finden. Die Leserin mit dem Ehrgeiz in ihren Symptomen fand zu ihrer Überraschung heraus, dass den beiden miteinander im Konflikt liegenden Teilen Gott fehlte, der durch den Priester repräsentiert wurde. Zunächst verspürte diese Leserin Scheu, sich mit dem Priester zu identifizieren, bis sie erkannte, dass sie ihr Leben in gewisser Hinsicht bereits „göttlichen Dingen" gewidmet hatte.

Benutzen Sie Ihren Atem, um auf das Gefühl der Lösung zu fokussieren. Wenn möglich, spüren Sie ein Gefühl der Lösung in jenem Symptombereich.

Stellen Sie sich vor, wie diese Lösung in jenem ungeordneten Bereich Ihres Lebens, mit dem Sie diese Übung begonnen haben, benutzt werden könnte. Erinnern Sie sich an das ursprüngliche Durcheinander – seinen Raum, seine Farben und Bewegungen – und nehmen Sie wahr (noch besser zeichnen Sie), inwiefern sich jener Bereich verändert hat. „Arbeiten" Sie nicht daran, lassen Sie die Dinge in Ihrem Innern geschehen, bis Lösungen auftauchen.

Gehen Sie schließlich zu der Wand oder dem Stuhl zurück und finden Sie vorsichtig, heraus wie sich diese Arbeit möglicherweise auf Ihr Gefühl von verfügbarer Energie für das, was Sie im Leben tun müssen, ausgewirkt hat. Welche Veränderungen nehmen Sie in Bezug auf Ihre verfügbare Energie wahr?

Quantenbewusstseins-Dämonen

Diese Übung hatte verschiedene Ziele. Eines bestand darin, die Schwierigkeiten in Ihrem Leben wahrzunehmen und zu erkennen, wie sie sich auf Ihren Körper auswirken oder mit ihm verbunden sind. Ein weiteres bestand darin zu lernen, dass, wann immer Sie das Gefühl haben, Ihre Energie sei aufgebraucht, Sie vielleicht müde sind, aber vielleicht auch an zu viel Entropie leiden – Unordnung und verlorener Energie.

Ungeordnete Bereiche sind wie geschlossene Systeme, die von Unbewusstheit in Bezug auf Konflikte beherrscht sind. Bewusstheit in diese Bereiche zu bringen kehrt Ihr Gefühl des Alterns um, indem es in Ihnen mehr verfügbare Energie entstehen lässt. Ihr Gefühl für das Fortschreiten der Zeit wird durch innere Konflikte betont, die ignoriert oder abgetrennt werden. Indem man Bewusstheit benutzt, werden miteinander im Konflikt liegende Energien in jenem unordentlichen Bereich kohärenter miteinander. Anstatt *mit* Ihnen selbst zu arbeiten, haben Sie gegen sich gearbeitet. Ihre Bewusstheit auf innere Konflikte zu richten erhöht Ihr Gefühl innerer Kohärenz.

Jedes Durcheinander reflektiert Ihre Wahl, Ihr Bewusstseinspotential zu ignorieren. In der gewöhnlichen Welt haben Sie vielleicht das Gefühl, rapide zu altern, oder Sie sind physisch schwach aufgrund von inneren Konflikten und unvermeidlichem Verfall. Zugang zu Ihrer Bewusstheit zu erlangen kann dieses Gefühl jedoch umkehren, indem mehr Ordnung und mehr verfügbare Energie sowie ein daraus resultierendes Gefühl des Wohlbefindens entstehen.[7]

Jeder Bereich von Unordnung ist wie ein Symptom: Zwei Energien liegen miteinander im Konflikt, und es ist keine Essenz vorhanden, die eine Lösung herbeiführt. Die Folge ist eine Situation, in der zwei „Pferde" in entgegengesetzte Richtungen ziehen, anstatt gemeinsam vorwärts. Ohne Bewusstheit nennen Sie diese unterdrückte Konfliktsituation Müdigkeit und Altern. Mit Bewusstheit fügen Sie einen Hyperraum hinzu und kehren die Richtung der Zeit um. Lernen Sie den Bewusstseins-Dämon aus einem anderen Reich kennen, für den kein System der Konsensusrealität dauerhaft geschlossen ist.

19. Der Tod, das Ende?

Nichts im Leben muss gefürchtet werden. Es gilt nur, es zu verstehen.

– Marie Curie[1]

Anzunehmen, dass der Geist nach dem Tod des Körpers zugrunde gehe, ist wie die Vorstellung, dass ein Vogel in einem Käfig umkäme, wenn der Käfig zerbrochen wird, obwohl ja der Vogel von der Zerstörung des Käfigs nichts zu fürchten hat.
Unser Körper ist mit dem Käfig und der Geist mit dem Vogel zu vergleichen. Wir sehen, dass ohne den Käfig dieser Vogel in der Welt des Schlafes fliegt; wenn daher der Käfig zerbricht, wird der Vogel unversehrt weiterleben; seine Empfindungen werden tiefer, seine Wahrnehmungen weiter und sein Glück größer.

– Abdu'l-Baha[2]

Für manche Menschen ist es eine Erleichterung, wenn der Tod an die Tür klopft. Etwas tief im Innern sagt: „Welch ein glücklicher Tag; frei von mir selbst und meinen Begrenzungen!" Doch der Tod ist voller Paradoxa. Einerseits fürchten Sie den Tod, wenn Sie zum ersten Mal begreifen, dass Sie wirklich sterben. Vielleicht erzählen Sie Ihren Freunden zunächst nichts, da das weitere Schwierigkeiten nach sich ziehen würde. Wie Sie selbst leben auch Ihre Freunde in der Welt der Konsensusrealität und richten ihren Fokus lediglich auf den schließlichen Verlust der physischen Form.

Für Ihr der Konsensusrealität zugehöriges Bewusstsein und das Ihrer Freunde bedeutet der Tod für gewöhnlich einen Raub und nicht ein Geschenk. Wenn Sie aber darüber nachdenken, kann der Tod für die sterbende Person Freiheit von allem bedeuten, einschließlich des Konzeptes des Todes selbst, zumindest des Todes als „das Ende". In Todesnähe werden Träume, die Sie haben, wahrscheinlich vom Weiterleben handeln. Die Idee eines Endes anscheinend ignorierend, träumen viele Menschen von ihren nächsten Schritten, oft in wohlbekannte Hyperräume. Manche träumen davon, in „Klassen" zu lernen, die anders sind, als irgendeine auf der Erde bekannte; andere träumen davon, zu einem Vogel zu werden und fliegen im Traum, als wären Sie schon immer ein solcher gewesen.

In diesem Buch habe ich die Unordnungen des Lebens als Probleme betrachtet, die es durchzuarbeiten gilt, als Lebensbereiche, die andere Welten und neue Arten von Ordnung und Bedeutung verbergen. Doch nun möchte ich Unordnung auf eine neue Art und Weise betrachten, so als sei der Prozess des scheinbaren Chaos selbst bedeutungsvoll. Was aussieht wie der „unordnende" Prozess, ist lediglich das Ende der eigenen Identität in der Konsensusrealität. Man hat nicht länger nur eine einzige Unordnung – ein Nieren- oder Herzproblem, eine Lungen- oder Magenerkrankung, oder einen Eierstock-, Brust- oder Prostatatumor. Nun ist der ganze Körper eine riesengroße Unordnung. Altern führt zu erhöhter Entropie in einem physischen Körper, aber im Traumland ist das nicht das Ende. Der Tod wird oftmals in Träumen neu interpretiert als der Pfad der Freiheit vom alten Selbst. Nun ist Neues möglich.

Phasen des Sterbens

Der Tod hat viele Phasen. Die Bedrohung durch den Tod kommt zunächst wie die Schelte eines Schullehrers daher. Bring dein Leben in Ordnung! Nachdem Sie sich wie ein Schulkind gewehrt haben, versuchen Sie zu vollenden, was Ihrem Gefühl nach am bedeutungsvollsten ist. Der Tod sagt: „Hör auf, in Beziehungen zu zögern. Setz dich für deine größten Visionen ein, werde zu deinem ganzen Selbst." Vielleicht sind Sie in Ihrem Leben an vielen Grenzen gestanden und haben gezögert, anstatt sich vorwärts zu bewegen. Nun versetzt der Tod Ihnen einen benötigten Stoß.

Zu einem anderen Zeitpunkt wird die Bedrohung durch den Tod zur Bedrohung durch eine voll entwickelte Version eines veränderten (verschwommenen oder ruhigen) Bewusstseinszustands, der sich erst in seinen Anfangsstadien zu befinden scheint. In gewisser Hinsicht versucht der voll entwickelte Zustand gerade jetzt zu geschehen und weigert sich, bis zum Ende Ihres Lebens zu warten. Der Tod droht als veränderter Bewusstseinszustand Teil dieses Lebens zu werden, nicht nur, weil der Tod naht, sondern weil Sie zu einseitig sind in Ihrem Lebensstil, zu klar, zu extravertiert, zu sehr daran interessiert, was andere Menschen denken. Das Alltagsleben ohne das gleichzeitige und parallele Wissen um die Existenz der veränderten Bewusstseinszustände des Todes zu erfahren ist, wie in der Sonne zu stehen, ohne einen Schatten auf den Boden zu werfen.

„Der Tod ist dein größter Verbündeter", behauptet der Schamane Don Juan. Ein an Parallelwelten interessierter Physiker würde entschieden sagen, dass es keinen Tod gibt ohne Leben.[3] In demjenigen, das die Regenbogenmedizin Traumland nennt und das die Physik als die Mathematik der Physik bezeichnet, sind Leben und Tod gleichzeitig gegenwärtig (in parallelen Welten). Nichts kann leben, wenn es nicht auch tot ist, und nichts kann in der Konsensusrealität tot sein, wenn es kein Leben im Traumland besitzt. Das nahe Bevorstehen des

Todes in der Konsensusrealität öffnet das Bewusstsein für die Hyperräume des Traumlandes im Alltagsleben. Dem Leben hinzugefügt, schafft der Tod Phantasie und Losgelöstheit.

In einer weiteren Phase des Sterbeprozesses wird der Tod zur Bedrohung durch extreme veränderte Bewusstseinszustände. Der Tod fordert einen heraus, seine Fähigkeit, durch die in den *Bardos* (jenseitige Zustände oder Bereiche) im Tibetischen Totenbuch versinnbildlichten Visionen und Schmerzen zu navigieren. In diesen veränderten Bewusstseinszuständen begegnen viele Menschen kurz den ungelösten Problemen ihres Lebens, Begierden, die sie nie befriedigt haben, und der alten rigiden Persönlichkeit wieder, diesmal vielleicht in Form einer grausigen Maske. In diesem Stadium des Lebens lädt die Bedrohung durch den Tod Sie ein, mit der Quantenwelt der Visionen bekannt zu werden, der Traumwelt von Monstern und Bardos.[4] Meiner begrenzten Erfahrung zufolge vergehen diese Visionen schnell oder tauchen vielleicht gar nicht auf, insbesondere, wenn Sie mit einigen dieser Monster bereits früher im Leben gerungen haben.

Im Leben ist der Tod ein strenger Zen-Meister, ein Wahrnehmungslehrer, der mit einem Stock vor Ihnen steht. Ohne Wahrnehmung sind Schmerzmittel und Morphium vielleicht die beste Alternative, um durch diese schwierigen Bardozustände von Erstaunen und Schwierigkeiten hindurchzugelangen. Ich mache niemandem Vorwürfe, der seine letzten Tage betäubt verbringen will. Jedoch scheint es mir, meinen Erfahrungen in der Arbeit mit Menschen zufolge, die dem Tod nahe waren, dass nichts Wunderbareres geschehen kann, als dass Sie Ihre Vertrautheit mit Meditation und Techniken zur Arbeit mit der Phantasie entwickeln, die Sie befähigen, einige der am meisten Ehrfurcht gebietenden Bewusstseinszustände am Ende Ihres Lebens zu erfahren. Wenn Sie den Umgang mit veränderten Bewusstseinszuständen erlernen, kann das Leben nahe dem Tod wie ein Wunder erscheinen.[5]

Wenn der Tod an Ihre Tür klopft, gibt es nicht länger irgendein Verlangen, den alten Körper zu „heilen". Menschen, die sich zu lange gegen den Tod wehren, vermeiden es vielleicht, Luzidität über ihre innere Wahrheit und dasjenige Muster zu erlangen, das am authentischsten ist. Jene, die sich für todesähnliche Ereignisse öffnen, finden nicht Bedeutungslosigkeit, sondern einen alten Freund, der dem Chaos nahe ist. Der Sufi-Dichter Rumi formulierte diese Idee im zwölften Jahrhundert, als er schrieb:

> Kannst du dieses Werk nicht alleine vollbringen, sorge dich nicht.
> Du musst dich nicht einmal entscheiden, so oder so.
> Der Freund, der weit mehr weiß als du,
> wird Schwierigkeiten bringen und Trauer und Krankheit,
> ebenso wie Medizin, wie Glück,
> wie die Essenz des Augenblickes, in dem du geschlagen bist,

wenn du hörst Schachmatt
und schließlich mit Allahs Stimme zu sagen vermagst,
ich vertraue dir, dass du mich tötest.[6]

Damit Sie herausfinden, was geschieht, wenn sich Ihr Alltagsbewusstsein ergibt, habe ich mir zwei Übungen ausgedacht. Die erste hat Kreativität zum Thema und die zweite das Navigieren durch komatöse Zustände.

Chaos und Kreativität

Um etwas über das furchterregende Chaos und die Kreativität von Nahtod-Erfahrungen zu verstehen und sich auf solche Zustände vorzubereiten, betrachten Sie Abbildung 19-1. Lassen Sie uns anhand dieses Bildes mit Ihrem Bewusstseinsprozess experimentieren.

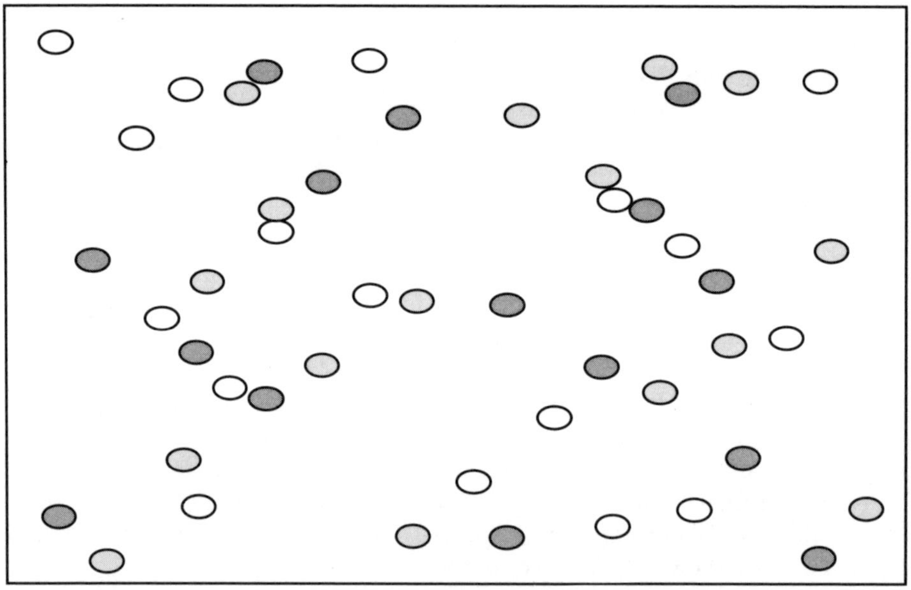

Abbildung 19.1: Erlauben Sie diesem Bild, mit Ihnen zu flirten. Wenn Sie bereit sind, entspannen Sie Ihre Augen, machen Sie einen tiefen Atemzug und „lassen Sie los“. Fühlen Sie sich so verschwommen wie möglich, und lassen Sie das Bild mit Ihnen flirten – das heißt, nehmen Sie sich Zeit und erlauben Sie irgendetwas, etwas Irrationalem, schnell Ihre Aufmerksamkeit auf sich zu ziehen. Behalten Sie es im Gedächtnis. Was zog Ihre Aufmerksamkeit auf sich?

Zunächst können die meisten Menschen gar nichts in dem Bild erkennen und fühlen sich mit seinem Chaos unwohl. Dann, mit etwas Geduld, sehen sie die verschiedensten Dinge in ihrer Aufmerksamkeit aufflackern. Zum Beispiel sehen manche symmetrisch angeordnete Sterne oder ein Bild des Universums; andere sehen leeren Raum, Musiknoten, Regen und Sonnenschein, Schmetterlingsschwärme und Geschenkpapier. Jemand hat sogar ein Stopp-Schild gesehen!

Wenn Sie dieses Experiment gemacht haben, hat es vielleicht gezeigt, dass, wenn Sie sich entspannen und das Chaos akzeptieren, wenn Sie sich ergeben, die Kraft der Stille zwangsläufig neue Dinge erschafft. Der Punkt ist, dass das, was als Chaos und Unordnung in einer Welt erscheint, ein mit potentieller Information angefülltes Feld in einer anderen ist. Im Tod oder in Todesnähe, wenn chaotische Zustände der Unordnung unsere der Konsensusrealität angehörige Ordnung durchbrechen, kann oft ein neues Universum und eine neue Art zu leben auftauchen. *Leben* bezieht sich nicht nur auf die Existenz des physischen Körpers; es schließt auch die Spontaneität und Kreativität des Bewusstseins mit ein. Träumen erschafft das Universum neu.[7]

Das Konzept des Todes kann sehr erschreckend sein, aber wenn es Sie öffnet, fallen alte Identitäten weg und die Möglichkeit zur Veränderung taucht auf. Dies erinnert mich an die letzten Worte von Peter, einem mutigen Mann, mit dem Amy und ich vor einigen Jahren gearbeitet haben, der an Leukämie starb. Mit unserer Hilfe kehrte er aus einem Koma und für den Moment ins Leben zurück, bevor er ruhig starb. Bevor er starb, rief er laut und ekstatisch schreiend in seinem Krankenhauszimmer in Zürich: „Ich … hab's …gefunden. Es. Ich … hab's … gefunden … das Ding … das … ich … immer … gesucht … habe … den … Schlüssel … zum … Leben … der Schlüssel … ist … der neue Straßenbahnplan … alles ist in dem Plan … alles … es … war hier … bevor du überhaupt mit mir gearbeitet hast.“[8]

Bis zum letzten Stadium seines Lebens hatte Peter für den „Tages Anzeiger“, eine bekannte Zürcher Zeitung, gearbeitet und über die Neuigkeiten in der Schweiz berichtet. Wir könnten sagen, dass er nur in der Konsensusrealität eine wirkliche Person war. Der Plan, der genau in dem Moment, nämlich am Ende seines Lebens auftauchte, war eine Art Pilotwelle – eine Karte der Straßenbahnlinien der Stadt mit ihren verschiedenen Gleisen durch Zürich. Seine intentionale Welle bestand in einer neuen Karte für Zürich. Er erkannte, dass diese bestimmte Form des Miteinander-verbunden-Seins gleichzeitig die Struktur eines „neuen“ Zürichs war.

Vom weitesten Standpunkt aus betrachtet, sind wir alle Karten; wir alle sind aus den Linien der intentionalen Felder zusammengesetzt, die physisch als die Kraft der Stille erfahren werden. Wird Unordnung durch Erfahrungen von Krankheit, Verlust oder irgendeiner Art Umbruch unvermeidlich, unterbricht sie Ihren Pfad in der Konsensusrealität. Dennoch kann ein geordneter Plan, der immer da war, wieder auftauchen. Entspannen wir unsere der Konsensusrealität angehörige Identität als eine Person, die sich in einem Körper befindet, erscheint unser wahres Selbst als eine Art unsterbliche Intention, ein nichtlokaler Plan, der überall verstreut ist und jeden mit einschließt, dessen Intention ähnlich ist.

Der Nobelpreisträger Wolfgang Pauli muss dies ebenfalls erkannt haben, da er kurz vor seinem Tod sagte: „Träumen ist der Hintergrund der Physik.“ Früher in diesem Buch habe ich einen Angehörigen der Aborigines zitiert, der sagte: „Du kannst das Känguru töten, aber nicht das Känguru-Träumen.“ Ich erwähnte Lewis O'Brien, jenen Ältesten der Aborigines, der mir zeigte, wie die Straßenkarte von Adelaide auf dem Umriss des Roten Kängurus aufgebaut ist, ohne dass dies irgendjemandem bewusst gewesen wäre.[9] Unser unsterbliches, zeitloses Muster ist ein Aspekt der Struktur der Erde oder des Universums.

Komatöse Zustände

Zu verschiedenen Zeiten in meinem Leben fürchtete ich mich vor dem Sterben. Heute, nachdem ich mit vielen Menschen gearbeitet habe, die während des Sterbens durch veränderte Bewusstseinszustände gingen, fühle ich mich erleichtert. Komatöse Zustände in Todesnähe scheinen zwangsläufig wichtige Richtungen zu enthüllen, neue Phasen, Pläne und Karten, die das intentionale Feld greifbarer manifestieren, als das irgendwo sonst im Leben der Fall wäre.[10]

Verfall und Chaos sind nicht die einzigen Herrscher der in Todesnähe auftretenden komaähnlichen Zustände. Koma bedeutet nicht das Ende der Bewusstheit. Aufgrund der Erfahrungen von Menschen, die durch komatöse Zustände gegangen sind, sowie von Geschichten und schriftlich festgehaltenen Fakten über tibetische Meister, die in westlichen Krankenhäusern „starben“ und noch Tage nach dem „Tod“[11] eine ungewöhnliche Körperwärme aufrechterhielten, müssen wir die Möglichkeit eines nach dem augenscheinlichen Tode fortdauernden Bewusstseins in Betracht ziehen.

Die heutige Diagnose des Todes, die auf der Reaktionslosigkeit des Gehirns oder des Rückenmarks basiert, wird bald unzureichend sein. Während sich die Nanowissenschaft entwickelt, wird Reaktion auf der atomaren Ebene gemessen, was die heutigen Definitionen des Todes, die der Konsensusrealität angehören, komplizieren wird. Das Leben wird im Sinne von Nanoreaktionen gemessen werden.

Mit stark veränderten oder komatösen Bewusstseinszuständen zu experimentieren ist eine der einfachsten und doch spannendsten Weisen, die Kraft der Stille zu finden. Das folgende Material wird Ihnen helfen, mit Ihnen selbst und anderen in diesen Nahtod-Zuständen zu arbeiten.[12] Die Arbeit ist so konzipiert, dass Sie Ihr luzides Bewusstsein benutzen, um der Konsensusrealität angehörigen Signalen zu folgen (wie Atmung, leichten Bewegungen der Hand und der Augenlider) ebenso wie subtilen, der Nichtkonsensusrealität angehörigen Signalen (wie Flirts, Visionen oder Intuitionen). Bewusstheit auf allen Ebenen ist der Schlüssel. Um die Nahtod-Zuständen innewohnende potentielle Kreativität zu erforschen, denken Sie an den Maxwellschen Dämon. Benutzen Sie Ihre Phantasie in komaähnlichen Zuständen.

Übung: Koma – der Moment des Erwachens

Entspannen Sie sich zunächst ein paar Minuten lang; nehmen Sie das Ein- und Ausströmen Ihres Atems wahr, und lassen Sie sich von jenem Rhythmus in einen driftenden, angenehmen Zustand tragen. Wenn Sie das Gefühl haben, bereit zu sein, stellen Sie sich vor, dass Sie einfach in einen komatösen Zustand abdriften. Nehmen Sie sich Zeit für diese imaginäre Erfahrung. Während Sie abdriften, wird Ihnen vielleicht bewusst, dass einige Ihrer Müdigkeitszustände Versuche waren, zu diesem veränderten Bewusstseinszustand zu gelangen. Während Sie entspannt und in einem komaähnlichen Zustand sind, folgen Sie einfach Ihrer Atmung in diesem Zustand; seien Sie einzig Ihres Atems gewahr.

Benutzen Sie Ihr entspanntes, aber luzides Bewusstsein. Nach einer Weile, wenn etwas Ihre Aufmerksamkeit auf sich zieht, vielleicht eine Zuckung oder ein Zittern im Körper, nehmen Sie jene Erfahrung wahr und folgen Sie ihr. Benutzen Sie Ihre Luzidität und vertrauen Sie in winzige Erfahrungen. Bekommen Sie vor allem leichte Erwachenstendenzen zu fassen. Zum Beispiel können Ihre Augenlider sich spontan von selbst zu öffnen beginnen, oder Ihre Finger und Hände bewegen sich von selbst. Vielleicht erregte ein Geräusch Ihre Aufmerksamkeit. Nehmen Sie den Moment wahr, wenn irgendeine Klang- oder Bewegungstendenz auftaucht.

Dies ist ein sehr kreativer Moment. Nachdem Sie es zu fassen bekommen haben, nehmen Sie sich ein paar Minuten Zeit, um über die spontane Natur der Kraft Ihres Träumens zu staunen, und erlauben Sie ihm dann, sich zu entfalten, indem Sie Ihren Atem benutzen. Vielleicht tauchen Visionen, Phantasien oder sogar Geschichten auf. Seien Sie der Zeuge Ihrer eigenen Erfahrung, selbst wenn Sie zunächst sehr irrational zu sein scheint.

Wenn Ihre Phantasie Zeit hatte, aufzutauchen und sich zu vervollständigen, fühlen Sie sich vielleicht wacher und möchten sich be-

wegen. In diesem Fall ist es an der Zeit, sich nach der Bedeutung Ihrer Phantasie und Erfahrung zu fragen. Könnte der Pfad des Lebens in dieser Phantasie eingebettet oder symbolisiert sein? Zum Beispiel machte eine scheue, ältere Frau, die Angst vor dem Sterben hatte, diese Übung und erfuhr, was sie einen Vogel nannte, der sie aufweckte. Während sie ruhig in ihrem Garten lag und diese Übung machte, holte das Zwitschern eines der Vögel sie sanft aus ihrem Zustand. Zunächst konnte sie kaum an die Bedeutung der Vögel glauben, da sie oft ihre Aufmerksamkeit erregt hatten. Doch nun erlaubte sie ihrer Phantasie, sich zu entfalten, und sie erlebte sich frei herumfliegend wie ein Vogel; sie blickte über die Häuser ihrer Familie und gab ihren Angehörigen Rat. „Was für eine Überraschung", erzählte sie mir, „zu entdecken, dass es so wesentlich für mich ist, anderen Rat zu geben." Nach dieser Erfahrung ließ sie ihre Scheu fallen und erlaubte ihrer Familie, mehr von ihrer Weisheit zu profitieren.

Diese Übung hat Ihnen vielleicht ein Gefühl nicht nur für Nahtod-Erfahrungen, sondern auch für die spontanen Energien und die Kreativität vermittelt, die erscheinen, wenn der Fokus auf die Konsensusrealität reduziert wird. Dann kann die Kraft der Stille am besten gehört werden, und Sie erkennen, dass sie immer da ist. Vielleicht sind Sie so tief gegangen, dass Sie einen Teil eines größeren und grundlegenderen Musters entdeckt haben, das Ihr Leben beschreibt. Solche Muster können die logische Folge dessen sein, was Quantenphysiker wie Werner Heisenberg die Tendenzen der Quantenwellen nennen – Prädispositionen der Konsensusrealität.

Der zeitlose Pfad

Meiner Erfahrung nach sind die Empfindungen und Ereignisse, die in reduzierten Bewusstseinszuständen auftauchen, wie Sie sie vielleicht in der vorhergehenden Übung erfahren haben, typisch für Nahtodzustände, obgleich unsere Physiologie während der Übung verschieden ist von derjenigen nahe dem Tod. Erfahrungen, wie verborgene Karten und wie ein Vogel zu fliegen, ermutigen Sie vielleicht, neue Teile Ihrer selbst in Betracht zu ziehen, die Sie zu einer neuen Art von Person machen – einer Person, deren Wahrnehmung verschiedene Ebenen umfasst, die über mehr Facetten globaler und hyperräumlicher Perspektiven verfügt. Die aus einer Nahtod-Erfahrung zurückkehrende Person scheint mir immer menschlicher und bewusster zu sein, fähig, sich mit der Unendlichkeit zu identifizieren und zugleich mit der menschlichen Spezies und allem planetarischen Leben.

Diese neue Person wandelt auf dem Pfad hinter allen Pfaden. Dieser Pfad befindet sich wahrscheinlich hinter allem, was Sie tun und getan haben, ebenso wie hinter allem, wovon Sie geträumt haben, dass Sie es tun könnten. Wie die Pilotwelle die Summe aller Parallelwelten darstellt, in denen sie sich manifestieren kann, so sind alle möglichen Pfade, die Sie einschlagen, verschiedene Nebenpfade des zentraleren zeitlosen Pfades.

Zum Beispiel könnte eine Ihrer Parallelwelten oder einer Ihrer Parallelpfade Ihre der Konsensusrealität zugehörige Identität sein, Ihr Alltags-Ich. Ein anderer Pfad schließt diejenigen Menschen ein, die Sie am meisten lieben; ein anderer Pfad sind jene Menschen, die Sie nicht ausstehen können. Noch weitere mögen Diebe, Heilerinnen, Geliebte und Feinde, Ehrgeiz, Großzügigkeit und sogar den Tod mit einschließen.

In der Quantentheorie kann ein Teilchen so verstanden werden, dass es jeden seiner möglichen Pfade gleichzeitig nimmt. Gleichermaßen ertappen Sie sich vielleicht in Träumen dabei, alle diese Pfade in einer bestimmten Nacht zu nehmen, selbst wenn Sie in der Alltagsrealität dazu neigen, einen dieser Pfade nach dem anderen zu wählen.

Carlos Castaneda beschreibt seinen Ehrfurcht erweckenden schamanistischen Lehrer Don Juan Matus in *Reise nach Ixtlan*. In Bezug auf die Pfade sagte er, dass jeder Pfad nur ein Pfad ist. Aus Don Juans Perspektive der Essenz führen alle Pfade nirgendwohin. Da jeder Pfad nur ein Pfad ist, wählt die weise Person den besonderen Pfad, den Pfad des Herzens, da er von Angst und Ehrgeiz frei ist. Dies ist der Pfad, den man als sehr alte oder weise Person wählt. Dieser zeitlose Pfad sorgt dafür, dass man sich wohl fühlt und Freude verspürt. Er ist die Summe und die Essenz all der anderen Pfade; er ist derjenige Pfad, der gegen Ende Ihres Lebens in der Konsensusrealität oder in tiefen veränderten Bewusstseinszuständen am deutlichsten erscheint.

Der Glaube der Aborigines versteht die Beziehung zwischen den verschiedenen Welten der Realität und des Träumens als die zwei Gesichter des Mondes. Der helle Teil repräsentiert die Alltagsrealität, wohingegen der dunkle Teil das Träumen darstellt, nämlich denjenigen Teil des Mondes, den Sie nicht sehen, wenn Sie sein glänzendes Licht in einer mondhellen Nacht betrachten.[13] In gewisser Hinsicht ist die dunkle Seite des Mondes ein anderes Bild für die Kraft hinter dem Träumen, die Kraft der Stille. Selbst wenn die helle Seite des Mondes nicht sichtbar ist, ist die dunkle Seite gegenwärtig und bereitet sich auf eine Erneuerung des Lichtes vor. Sowohl Ordnung als auch Unordnung sind Teil unseres menschlichen Musters, ebenso wie sie Teil des Musters des Universums sind.

Erst kürzlich war ich sehr erstaunt zu entdecken, dass im Taoismus ähnliche Ideen über den Mond zu finden sind. Dem Sinologen Dr. Franz Fiedeler zufolge basierte „das Konzept des Wandels [im *Buch der Wandlungen* oder *I Ging* erwähnt] ursprünglich auf dem Wechsel von Licht und Dunkelheit im Verlauf der Mondphasen. In seiner ältesten Form war das chinesische Schriftzeichen yi, das „Wandlung“ bedeutet, ein Piktogramm, das die helle und die dunkle Seite des Mondes abbildete.“[14]

Indem es anscheinend die dunkle und die helle Seite des Mondes symbolisiert, repräsentiert das Piktogramm *yi* die Wandlungen des Mondes. Die Grundidee besteht darin, dass, während ein Teil des Lebens sichtbar wird, die Unsichtbarkeit abnimmt und umgekehrt. Während etwas bewusst wird, nimmt das Unbekannte ab.

Diese Denkweise ist in reichem Maße in den rätselhaften und geheimnisvollen uralten Sprichwörtern des chinesischen *I Ging* repräsentiert, das versucht, die Prinzipien des Wandels zu erklären. Im I Ging heißt es: „Das Vergehende zu zählen beruht auf der Vorwärtsbewegung. Das Kommende zu wissen beruht auf der rückläufigen Bewegung. Darum hat das Buch der Wandlungen rückläufige Zahlen.“[15]

Im *Tao te King* sagt der legendäre Begründer des Taoismus, Laotse: „Das Tao, das gesagt werden kann, ist nicht das ewige Tao.“ In dieser Aussage legt Laotse die Betonung im Leben nicht auf das Sichtbare, sondern auf das Unsichtbare – Motivationen oder Tendenzen hinter den Dingen. Der Physiker David Bohm sagte etwas sehr Ähnliches über die Wellenfunktion als einen universellen, aber unsichtbaren Fluss hinter den Dingen: „… gibt es einen universalen Fluss, der nicht explizit definiert werden, sondern nur implizit gewusst werden kann, worauf die explizit definierbaren Formen, manche stabil, manche instabil, schließen lassen, die von dem universalen Fluss abstrahiert werden können. In diesem Fluss sind Geist und Materie keine getrennten Substanzen. Statt dessen sind sie verschiedene Aspekte einer ganzen und ungebrochenen Bewegung.“[16]

Spiele jenseits der Nullsumme

Die Kraft der Stille, der Weg des Herzens, das Tao, das nicht gesagt werden kann, das T'ai chi, das Träumen, Bohms Pilotwelle – sie sind allesamt Aspekte eines Grundmusters hinter demjenigen, das wir in der Alltagsrealität als psychophysische Natur betrachten. Im Alltagsleben vernachlässigt man diesen Pfad, der das Auf und Ab, die Balance des Lebens erzeugt. Diesen Pfad zu vernachlässigen lässt uns den Tod fürchten, zum Teil, damit wir den zeitlosen Pfad finden. Dieser subtile Pfad kann nicht gemessen oder berechnet werden; in gewisser Hinsicht ist er vom Standpunkt der Konsensusrealität aus betrachtet „nichts“. Dennoch ist er aufgrund seiner Nichtlokalität und Zeitlosigkeit eine zentrale oder essentielle Lebenserfahrung. Ohne ihn ist das Leben deprimierend eindimensional.

In den 1930er Jahren zeigte ein bekannter mathematischer Physiker, John von Neumann, jener Mann, der die Mathematik hinter der Quantenphysik als Erster erklärte, inwiefern die Mathematik aus dem Geist entstand. Der Geist war die primäre Realität, die die Mathematik entstehen ließ, und aus der Mathematik entstand die physikalische Welt. Die Idee war, dass die physikalische Welt der Konsensusrealität eine Manifestation der Mathematik sei (wie die Quantenwellenfunktion). Mit anderen Worten, die Welt der Konsensusrealität sei eine Manifestation tieferer Realitäten und nicht die fundamentale Realität.

Für sich allein genommen ist die Realität deprimierend, da sie eine Art „Nullsummenspiel" darstellt, um einen von Neumanns Begriffen zu benutzen. Nur so viel Leben kann man in der Konsensusrealität gehabt haben. Was immer Sie tun, Sie werden Ihre Lebensspanne zu diesem Zeitpunkt in der Geschichte wahrscheinlich nicht weit über hundertzwanzig Jahre hinaus verlängern können. Sie können den Tod nicht schlagen.

Unter diesen Umständen können Sie wählen: Bleiben Sie im Spiel der Konsensusrealität oder wechseln Sie in eine primärere Realität, Ihr Bewusstsein der Kraft der Stille. Da es aus einer anderen Zeit und einem anderen Raum stammt, manifestiert sich dieses nichtlokale Muster in den winzigsten mikrophysiologischen Bewegungen und in scheinbar unbedeutenden flirtartigen Ideen. Nehmen Sie diese Tendenzen wahr, leben Sie näher an dieser primären Realität, der Intention, die sich über Ihre individuelle Lebenszeit hinausbewegt. Diese Intention befindet sich jenseits der Zeit. Dann wissen Sie, dass die Konzepte der Konsensusrealität wie Zeit und Raum, Leben und Tod, Person und Teilchen unzureichend sind, um den zeitlosen, raumlosen Pfad zu beschreiben, auf dem Sie sich befinden – und vielleicht immer befinden werden.

IV.

Quantendämonische Lebensstile: Der Körper losgelöst von der Zeit

20. Nichtlokale Medizin in der Praxis

> Quantensysteme verfügen über innere Beziehungen. Nachdem sie einander begegnet sind, wird jedes von ihnen Teil von etwas, das größer ist als es selbst.
>
> – *Dona Zohar*[1]

> Der erleuchtete Mensch aber, dessen Bewusstsein das Universum umfasst, hat das Universum zum „Körper", während sein physischer Körper zur Manifestation des universellen Geistes wird.
>
> – *Lama Anagarika*[2]

Wir haben gesehen, dass Maxwells Dämon eine Projektion jener Art von Bewusstsein ist, das die Unordnung durch Wachheit selbst in chaotischen Zuständen und Nahtod-Situationen umkehrt. Der zweite Hauptsatz der Thermodynamik erweist sich als das Märchen dessen, was geschieht, wenn „niemand zu Hause ist" – das heißt keine Bewusstheit im geschlossenen System vorhanden ist. Dieses „Gesetz" ist eine Projektion des typischen modernen Lebensstils, der ein Minimum an Wahrnehmung gebraucht und infolgedessen stets unsicher ist, woher die verfügbare Energie kommt oder wohin sie geht. Maxwells Dämon kehrt all das um, indem er Licht in ein dunkles Zuhause bringt, nämlich Luzidität in unmessbare nanoartige Ereignisse – eine Luzidität, die fast überall verfügbare Energie findet. Im letzten Teil dieses Buches schlage ich Wege vor, diese Luzidität in den Alltag zu integrieren.

In der Regenbogenmedizin entspricht das Konzept der Person dem Konzept eines Teilchens in der Physik. So wie punktförmige Teilchen nicht in der Konsensusrealität existieren, existieren auch keine bestimmten Entitäten, genannt Menschen. Im Wesentlichen sind wir Felder, die durch die Kraft der Stille, die uns ihren Pfad entlang bewegt, beschrieben werden und überall verstreut sind, wo unsere Intention geteilt wird.

Nichtlokalität spielt eine große Rolle im Leben und somit in den Konzepten und der Praxis der Regenbogenmedizin. Wie alle Ereignisse sind Symptome nicht *nur* im physischen Körper lokalisiert. Obgleich sie hauptsächlich als beobachtbare Merkmale auftreten, die lokale Körperbehandlungen erfordern, besitzen Symptome ebenso der Nichtkonsensusrealität angehörige, raumartige Positionen, die Behandlung erfordern, dort, wo sie auftreten – in Beziehungen, der Gemeinschaft, der Welt, der Vergangenheit und der Zukunft.

Während die meisten modernen Medizinerinnen Heilung als ein im Wesentlichen lokales, mit dem Körper der Patientin verbundenes Phänomen betrachten, haben Schamaninnen und Schamanen schon immer einen gemeinschaftsorientierten Ansatz praktiziert. Schamaninnen gebrauchen das zugrunde liegende Phänomen der Nichtlokalität seit Jahrhunderten, um Menschen in einiger Entfernung zu helfen. Ich vermute, dass ein tieferes Verständnis der nichtlokalen Medizin und ihrer Auswirkungen die Praxis der Medizin verändern wird, indem es die Erfahrungen der Gemeinschaft – und natürlich der Ärztin – vollständiger in den Gesundheitszustand der Patientin mit einschließt. Heute lernen die meisten Ärztinnen und Ärzte in der Ausbildung, ihre Gefühle abzuschalten und ihre Emotionen von ihren Interaktionen mit Patienten zu trennen.

Theoretisch und empirisch sind Sie und ich von traumartigen Feldern umhüllt, die die Symptomarbeit lokal, nichtlokal und – phantastisch machen. Ohne diese größere Perspektive sind wir gezwungen, irgendeine Form der eindimensionalen lokalen Medizin zu praktizieren, während wir die lebendigen Erfahrungen und Projektionen abspalten, die uns in einem multidimensionalen Universum verbinden.

Prozessorientierte Medizinkonzepte

INTENTIONALE WELLEN ODER PILOTWELLEN: Pilotwellen sind ein von der Quantenwellenfunktion abgeleitetes Bohmsches Konzept. Das Feld solcher Wellen wird als subtile Tendenzen oder die Kraft der Stille erfahren. Diese Wellen und diese Kraft sind Information, die als Leitung erfahren wird. Bis Erfahrungen sich selbst entfalten, kann ihre Intention niemals genau gewusst werden.

DER QUANTENDÄMON DES BEWUSSTSEINS: Der Maxwellsche Dämon ist eine Projektion des Bewusstseins oder der Bewusstheit auf die Materie, nämlich eine Projektion der sowohl dem Menschen als auch dem Universum eigenen Tendenz zur Selbstreflexion. In Ihrem persönlichen Leben tauchen Quantenbewusstseins-Dämonen in Ihrer subtilen Fähigkeit auf, Flirts wahrzunehmen und zu erwidern. Obgleich die meisten Physikerinnen und Physiker denken, Quantenereignisse seien virtuelle, vom Alltagsbewusstsein abgetrennte Realitäten, bricht das luzide Bewusstsein des Dämons die anscheinend abgeriegelte Natur der Konsensusrealität auf und spürt Tendenzen und die Kraft der Stille jenseits dessen, was in der Konsensusrealität (dem zweiten Hauptsatz der Thermodynamik zufolge) gemessen wird oder vorhersagbar ist.

Mit anderen Worten, für das Alltagsbewusstsein ist Bewusstheit nicht mit diesen subtilen, nanoartigen Vorgängen verbunden. Doch ähnlich

Maxwells Dämon kann das luzide Bewusstsein gewöhnliche Alltagsereignisse umkehren. Der Dämon ist in der Konsensusrealität nicht ausfindig zu machen, nicht, weil er nicht existieren würde, sondern weil er vielleicht der Reflexionsfähigkeit unmessbarer Quantenereignisse innewohnt. In der Quantentheorie finden wir ihn in der Mathematik.[3] In Ihnen und mir erscheint der Dämon in unserer Fähigkeit, Flirts wahrzunehmen. Der Dämon ist Teil des natürlichen Erbes eines jeden Einzelnen, nämlich die luzide Fähigkeit, die überall in den Selbstreflexionen der Natur zu finden ist, die eine reale Welt der Erscheinungen entstehen lassen. Dieser Dämon vermag die subtilsten Kräfte der Stille zu verfolgen und bleibt bewusst, selbst wenn das Alltagsbewusstsein schläft.

Die sich selbst reflektierenden Tendenzen des Dämons erschaffen die Wahrscheinlichkeiten der Existenz und des Lebens. Sie sind eine Personifikation der Fähigkeit der Kraft der Stille, sich selbst zu reflektieren.

BEOBACHTUNG UND MARGINALISIERUNG: Sich selbst reflektierende Tendenzen in der Kraft der Stille erschaffen die Konsensusrealität. Dann kann unser Bewusstsein parallele Welten und die Kraft der Stille wieder marginalisieren, als würden sie nicht existieren. Imaginäre Eigenschaften des Lebens zu marginalisieren erlaubt uns, eine der Konsensusrealität angehörige Alltagsrealität zu erschaffen, die hauptsächlich auf messbare Objekte und Ideen fokussiert ist. Marginalisierte Realitäten tauchen wieder auf, eingebettet in Phänomenen, die wir Probleme, Menschen und Symptome nennen.

NICHTLOKALITÄT: Nichtlokalität ist die raumlose und zeitlose Qualität von Tendenzen. (In der Mathematik der Physik und in der eigenen Erfahrung kann Nichtlokalität eine raumähnliche und zeitähnliche Qualität besitzen.) Nichtlokale Information manifestiert sich in Träumen und sich verflechtenden Flirts – Teilen und kurzlebigen Stücken der Konsensusrealität (zu schnell, zu unwiederholbar oder zu irrational, um sie zu messen).

ENTFALTUNG UND SUPERPOSITION: Die Kraft der Stille reflektiert, entfaltet und manifestiert sich in der Konsensusrealität über eine Vielzahl traumartiger Fragmente und flüchtiger Beobachtungen, die über Tag und Nacht verstreut sind. Diese Fragmente und Beobachtungen bleiben im Wesentlichen von der Konsensusrealität getrennt; sie existieren in Parallelwelten, als wären sie getrennte Universen. Superposition bedeutet, dass jedes einzelne Fragment Teil der Summe dessen ist, worauf ich mich metaphorisch als den Pfad des Herzens beziehe. Jede getrennte Welt ist ein Gesicht der Kraft der Stille.

Kommunikation und parallele Welten

Bevor wir erforschen, wie die Nichtlokalität der Beziehung zwischen „Arzt und Patient" als eine Form der Medizin zu gebrauchen ist, fasse ich diejenigen Ideen dieses Buches zusammen, die wichtig sind für das, was als Nächstes kommt.

Nichtlokalität beschreibt viele der subtilen Gefühle der gegenseitigen Verbundenheit von allem mit allem, die wir mit allen Wesen verspüren. Die Regenbogenmedizin setzt nichtlokale Realitäten auf verschiedene Weisen zur Arbeit an Symptomen ein. Zum Beispiel habe ich in früheren Kapiteln auf nichtlokale Verbindungen zwischen Ihren Körpersymptomen, Ihren persönlichen Beziehungen und Ihren Gemeinschaftsproblemen hingewiesen. Nun möchte ich nichtlokale Welten von Beziehungen untersuchen, die durch die Arbeit mit Symptomen benutzbar werden.

Wie alle anderen Ereignisse verfügt die Kommunikation zwischen Menschen über viele Ebenen. Jeder Signalaustausch umfasst multiple Realitäten. Zunächst senden wir einander der Konsensusrealität zugehörige Signale, mit denen wir uns identifizieren können; das heißt, wir kommunizieren auf eine Weise, die gehört und gesehen werden kann. Was wir sagen und tun, kann mit einer Videokamera aufgenommen werden. Wir identifizieren uns mit einigen dieser sichtbaren, der Konsensusrealität zugehörigen Signale, während wir in Bezug auf die anderen sichtbaren Signale, die wir aussenden, unbewusst sind.

Signale und Doppelsignale

Stellen Sie sich als ein Beispiel für Signale und Doppelsignale vor, eine Klientin würde Ihnen erzählen, dass sie über etwas beunruhigt sei. Ihre Antwort darauf lautet: „Machen Sie sich keine Sorgen."

Was Sie jedoch nicht ganz wahrnehmen, ist, dass Ihre Klientin mit ihrem nach unten geneigten Kopf und einem niedergeschlagenen Ausdruck in ihrem Gesicht sagt: „Ich bin deprimiert." Sie nehmen ihre Signale zwar später auf einem Video wahr, bemerkten sie aber nicht, als Sie mit ihr sprachen. Auf dem Video nehmen Sie ebenfalls wahr, dass Sie die Schultern plötzlich hochziehen, als wollten Sie als Antwort auf den niedergeschlagenen Ausdruck in ihrem Gesicht sagen: „Ich weiß auch nicht, was man da machen kann." Die folgende Abbildung skizziert die beiden Dynamikpaare.

Der Konsensusrealität angehörige Signale sind beabsichtigt und man kann sich über ihre Existenz einigen, wohingegen Doppelsignale nicht beabsichtigt sind und ohne eine geschulte Wahrnehmung eine allgemeine Bedeutung schwierig wahrzunehmen oder festzulegen ist. (Zum Beispiel

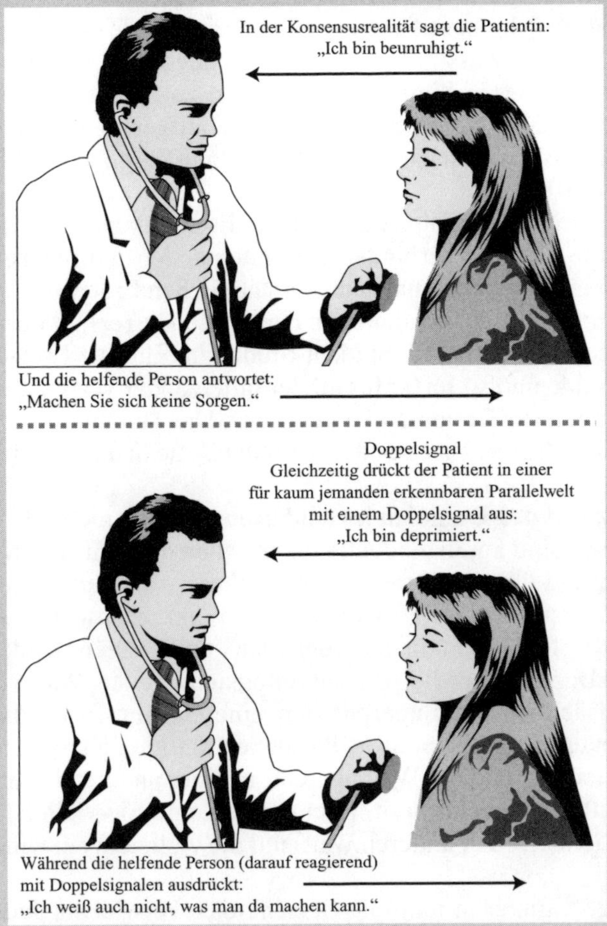

Abbildung 20.1: Signale aus zwei Welten

haben wir alle gelernt, einander anzulächeln,während wir andere, subtilere Doppelsignale ignorieren.)

Wie die untere Hälfte des Bildes andeutet, sind unsere Doppelsignale miteinander verflochten. Unbeabsichtigte Signale rufen subtile Reaktionen von Unbehagen hervor, die mit Aufmerksamkeit in kommunizierte Gefühle wie „ich weiß auch nicht, was man da machen kann", „ich möchte Hilfe" oder „ich werde helfen! oder „das ist mir egal!" entfaltet werden können. Selbst durch das Studium des Videos der Doppelsignale können wir nicht immer leicht identifizieren, wer was zuerst getan hat. Wie alle Ereignisse des Traumlandes sind Ihre und die Doppelsignale Ihrer Klientin nichtlokal, das heißt, sie sind gegenseitig miteinander verbundene oder verflochtene Prozesse.

Zusätzlich zu sichtbaren Signalen und Doppelsignalen, die auf einem Videoband zu sehen sind, sollten wir nicht die Präsignale vergessen, die man fühlt und spürt, welche aber noch nicht an der Oberfläche der Konsensusrealität auftauchen. Präsignale sind oftmals flirtartige Körpererfahrungen, die zu subtil sind, als dass man sie auf einem Video erkennen könnte, obgleich sie in unserem luziden Bewusstsein als Flirts und Flashes, das heißt blitzartig auftauchende Erfahrungen, erscheinen. Mit der Zeit drücken sie sich dann als sichtbare Signale aus.

Ich nenne Signale, die wir aussenden (und die auf einem Video zu erkennen sind), mit denen wir uns aber nicht identifizieren, sekundäre Signale oder Doppelsignale. Wir sind uns nicht bewusst, dass wir sie aussenden.[4] Ich fand heraus, dass die Botschaften in diesen Signalen in Träumen zu erkennen sind. Zum Beispiel ist Ihnen vielleicht nicht bewusst, dass Sie aufgeregt sind und Signale der Begeisterung aussenden; nachts träumen Sie dann möglicherweise von enthusiastischen Traumfiguren.

Dem Traumland angehörige Doppelsignale sowie der Essenzebene angehörige subtile Flirts und tiefe Gefühle verbinden uns miteinander und machen eine Beziehung zu einem multidimensionalen und erstaunlichen Ereignis. Beziehung könnte als die Summe Ihrer Identitäten in der Konsensusrealität definiert werden (zum Beispiel Arzt-Patientin, Student-Studentin, Elternteil-Kind, Freundin-Freundin, Liebende und so fort) plus all der miteinander verflochtenen Signale und Erfahrungen von Traumland und Essenz. Das Du und Ich der Konsensusrealität sind einfach zwei Facetten der Kraft der Stille in unserer Beziehung.

Die Welten der Essenz und des Traumlandes sind grundsätzlich nichtlokal. Ihre Signale und Präsignale sind kaum eindeutig als in Ihnen oder mir entstehend zu lokalisieren. Sie sind überall. Dennoch tragen diese voneinander getrennten und oftmals widerstreitenden Signalpaare (wie „ja" zu sagen und dabei unabsichtlich den Kopf zu schütteln, als wenn man „nein" sagen würde) zu den vielen Welten und Beziehungen bei, die wir miteinander teilen. Was wir Beziehung nennen, ist tatsächlich eine Superposition, eine Zusammensetzung aus allen Welten, von denen die meisten im Alltagsleben marginalisiert werden. Zum Beispiel stimmen wir in einer Welt überein; in einer anderen befinden wir uns vielleicht mitten in einem Streit. In einer Welt sind Sie vielleicht die Ärztin und ich der Patient; in einer anderen Welt sind Sie vielleicht ein Kind und ich ein Elternteil.

Wir sind in Beziehungen immer in multiple Beziehungen verwickelt. Jede Kombination aus Rollen ist eine ganze Welt! Zusätzlich zu Helfer und Klient werden Sie in allen Beziehungen einige der folgenden dualen Rollen finden: Freund-Freund, Guru-Schüler, Eltern-Kind, Missbrauchender-Missbrauchter, Lehrer-Schüler, Arbeitgeber-Angestellter, weiblich-männlich, schwul-schwul und so fort. Noch einmal: Das, was wir Beziehung nennen, ist ein unglaublicher Regenbogen an Farben, eine virtuelle Superposition all dieser Rollen und Welten. Gibt es einen Konflikt in einer marginalisierten, nicht zur Kenntnis genommenen Welt, gerät die Beziehung der Konsensusrealität in Schwierigkeiten! Luzidität über subtile Flirts und allgemeine Aufmerksamkeit für jegliche Art von Signalen und Präsignalen werden im Alltagsleben benötigt, um nicht zur Kenntnis genommene Probleme, die nur in Träumen zu erkennen sind, zu lösen.

Beziehungsethik

Wo kreuzen sich die Konzepte der Regenbogenmedizin und die Alltagspraxis? Wie gehen Sie mit all diesen Rollen um, wenn Sie erst einmal darum wissen? Ich benutze die folgenden Richtlinien, um Klarheit in meiner Arbeit zu wahren.[5]

- *Respekt.* Respektieren Sie die identifizierte und bevorzugte Beziehung in der Konsensusrealität. Wenn Sie mit jemandem einen Vertrag schließen, der besagt, dass Sie in der helfenden Rolle sind, machen Sie das zu Ihrem Hauptfokus. Erkundigen Sie sich nach anderen Bedürfnissen und respektieren Sie diese.
- *Rollen miteinander teilen.* Da alle anderen möglichen Rollen gebraucht werden, damit Sie eine Helferin sein können, bringen Sie sie ins Bewusstsein und teilen Sie sie – sofern Interesse und Zustimmung seitens der Hilfe suchenden Person vorhanden sind. Wenn Sie keine Zustimmung erhalten, Ihre Wahrnehmung dieser anderen Rollen zu teilen, benutzen Sie die Einsichten für Ihr eigenes Leben. (Wie Sie das tun können, werden die Beispiele weiter unten verdeutlichen.)
- *Machtunterschiede.* Vom Standpunkt einer gegebenen sozialen Realität aus betrachtet, ist jede Beziehung wie zum Beispiel zwischen Eltern und Kind, Schülerin und Lehrer, Arzt und Patientin und sogar zwischen zwei Freunden (einer ist dominanter als der andere) mit Machtunterschieden verbunden. Diese Unterschiede müssen explizit gemacht werden, um ängstliche, verletzende oder defensive Körperreaktionen zu vermeiden.

Wenn Sie sich zum Beispiel wie ein Kind fühlen, bevor eine Klientin zu einer Stunde kommt, müssen Sie um Erlaubnis bitten, bevor Sie der Klientin enthüllen, was Sie fühlen. Zeigt die Klientin irgendein Gefühl von Unbehagen, sollte die vereinbarte Beziehung fortgesetzt werden, ohne die parallele Welt, in der Sie ein Kind sind, offen einzugestehen. Gelingt es Ihnen nicht, Ihr „Kind" von der Situation zu trennen, und die Klientin fühlt sich weiterhin unbehaglich mit der Situation, bieten Sie der Klientin an, eine andere Helferin zu finden.

Mitunter kann die Klientin um Hilfe bitten und dennoch stattdessen in einer anderen Welt Freundschaft wollen. Zu denken, einfach helfen zu müssen, weil Sie glauben, das sei der Wunsch der Klientin, kann daher ein Fehler sein, und Ihre helfende Hand könnte scheitern, weil die Person vielleicht einfach einsam ist. Darüber hinaus mögen Sie als Helferin in einem nichtlokalen Universum, in dem die Grenzen zwischen Ihnen und der anderen Person verschwommen sind, nicht nur die Einsamkeit Ihrer Klientin marginalisieren, sondern auch ihre eigene. In dieser Arbeit sind die Gefühle des anderen auch Ihre Gefühle.

Gefühle von Erschöpfung und Burnout, die Sie als Helferin vielleicht erfahren, sind oftmals durch die Marginalisierung paralleler Welten verursacht, in denen Sie alleine und ruhig sind oder mehr Zeit für Ihr Privatleben haben oder in die Ferien fahren oder Zeit zu träumen haben. Während Ferien als ein Fakt der Konsensusrealität wichtig sind, sind sie auch eine Parallelwelt, die zusammen mit der Welt der Alltagsrealität stattfindet. Damit Ihre Arbeit Ihnen Freude macht und Sie nicht durch die Eindimensionalität des Flachlandes ausbrennen, denken Sie daran, die Wahrnehmung für andere Welten hereinzubitten, und bringen Sie jene Welten so viel wie möglich in Ihre Arbeit ein. (Nehmen Sie zum Beispiel bei der Arbeit eine gemächlichere Haltung ein.)

Die Wahrnehmung multipler Rollen in der Symptomarbeit

In früheren Kapiteln sprachen wir darüber, inwiefern Lösungen für die schwierigsten Probleme oftmals in einer Parallelwelt, einem Hyperraum, der marginalisiert wurde, liegen. Aufgrund der Nichtlokalität paralleler Welten fühlt Ihr Körper jene marginalisierte Parallelwelt. Mit Luzidität werden Sie dieser Welt gewahr und nehmen dort Veränderungen vor, welche die Symptome Ihrer Klientin – ebenso wie Ihre eigenen – indirekt beeinflussen.

Indem Sie Ihren Dämon der luziden Aufmerksamkeit benutzen, können Sie Hyperräume zum Wohle aller ins Leben einbringen. Benutzen Sie dazu Ihre Wahrnehmung bezüglich multipler Rollen. Respektieren Sie die vereinbarte Beziehung *und* benutzen Sie gleichzeitig Ihre Aufmerksamkeit, damit Sie sich von den begrenzenden Räumen der Alltagsrealität befreien können, um Phantasien aus anderen Welten einzubringen. Richten Sie Ihre Aufmerksamkeit auf Gefühle und irrationale, aufflackernde Wahrnehmungen, die nicht der Konsensusrealität angehören, und arbeiten Sie damit, so unglaublich sie auch sein mögen.

Wenn eine streng aussehende Freundin oder Klientin Ihnen sagt, sie habe Kopfschmerzen, und Sie sich auf subtile Art und Weise unter Druck fühlen, fokussieren Sie auf die Kopfschmerzen und fokussieren Sie auch auf Ihr Gefühl, unter Druck zu stehen. In jener Welt, in der Sie sich unter Druck fühlen, entdecken Sie vielleicht einen imaginierten Kritiker, der Druck auf jeden einzelnen ausübt. Die Grundidee besteht darin, dass Ihr Gefühl, unter Druck zu stehen, und der Druck des Kritikers eine Polarität in der Nichtkonsensusrealität bilden, die mit den Kopfschmerzen der Klientin verbunden werden kann. Aufgrund der im Wesentlichen nichtlokalen Natur der Nichtkonsensusrealität ist alles, was Sie erfahren, sowohl in Ihnen als auch in der anderen Person.

In der folgenden Übung richten Sie den Fokus zunächst darauf, Konflikte in parallelen Welten zu lösen, und zwar so, als würden sie sich ausschließlich in Ihnen selbst abspielen (zum Beispiel, indem Sie den Kampf zwischen der Person, die sich unter Druck fühlt, und dem Kritiker ausspielen). Im Anschluss daran teilen Sie die Ergebnisse und den Prozess mit der Klientin. Zuletzt werden wir sehen, wie sich die Arbeit mit dem gegebenen Symptom verbindet.

Übung: Nichtlokale Therapie

Diese Arbeit kann mit jedem jederzeit angewendet werden, selbst während einer einfachen Unterhaltung. Führen Sie diese Übung mit einer realen oder imaginierten Klientin durch. Diese Arbeit können Sie auch mit sich selbst durchführen, indem Sie sich vorstellen, sowohl die Klientin als auch Sie selbst zu sein.

> *Stellen Sie sich vor, Folgendes zu tun.* Wenn Sie bereit sind, ein Gespräch mit Ihrer Klientin zu führen, bitten Sie sie, Ihnen von einem Körpersymptom zu erzählen. Benutzen Sie während des Gesprächs Ihre Aufmerksamkeit, um wahrzunehmen, was Sie im Moment fühlen.
>
> *Erkunden Sie dann Ihre Fühlerfahrung, und stellen Sie sie sich als eine Reaktion auf eine andere Rolle vor.* Stellen Sie sich dazu beide Rollen vor. Nehmen Sie wahr, was jede Rolle zur anderen sagt. Manchen Menschen gelingt dies am besten, indem sie in einem entspannten, beinahe verschwommenen Bewusstseinszustand bleiben. Benutzen Sie auf jeden Fall Ihr luzides Bewusstsein bezüglich dieser Rollen, derweil Sie für die Möglichkeit offen bleiben, dass die Klientin ein Teil von Ihnen ist. Noch einmal: Nehmen Sie ihren Ausdruck und insbesondere alle Ihre eigenen Reaktionen auf sie wahr. Sally erzählte mir zum Beispiel von ihren anhaltenden Rückenschmerzen. Aus irgendeinem Grund hatte ich, während sie sprach, ohne irgendeinen erkennbaren Anlass das irrationale Gefühl, sehr „sonnig", sehr optimistisch zu sein. Ich dachte, vielleicht bin „nur ich" das sonnige Gefühl. Dann wurde mir aber klar, dass sich jenes Gefühl in einer parallelen Welt befinden musste und ich auf etwas „in ihr" reagierte. Während sie sprach, nahm ich wahr, dass sie wie ein trauriges Kind zu mir aufblickte. Ich nahm die Gegenwart eines nichtlokalen Feldes mit zwei Rollen an: Eine Figur war ein sonniger Elternteil, die andere ein verletztes Kind.

Betrachten Sie den Ausdruck der anderen Person und Ihre Reaktionen als Rollen, als eine Polarität in einer parallelen Welt. Diese Polarität bildet ein Paar aus den multiplen Rollen in Ihrer Beziehung, die zu Ihnen beiden gehören. Spielen Sie in dieser Arbeit die Rollen zu Beginn jedoch so aus, als seien sie nur Ihre eigenen. Nehmen Sie das Feld „auf", nehmen Sie es auf sich. Benutzen Sie *Ihre* Phantasie und Imaginationskraft, und lassen Sie Ihre Hände Marionetten sein, die diese beiden miteinander interagierenden Rollen spielen. Lassen Sie die Rollen laut miteinander sprechen. Bitten Sie dann Ihre (imaginierte) Klientin um Erlaubnis zu enthüllen, was Sie erfahren.

Achten Sie auf das Feedback Ihrer Klientin, während Sie die Rollen ausspielen. Wenn sie fasziniert zu sein scheint oder zu lachen beginnt, ist das ein Hinweis darauf, dass Sie auf der richtigen Spur sind. Spielen Sie diese Rollen so lange aus, bis eine Lösung auftaucht. An diesem Punkt stellte ich mir den sonnigen Elternteil in meiner linken und das traurige Kind in meiner rechten Hand vor. Das Kind klagte: „Ich fühle mich so schlecht, und ich leide. „Währenddessen sprach der sonnige Elternteil liebevoll zu dem Kind: „Mach dir keine Sorgen, ich bin ja da." Bevor ich – oder vielmehr der sonnige Elternteil – mehr sagen konnte, unterbrach Sally und sagte: „Woher weißt du, dass dies mein größtes Problem ist? Ich habe nie das Gefühl, von irgendjemandem geliebt zu werden!" Ohne zu antworten, fuhr ich fort, meine beiden Hände miteinander sprechen zu lassen. Der Elternteil sagte zu dem Kind: „Was immer du von nun an tun wirst, du wirst viel Liebe spüren."

Ist das Problem in den parallelen Welten der Hände, Marionetten und Phantasien noch nicht gelöst, gehen Sie tiefer. Gelangen Sie so schnell wie möglich zur schwierigsten Figur. Finden oder erraten Sie die Grundenergie – die Essenz – der unangenehmen Figur, eine Energie, die auf eine gütige Weise vorhanden war, bevor die Figur so ausgeprägte Züge annahm. (Um die Essenz einer Figur zu finden, *fühlen* Sie sich in die Figur ein und bewegen Sie Ihre Hand langsamer.)

Ich beschloss, dass das leidende Kind die schwierigste Figur war. Das Kind in meiner rechten Hand sprach: „Ich bin ein Kind! Ich kann im Leben nicht viel vollbringen, und ich kann die Dinge nicht alleine tun. Ich brauche Liebe und Unterstützung!" Während das Kind sprach, fragte ich mich, welches die Essenz des Mädchens sein könnte. Ich nahm die Bewegungen des Kindes ein wenig zurück, um die Energie oder Essenz zu spüren. Ich fühlte das Mädchen in meiner Hand, und als sie sich immer langsamer bewegte, konnte ich die

Kraft ihres Träumens spüren. Ihre Essenz war Spontaneität, völlige Offenheit dem Universum und dem Moment gegenüber.

Das „Kind" fuhr fort: „Wisse mich zu schätzen, ich bin wirklich die wahre Essenz des Lebens – Spontaneität und Spiel!" Bevor ich zum Ende kommen konnte, brach meine Klientin in schallendes Gelächter aus und sagte: „Ja, ja, die Verspieltheit und Spontaneität des Kindes sind mein wahres Ich!"

Verlassen Sie Ihre Phantasien im Traumland nach ein paar Minuten und fokussieren Sie dann auf die Realitäten der Klientin. Fragen Sie, wo sich die Figuren, die Sie „gesehen" haben, in ihrem Körper befinden. Bitten Sie sie, ihre Erfahrung, Intuition oder Imagination des Problems, das Sie dargestellt haben, zu beschreiben. Ich fragte Sally, wo in ihrem Körper sich das leidende Kind und der sonnige Elternteil befanden. Sie sagte sofort, das gequälte Kind sei ihr Rücken. Nach einem Moment des Nachdenkens sagte sie, die sonnige Figur befinde sich in ihrem Herzen. Sie sagte, dass sich ihr Rücken besser anfühlte, als ich sagte, das Kind sei offen und verspielt. „Etwas hat sich entspannt", sagte sie.

Denken Sie darüber nach, ob und wie die Rollen, an denen Sie gerade gearbeitet haben, mit der Erfahrung der Klientin eines Symptomschöpfers und eines Symptomempfängers verbunden sind. Dieser Vorschlag passte nicht zu der Erfahrung meiner Klientin. Sie musste nicht weitergehen. Ihr Rücken entspannte sich; der Krampf in ihrer Rückenmuskulatur löste sich anscheinend auf. Ich hatte keine Aussicht, mit ihr weiterzuarbeiten. Dies ist eine Kurzgeschichte; sie verließ meine Praxis ohne Rückenschmerzen.

Wenn Sie in der Konsensusrealität eine Identität als psychologisch orientierte Helferin besitzen, könnte ein nächster Schritt darin bestehen, mit einer interessierten Klientin darüber zu sprechen, wie die Entdeckungen ins Leben gebracht werden können. Wie will die Lösung der parallelen Welt in der Alltagsrealität gelebt werden? Eine mehr medizinisch orientierte Helferin könnte an diesem Punkt fragen, welche Art von allopathischen, alternativen oder komplementärmedizinischen Verfahren den gesamten Prozess der Klientin am meisten unterstützen könnte.

Das Universum als Ihr Körper

An irgendeinem Punkt in der Übung haben Sie vielleicht das Gefühl gehabt, dass das, was Sie taten, nicht nur mit der Klientin zu tun hatte, sondern auch mit Ihnen selbst. Nichtlokalität ist der Grund, warum Sie nicht wissen, ob es in der Arbeit um Sie geht oder um die andere Person. In dieser Arbeit geht es um beide und um keinen. Ihre Verwirrung wird durch die Marginalisierung der Natur der Nichtlokalität und paralleler Welten verursacht. Nichtlokalität führt zu Unsicherheit in Bezug darauf, wer im Traumland wer ist. Definitive Zeiten und Räume gehören nur zu „Arzt" und „Patient" in der Konsensusrealität. Im Traumland gibt es keine Teilung der Rollen.

Ein kreativer und wichtiger Aspekt der Nichtlokalität ist die Überschneidung persönlicher Grenzen im Traumland. Diese schamanistische Art der nichtlokalen Erfahrung gründet in der Kraft der Stille, die all die multiplen Dimensionen, Welten und Rollen in Beziehungen mit einschließt. Indem man die Probleme „in der Luft liegen" spürt und sie dort zu lösen versucht, richtet man den Fokus auf die Hyperräume eines Symptoms. Das Problem im Körper des Klienten ist nicht dort lokalisiert, sondern *überall*.[6] In gewisser Hinsicht hat niemand ein Problem; es gibt nur andauernde Bewusstseinsarbeit, überall und jederzeit. Symptome gehören zu niemandem (außer in der Konsensusrealität).

Die meisten unter uns, und insbesondere wissenschaftlich orientierte Helferinnen und Helfer, brauchen bisweilen Unterstützung, um sich für verschlossene Gefühle zu öffnen und sie als Quellen wertvoller Information zu verstehen. Jede Interaktion um Leiden herum erzeugt und enthüllt Rollen in parallelen Welten. Werden diese nicht ernst genommen, können Sie zu fixen Ideen werden, die die Beziehung zwischen Arzt und Patient in der Konsensusrealität verdecken.[7]

In einem nichtlokalen Universum ist niemand der „Patient" oder der „Arzt". Niemand unter uns hat eigene Gefühle; mit Luzidität nehmen Sie wahr, dass wir Gefühle *teilen*. Darüber hinaus sind Sie, wenn jemand um Sie herum festgefahren ist, in irgendeiner Parallelwelt ebenfalls festgefahren. Daher benötigen Sie, um jemand anderem zu helfen, genau dieselbe Medizin. Jede Klientin bringt Ihnen Ihre eigenen Konflikte. Die Regenbogenmedizin Ihrer Klienten ist auch das, was Sie brauchen (so, wie Ihre Medizin für sie hilfreich sein kann).

In einer erweiterten und multidimensionalen Sicht der Realität ist alles, was Sie wahrnehmen, Teil Ihres Körpers. Aus dieser Perspektive sind wir Samen oder noch besser Neigungen und Intentionen, die sich in Geschichten im Traumland und in Individuen wie Ihnen und mir in der Realität entfalten. Für gewöhnlich verstehen wir Beziehungen als irgendeine Art Freundschaft in der Konsensusrealität. Vom Standpunkt anderer Dimensionen aus betrachtet, gründet unsere Beziehung in der Konsensusrealität auf unserem Konsens, dass Sie eine Rolle spielen und ich eine andere, wobei die Tatsache marginalisiert wird, dass wir im Traumland dieselbe Geschichte und alle ihre Rollen teilen.

Das Zitat von Lama Anagarika zu Beginn dieses Kapitels traf dieselbe Feststellung folgendermaßen: „Der erleuchtete Mensch aber, dessen Bewusstsein das Universum umfasst, hat das Universum zum ‚Körper', während der physische Körper zur Manifestation des universellen Geistes wird."

Konflikte zu lösen, die im Moment als Ihre eigenen oder diejenigen einer anderen Person erscheinen, hat nichtlokale Auswirkungen auf den Körper jedes Einzelnen.

21. Nicht toxische Lebensstile

> ... gibt es einen universalen Fluss, der nicht explizit definiert werden, sondern nur implizit gewusst werden kann, worauf die explizit definierbaren Formen, manche stabil, manche instabil, schließen lassen, die von dem universalen Fluss abstrahiert werden können. In diesem Fluss sind Geist und Materie keine getrennten Substanzen. Stattdessen sind sie verschiedene Aspekte einer ganzen und ungebrochenen Bewegung.
>
> – *David Bohm*[1]

Ihr Körper ist das Schlachtfeld für opponierende Kräfte des Hyperraumes, die nach Lösung streben. Achten Sie auf Ihren der Konsensusrealität angehörigen Körper. Nehmen Sie die Medizin, die Sie brauchen, finden Sie Ärztinnen und Ärzte, die helfen können.

Reicht Ihre Medizin nicht aus, geht der Kampf offen weiter und erfordert auf einer subatomaren Ebene Aufmerksamkeit für subtile nichtlokale Erfahrungen. Sie müssen dann vielleicht Ihr Symptom nicht als einen Feind verstehen, sondern können es als einen Verbündeten mit einem unausgepackten Geschenk betrachten, das angefüllt ist mit einem Regenbogen an multiplen Erfahrungen, Dimensionen, Träumen und Geheimnissen.

Das Symptom als Feind oder Verbündeter

Dieses Buch legt nahe, dass kein Weg daran vorbeiführt, dem Verbündeten, einer Kraft, die Sie bislang vielleicht gemieden haben, in Ihren Symptomerfahrungen zu begegnen. Erkunden Sie aufflackernde Phantasien und Gefühle, nehmen Sie subtile Empfindungen, Schmerzen und Druckgefühle wahr.

Arbeiten Sie zunächst so, als wäre das Symptom lokal. Benutzen Sie Ihre auf die Sinneserfahrung gegründete Wahrnehmung, und studieren Sie jene Körperstellen. Gehen Sie tiefer in die Natur des Symptoms hinein, erfahren Sie dessen Schöpfer und stellen Sie sich ihn vor. Verwandeln Sie als Schamanin das, was ein Dämon zu sein scheint, in einen Verbündeten, oder gelangen Sie zumindest zu dessen Essenz; finden Sie das Geheimnis des Dämons, die Kraft der Stille, die den Dämon entstehen ließ.

In der Zukunft können Sie Präventivmedizin praktizieren, indem Sie sich darauf besinnen, dass aufflackernde Empfindungen von Unbehagen das Bedürfnis nach mehr Bewusstsein signalisieren und der Ursprung möglicher Körpersymptome sind. Die Kraft der Stille und der Quantengeist erscheinen ursprünglich als aufflackernde Empfindungen und später als traumartige Figuren und ein Regenbogen an parallelen Welten.

Vom Standpunkt der Konsensusrealität aus betrachtet, gehören Symptome Ihnen; sie sind in Ihrem Körper und mit Ihrer Geschichte verbunden. Doch aus einer anderen Perspektive kommen sie von nirgendwo. So wie Teilchen aus dem anscheinend leeren Raum eines Vakuums auftauchen können, können Symptome erscheinen, als kämen sie von der Unendlichkeit, von der Kraft der Stille her. Wenn Sie bis nahezu null vermindert sind, und Ihr Alltagsbewusstsein still ist, vermögen Sie Tendenzen zu spüren, die Sie einen gegebenen Pfad entlang bewegen – ob Sie nun diese Tendenzen insgesamt das Tao, das nicht gesagt werden kann, oder Gott oder die unsichtbare Pilotwelle am Beginn des Universums nennen. Wenn Sie wählen, diesen Pfad zu ignorieren, erscheint er in dramatischen Formen, mitunter in Körper- oder Beziehungsproblemen.

Der Kampf tobt in Ihnen, und der Kampf bringt Ihre Beziehungen durcheinander. Der Kampf findet in Ihrer Familie statt. Ihre Gemeinschaft ist der Austragungsort dieses Kampfes. Die ganze Welt ist Ihr Körper, Ihre Geschichte.

Einzig auf einer Ebene zu arbeiten bewirkt, dass der Kampf als unauflösbar empfunden wird, und übertreibt dessen persönliche Bedeutung. Jede Ebene der Realität ist das Schlachtfeld, und der Kampf ist nicht der Ihre allein. In einer nichtlokalen Welt sind Ihre Symptome meine, und die Medizin, die ich benötige, könnte auch die Ihre sein.

Warum ich? Warum jetzt?

Während wir uns in der Welt des Träumens befinden, verstehen wir vielleicht, dass unsere Erfahrungen nichtlokal sind, aber derjenige Teil von uns, der der Konsensusrealiät angehört, fragt sich möglicherweise immer noch: „Warum *ich*? Warum *jetzt*?" „Was habe *ich* getan, womit ich diesen Kampf verdient hätte?" Die Regenbogenmedizin hat eine Antwort darauf: Die Symptome selbst enthalten die Antwort. Symptome sind codierte Botschaften aus der weiten Landschaft des universellen Miteinander-verbunden-Seins, die Sie als Körperprobleme erfahren.

Der gemeinsame Nenner all dieser Symptome ist Bewusstheit. Bewusstheit ist der Boden sowohl subtiler als auch quälender Signale. Körperprobleme sind nicht bloß pathologische Befunde. Sie sind Zen-Meister, die Ihre Aufmerksamkeit für subtile, nanoartige Ereignisse wecken.

Nicht toxische Lebensstile

Aspekte Ihres Lebens zu marginalisieren ist toxisch. Seine Wahrnehmung auf jeder einzelnen Ebene zu gebrauchen erschafft einen nicht toxischen Lebensstil. Sie haben mehr verfügbare Energie und lernen parallele Welten kennen. Ein nicht toxischer Lebensstil macht viel Spaß. Überall ist Ihr Zuhause, alles ist vom Unbekannten erfüllt: Ihr Geist, Ihr Körper, Ihre Beziehungen, Ihre Familie, Ihre Gemeinschaft und Ihre Welt. Nicht toxische Lebensstile bestehen aus Wahrnehmungsarbeit, die Kreativität in jedem Augenblick wahrnimmt, vierundzwanzig Stunden am Tag, sieben Tage die Woche.

Wenn Sie etwas stört, gebrauchen Sie Ihre Aufmerksamkeit. Nehmen Sie die Intensität dessen, was Sie tun, sorgfältig wahr. Verlangsamen Sie dann, während Sie dieselbe Intensität beibehalten, Ihre Bewegungen, bis Sie den Samen wahrnehmen, die Kraft der Stille hinter Ihrem „Tun". Erschaffen Sie nun Regenbogenmedizin, indem Sie jener Kraft erlauben, Sie zu bewegen.

ÖF Nr. 1: Öffentlicher Feind Nummer eins

Symptome scheinen den Kampf zu gewinnen, wenn Sie glauben, sie befänden sich nur in Ihrem Körper. Dies ist der Fall, wenn sich Ihr Schmerz in Agonie verwandelt, wenn Medikamente und medizinische Behandlung unzureichend zu sein scheinen. Symptome drohen, Sie im schlimmsten Sinne umzubringen, wenn Sie sich auf die Seite des ÖF Nr. 1 stellen. Der ÖF Nr. 1 sagt Ihnen, dass die Konsensusrealität alles ist, was es gibt. Der ÖF Nr. 1 sagt Ihnen: „Vergiss die anderen Welten! Du kannst sie nicht messen. Du kannst nicht beweisen, dass sie existieren. Vergiss das Traumland, vergiss deine tiefsten Tendenzen, es gibt keine Quantenwelt; das ist bloß Mathematik! Es gibt keine Leerheit, keine Kraft der Stille. Es gibt nur das, was gemessen, medizinisch behandelt, auf einem Röntgenbild gesehen, als Geschwulst gefühlt, mit einem Instrument gemessen und in einem Virus gefunden werden kann!"

Der ÖF Nr. 1 sagt: „Ich bin der Weg. Die einzigen Dinge, deren wir uns sicher sein können, sind Zentimeter im Raum, Sekunden von Zeit und Gramm an Gewicht." Der ÖF Nr. 1 sagt, Symptome seien lediglich eine Sache von Blutwerten, Diagnosen, Röntgenaufnahmen und Genen. Der ÖF Nr. 1 ist ein Beruhigungsmittel, das verunglimpft, was nicht formuliert werden kann.

Sie können den ÖF Nr. 1 nicht besiegen, aber Sie können seine Energie benutzen. Gelangen Sie zur Essenz des ÖF Nr. 1. Seien Sie präzise in Ihrer Wahrnehmung. Benutzen Sie Ihre vollkommen präzise, auf die sinnliche Wahrnehmung gegründete Aufmerksamkeit, und fokussieren Sie auf die Konsensusrealität der Situation. Tun Sie dies mit absoluter Aufmerksamkeit – träumen Sie nicht einfach in dem Sinne, dass Sie unbewusst sind. Nehmen Sie deutlich wahr, was geschieht. Benutzen Sie dann Ihr luzides Bewusstsein. Seien Sie ein Maxwellscher Dämon und erlauben Sie Ihrer Luzidität, die Natur irrationaler Erfahrungen und unaussprechlicher Gefühle zu durchdringen und das geschlossene System der Konsensusrealität des ÖF Nr. 1 aufzubrechen, um die Situation umzukehren. Nehmen Sie wahr, was Ihre Aufmerksamkeit auf sich zieht, und handeln Sie danach, bevor der ÖF Nr. 1 sich seiner bemächtigt und es als ein „Symptom" etikettiert.

Ja und nein

Viele parallele Welten werden sich Ihnen offenbaren und können Sie in der Konsensusrealität verunsichern. Sie möchten wissen, ob Sie kämpfen oder sich ergeben, ja oder nein sagen, diesen oder jenen Weg gehen, leben oder sterben sollen. Der ÖF Nr. 1 sagt Ihnen, dass Sie sich für einen Weg entscheiden müssen. Doch vom Standpunkt der Kraft der Stille und des Traumlandes aus betrachtet, sind *sowohl* ja als auch nein, *sowohl* richtig als auch falsch berechtigt. Nicht toxische Lebensstile marginalisieren nicht, sondern akzeptieren, dass Sie alle Welten sind. Sie sind gleichzeitig lebendig und tot. Gut und Böse sind beide richtig. Fallen Sie nicht auf den ÖF Nr. 1 herein, der dafür sorgt, dass Sie sich einzig mit Ihrem Ich der Konsensusrealität identifizieren und sich gegen andere Seiten Ihrer selbst stellen.

Sie können meinen Schlussfolgerungen zustimmen oder nicht. In einem Universum von parallelen Realitäten müssen alle Ihre Argumente in einer jener Realitäten richtig sein – so wie meine in einer anderen richtig sind.

Ihr Leben geht Sie nichts an

Vom Standpunkt der Essenz aus betrachtet, geht Sie Ihr Leben nichts an. Sie werden sich schließlich der Konsensusrealiät hingeben müssen, um zu erkennen, dass Ihr Leben Sache des intentionalen Feldes und der Kraft der Stille ist.

Bewahren Sie also die Ruhe und lassen Sie die Kraft der Stille „ihre Sache machen". So kommen Sie weiter. Selbst kleine Dinge gehen Sie nichts an. Von dem, was Sie tragen, bis hin zu dem, woran Sie glauben, hängen Ereignisse von jenem magnetischen Hintergrund ab, der Flirts ordnet. Folgen Sie Ihrem tiefsten Selbst. Das schafft die Art von Rückwirkung, die möglicherweise sogar Ihre Genetik neu ordnet und Sie kohärenter werden lässt mit Ihrer sich wandelnden Natur.

Kein Kind unter vier Jahren hat jemals gesagt: „Ich habe keine Zeit, meinen Impulsen zu folgen – ich warte bis morgen.“ Kinder folgen Flirts sofort, im zeitlosen Hier und Jetzt. Der ÖF Nr. 1 beherrscht ihr Leben noch nicht. Mit einem Zen-Anfängergeist können auch Sie in Zeit und Raum leben, als seien sie voller realer Tische und Stühle, die zum Teil von Drachen und Geistern benutzt werden.

Jemand fragte mich, ob all dies bedeute, dass wir niemals einen Plan machen sollten. Nicht toxische Lebensstile beinhalten eine Menge Pläne; sie werden, wenn sie auftauchen, auf alle erdenklichen Weisen gelebt. Aber wenn Sie an morgen denken, machen Sie sich nichts vor. Das sogenannte Morgen findet genau hier, genau in diesem Moment statt.

Der Öf Nr. 1 glaubt, Zeit und Leben seien seine Angelegenheit; der ÖF Nr. 1 steht dem Stil, die Dinge geschehen zu lassen und Vergangenheit und Zukunft als parallele Welten im Moment zu betrachten, feindlich gegenüber. Wann immer der ÖF Nr. 1 sagt: „Dafür ist jetzt keine Zeit“, wissen Sie, dass das richtig ist, aber Sie haben auch Recht. Zeit existiert nicht.

Regenbogenmedizin in Organisationen

Mit sich selbst und seinen Lieben zu leben und zu arbeiten wird wegen der Effekte der Nichtlokalität niemals genug sein. Es gibt keinen Ort, an den Sie sich begeben können, um dieser Welt zu entkommen. Sie können beschließen, Ihre Post, Ihre E-Mails oder Ihr Telefon nicht zu beantworten. Aber Sie haben nichts zu sagen, wenn es um die nanoartigen Flirts geht, die Sie von der Unendlichkeit erhalten. Sie beantworten sie, bevor Sie es wissen.

Regenbogenmedizin für Organisationen ist einfach. Unterstützen Sie erst eine Seite, dann die andere, und unterstützen Sie dann alle Seiten. Finden Sie die Essenz der Schlimmsten. In jener „schlimmsten“ Rolle oder Person, tief in der Ebene der Essenz, befindet sich dasjenige, das die Gruppe zusammenhält – nicht die Person der Konsensusrealität, sondern deren *Essenz* ist dasjenige, was alle brauchen; sie ist das Entscheidende bei einer Gemeinschaftsvision.

Machen Sie dasselbe mit Ihren Familienmitgliedern. Nehmen Sie all die Konflikte auf sich, und finden Sie die Essenz der kompliziertesten Figur. So nährt man sich selbst und andere. Heißen Sie Polaritäten willkommen. Greifen Sie eine Seite auf; greifen Sie alle Seiten auf und lassen Sie sie dann zugunsten der Essenz fallen. Wenn die Welt und Ihre Gemeinschaft Ihnen Probleme bereiten, denken Sie an nichtlokale Medizin und die Idee, dass die Gemeinschaft eine Landkarte Ihres Körpers ist.

Die Samen von Möglichkeiten

Ein sterbender Zen-Meister, umgeben von seinen weinenden, hingebungsvollen Schülern, die seinen nahenden Tod beklagten, schlug diese plötzlich mit seinem Stock auf den Kopf und sagte: „Was glaubt ihr, wohin ich gehe, wenn ich sterbe?“

Meine momentane Antwort auf diese Frage lautet, dass er nirgendwohin geht und sein wird, was er immer war. Wie Sie und ich, mit oder ohne diesen der Konsensusrealität zugehörigen Körper, ist er die Kraft der Stille, die sich als die Essenz einer Geschichte manifestiert. Wir sind die Samen von Möglichkeiten, die Absicht einer Gemeinschaft.

Leben und Tod sind wie Raum und Zeit unzureichend, um unsere vollständige Natur zu beschreiben. Im Traumland und in den imaginären Räumen der Quantenphysik und der Biologie sind wir sowohl lebendig als auch tot. Dies bedeutet, dass wir tot sind, wenn wir leben, und auch leben, wenn wir tot sind. Dies ist eine der Schlussfolgerungen, zu denen ich gelangen muss, nachdem ich die Psychologie, die Biophysik und die Mathematik der Körpersymptome studiert habe.

In jedem Moment des Lebens wird alles bezüglich unseres Körpers zum großen Teil von denselben Paradoxa beherrscht, die die Quantenwelt beherrschen. Vielleicht ist das wunderbarste dieser Paradoxa jenes, dass Körpersymptome ihre eigenen erstaunlichen Lösungen enthalten. Ein sensitives und luzides Bewusstsein offenbart die transformative Kraft einer Quantenquelle der Heilung selbst in den unmöglichsten Symptomen.

Es gibt viele Analogien und Übereinstimmungen bezüglich dessen, wie unser Körper und unser Geist sich mit der Quantenphysik verbinden. Denken Sie nur an Bohms Pilotwellen und das Gefühl der Führung, das Sie verspürten, als Sie tief an Ihren Symptomen arbeiteten. Parallele Welten spiegeln Ihre verschiedenen Bewusstseinszustände. Die Anhänge enthalten weitere dieser Analogien und Verbindungen. Die Verbindungen zwischen Psychologie und Physik bieten der Forschung eine wahre Fundgrube, ein ganzes Universum an unentdeckten Einblicken. Es scheint unvermeidlich, dass neue Arten der Biomedizin oder der Regenbogenmedizin in Erscheinung treten, die die subjektive Erfahrung integrieren und das, was wir Realität nennen, neu erschaffen.

Bis heute haben die meisten unter uns die Heilung von Krankheit in den gegenwärtigen allopathischen und alternativmedizinischen Verfahren gefunden oder sie darauf projiziert. Dennoch erfordert Heilung im weitesten Sinne, mit seinem tiefsten Selbst synchron zu werden. Dieser Synchronisationsprozess ist zum Teil Sache Ihrer eigenen Bewusstseinsarbeit. Ich habe in den vorhergehenden Kapiteln darauf hingedeutet, dass mit sich selbst synchron zu werden Ihre Biochemie, Ihre Beziehungen und Ihr Gruppenleben in-formiert und umgestaltet. Ihre Wahrnehmung auf die Symptomarbeit anzuwenden kann das Lebensgefühl über Ihre wildesten Phantasien hinaus erweitern. Die Essenz des Symptoms befreit Sie von Zeit und Raum, während sie Sie fest in den Boden einpflanzt. Auf diese Weise können Sie entdecken, dass Symptome ein potentieller Segen sind.

V.

Anhänge

Einführung zu den Anhängen

Meine Absicht in den vorhergehenden Kapiteln war, Leserinnen und Leser zu neuen, praktischen Ansätzen zur Arbeit mit Symptomen zu inspirieren. In diesen Anhängen möchte ich mit jenen zusammenkommen, die daran interessiert sind, einige der fundamentalen Ideen der Wissenschaft und Psychologie, der konventionellen Medizin sowie der Alternativmedizin zu erforschen, um eingehender auf Fragen des Quantengeistes und der schließlichen Vereinheitlichung der Wissenschaften einzugehen. Möge das Folgende ein Beitrag zum Verständnis einiger der Grundelemente dieser Forschung sein.

Die Anhänge sind in drei Teile aufgeteilt.

Anhang A: *Wellen*, richtet den Fokus auf das Studium der Wellen und der Wellentheorie. Hier finden Sie Informationen über die Psychologie und Mathematik der Wellen und deren Anwendungen in der Physik. Am Ende dieses Teils wird der Beginn einer Theorie des Quantenzustand-Cross-over zwischen Psyche und Materie vorgestellt.

Anhang B: *Welten*, erörtert Hugh Everetts Vielwelten-Interpretation der Quantenphysik und seiner Idee, dass Beobachtung die Realität in parallele Bereiche aufspaltet.

Anhang C: *verschiedene Sichtweisen des Geistes*, fasst einige meiner Ideen bezüglich des Quantengeistes zusammen.

Anhang A

Wellen: Das Cross-over von Quantenzuständen

> … dass alle Materie, sei es hier oder im Weltraum, an einem ständigen kosmischen Tanz teilnimmt. … Nach der Feldtheorie „singt" wirklich jedes Partikel „sein ewiges Lied" und produziert rhythmische Energiestrukturen …
>
> – *Fritjof Capra*[1]

Ich liebe Wellen. Ich kann es immer kaum abwarten, ans Meer zu gelangen und staunend auf das Steigen und Sinken des Wassers zu blicken. Wellen, Wellen, Wellen – alles bewegt sich auf und ab, Tag und Nacht. Über die Verbindungen zwischen Wellen, veränderten Bewusstseinszuständen und Quantenzuständen nachzudenken ist ein spannendes Unterfangen für mich.

Wellen werden uns dabei helfen, das, was wir in der Konsensusrealität *Körper* und *Geist* nennen, miteinander zu verbinden. Das Quantenzustand Cross-over (Kapitel 9) beschreibt eine mögliche Verbindung zwischen Psyche und Materie, nämlich das, was wir früher psychophysische oder psychosomatische Verbindungen nannten.

Pneuma, Strings und Wellen

Bevor wir weitergehen, lassen Sie mich zurückgehen und Ihnen einige elementare Fragen über Sie selbst stellen. Was vermittelt Ihnen das Gefühl oder die Idee, am Leben zu sein? Wie wissen Sie, dass Sie lebendig sind? Denken Sie einen Moment lang über diese Frage nach. Viele Menschen werden sagen, dass sie mitunter wissen, dass sie lebendig sind, weil sie spontan denken und fühlen, oder weil ihr Körper spontan Dinge tut. Die meisten Menschen fühlen, dass sie lebendig sind, weil sie atmen.

Sagen wir, dass Atmen für das Gefühl zu leben grundlegend ist. Atemmangel löst bei manchen Menschen die Angst zu sterben aus. Viele Meditationsverfahren verbinden einen mit dem Gefühl für den eigenen Atem und der Welt der Tendenzen und Ursprünge des Bewusstseins und des Lebens.

Die periodische, rhythmische Natur des Atmens ist für gewöhnlich weiter vom eigenen Bewusstsein entfernt als – anscheinend – mehr lineare Aspekte des

Lebens wie das Vergehen der Zeit oder das Gefühl des Älterwerdens. Wahrscheinlich identifizieren Sie sich stärker mit dem linearen Vergehen der Zeit als mit den Schwankungen und der Periodizität der Jahreszeiten, der Bewegung von Tag zu Nacht oder dem Atmungsrhythmus des Ein- und Ausatmens.[2]

Trotzdem spüren wir den Atem als Leben. Zum Beispiel wurde *Pneuma*, was gelegentlich mit „Geist“ oder „Leben“ übersetzt wird, von frühen Europäern (insbesondere Anhängern der gnostischen Tradition) als die Vitalsubstanz, die Essenz des Lebens betrachtet. Ein übermäßiges oder zu geringes Vorhandensein von Pneuma wurde als Auslöser für ernste Störungen betrachtet.[3]

Eine der wesentlichen Eigenschaften der Vitalsubstanz des Lebens und des Atems ist deren wellenähnliche Natur. Es ist nicht weiter erstaunlich, dass unsere grundlegenden Theorien über die Materie, das Leben und das Universum wellenähnlich sind. Wie Sie aus Kapitel 19 wissen, wurde im alten China die erste Substanz des Lebens als das Tao bezeichnet und als eine grundlegende Schwingung zwischen entgegengesetzten Tendenzen identifiziert. Die Aborigines betrachteten Zeit als die regelmäßig wiederkehrenden Wandlungen des Mondes und den Übergang zwischen Realität und Traumzeit. Im letzten Jahrhundert begriff die Physik Materie auf der Quantenebene neu im Sinne von Materiewellen oder Quantenwellen. In jüngster Zeit ist die wellenähnliche Natur der Materie in den Ideen der Stringtheorie zurückgekehrt.

Die Stringtheorie

In der Physik gibt es verschiedene Theorien über die Materie. Die Quantenmechanik sagt aus, dass Raum in Quanten oder Teile zerfällt. Die Relativität nimmt Raum als kontinuierlich an. Um diese beiden Theorien zusammenzufügen, suchten Physikerinnen und Physiker nach Lösungen in Hyperräumen – höheren Dimensionen – und entwickelten die Stringtheorie (und deren Erweiterungen, die p-Brane-Theorie und die M-Theorie). Physiker hoffen, dass hyperräumliches Denken die Prinzipien der Quantenmechanik mit der Relativitätstheorie via Stringtheorie vereinigen kann.[4]

Die Stringtheorie schlägt die Existenz vieler Dimensionen vor; in der Tat stellt sich die heutige Physik zwischen 10 und 26 Dimensionen vor und benutzt diese. Es gibt Probleme mit der Mathematik der Stringtheorie, und niemand weiß, woraus diese Dimensionen bestehen, aber die Grundidee besteht darin, dass sich kleine Schwingungen, genannt Strings (Saiten), durch das Universum bewegen. Im Prinzip sind jene prämateriellen „Schwingungssaiten“ der grundlegende Stoff des Universums und das, was die Konsensusrealität hervorruft.

Es ist hilfreich, sich eine Gitarrensaite vorzustellen, wenn man an diese von Physikern vorgeschlagenen Saiten denkt. Wird die Gitarrensaite zwischen zwei Punkten gespannt, das heißt unter Spannung gehalten, und dann gezupft, bringt sie Töne, Klänge und Wellen hervor. Es wird nicht von den Saiten des Universums angenommen, dass sie festgehalten werden, aber sie werden als unter Spannung stehend und über Energie verfügend gedacht. Sie vereinigen sich sogar zu den virtuellen Wellen der Quantenmechanik. Werden Strings zu stehenden Wellen, nimmt unsere Messapparatur sie als Teilchen wahr. Stringtheorien schlagen String*schleifen* vor, von denen manche offen sind.

Die Stringtheorie besagt, dass die Frequenz von sich schlängelnden Bewegungen oder Schwingungen offenen oder geschlossenen Schleifen ermöglicht, Elementarteilchen zu repräsentieren. Spezifische Frequenzmuster repräsentieren spezifische Elementarteilchen. Je nach der Frequenz des Schwingungsmusters kann das String erscheinen wie das, was Physikerinnen und Physiker als Quark, Lepton oder Elektronenteilchen unterschieden haben.

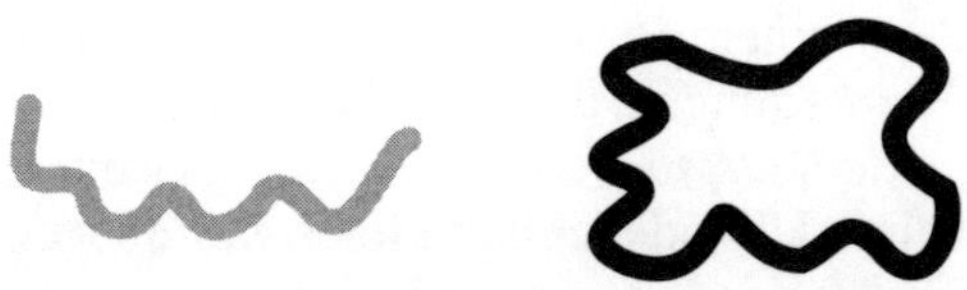

Abbildung A-1: Stringtheorie: Offene Strings und geschlossene Schleifen.

Strings werden als elementarer betrachtet als Teilchen. Die Wellen der Strings in der Stringtheorie sind fundamentaler als das, was alle immer über die Materie gedacht haben. Was wir für Teilchen hielten, sind nun Strings oder Wellen. Punktähnliche Teilchen existieren nicht mehr. Nun sagen die String-Physiker: Lockern wir doch unsere Vorstellung von Teilchen als Punkte; wir können sie ohnehin nicht messen."[5]

Die Psychologie von Strings und Wellen

Denken wir noch weiter über Wellen nach. Betrachten Sie die beiden Formen weiter unten, den Punkt und das schlangenlinienähnliche Ding. Worin besteht für Sie der Unterschied zwischen den beiden Formen?

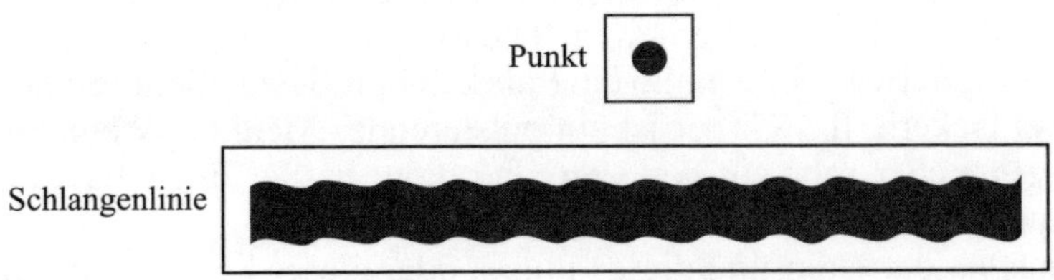

Abbildung A-2: Der Unterschied zwischen Punkten und Schlangenlinien

Viele Menschen würden sagen, der Punkt sei scharf und vielleicht statischer. Die Schlangenlinie bewegt sich mehr (gewiss können sich Punkte bewegen und stehende Wellen statisch sein). Ich würde vorschlagen, dass der Unterschied zwischen Punkten und Wellen durch den Unterschied zwischen *Zuständen* und *Prozessen* widergespiegelt wird. Ein großer Teil unserer Lebensaktivität basiert auf Punkten (oder darauf, Punkte zu erzeugen). Zeit und Raum sind durch Punkte festgelegt: *Sei um 17 Uhr da. Kapstadt befindet sich auf einem bestimmten Längen- und Breitengrad.* Wir wissen, dass niemand an jenem bestimmten Punkt lebt, aber dennoch haben wir einen Konsens über die Existenz von Punkten. Sagen wir, Sie sind 165 cm groß. Durch langes Sitzen wird Ihr Rücken jedoch zusammengepresst, und Sie werden etwa einen viertel Zentimeter weniger messen. Wenn Sie sich an ein Seil hängen, werden Sie größer. Welches ist also Ihre Größe?

Sie befinden sich in einem Prozess und nicht in einem Zustand. Darüber hinaus treffen wir Verabredungen, die für gewöhnlich Punkte in der Zeit und an einem Ort darstellen. *Zeit, Ort und Größe* sind nichts weiter als vorgestellte bestimmte Punkte auf einer Uhr oder einem Metermaß, aber existieren sie? Ja, sie existieren als Ideen in der Konsensusrealität. Doch in der Quantenphysik ist ein Punkt, wie ein Teilchen, mehr Vision denn Fakt.

Der größte Teil der alltäglichen, der Konsensusrealität angehörigen Kommunikation ist punktorientiert. Es ist wahrscheinlicher, dass Menschen sagen: „Verstehe meinen Punkt“, als dass sie sagen: „Erfasse meine Strömung“ oder „Welle“. Wenn wir von Wellen sprechen, beziehen wir uns für gewöhnlich auf etwas, das eher der Nicht-Konsensusrealität angehört wie „wir haben dieselbe Wellenlänge“.

Faszinierende Wellen

Schon die einfachste Welle – eine regelmäßige Folge von Pulsen – ist periodisch. Denken Sie darüber nach, was geschieht, wenn Sie eine Gitarrensaite zupfen. Ihr Ton hängt von ihrer Frequenz ab – das heißt die Anzahl von Malen, die sie pro Minute schwingt. Wasserwellen, Licht und Ton sind Beispiele für periodische Wellen.

Man kann auf einer losen Saite eine Wellenbewegung erzeugen, indem man sie an einem Ende hin- und herbewegt, ebenso durch einen Puls oder eine Folge von ruckartigen Bewegungen. So ein Puls kann groß oder klein sein, selbst ein winziges Flackern. Ihr Körper ist ein pulsierendes Medium. Wenn Sie Ihrem Körper gegenüber sehr aufmerksam sind, können Sie Ihren Puls oder ihre Herzfrequenz spüren.

Welches ist der Ursprung dieses Pulses oder dieser Lebenskraft? In Kapitel 7 deutete ich an, dass die Quantenwellen (und Strings) *einfach dort* im Universum sind; sie sind die Essenz, die Kraft der Stille des größeren Wesens, dessen Teil wir sind. Als Individuen können wir Pulse und neue Wellen wie in der Musik erzeugen; vielleicht erzeugt das ganze Universum kleine Zuckungen oder Fluktuationen im Energiefeld des Nullpunktes[6], durch den es alles ins Leben pulsiert.

Bleiben wir für den Moment bei den Pulsen, die in der Mathematik der Physik auftauchen. Betrachten Sie die Abbildungen weiter unten. Ein Puls ist ein allgemeiner Begriff für jene Bewegung, die irgendeine Art von allgemeiner Welle erzeugt, sei sie real oder imaginär.

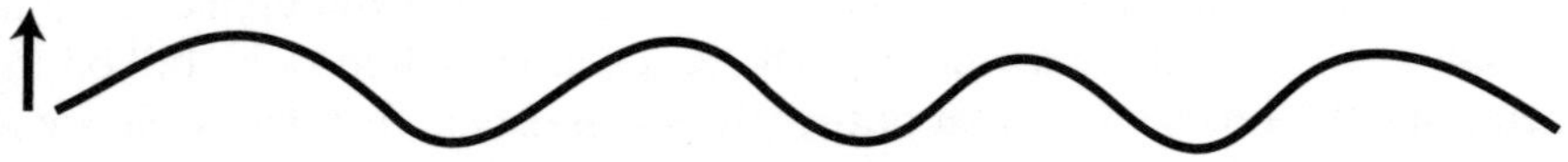

Abbildung A-3: Einfache periodische Welle

Weiter unten können wir sehen, wie ein Puls eine an die Wand geheftete ausgestreckte Saite entlang weitergeleitet wird. Dies ist eine einfache Art von Wellenbewegung, wie Zeitpunkt t_1, Zeitpunkt t_2 usf. erkennen lassen.

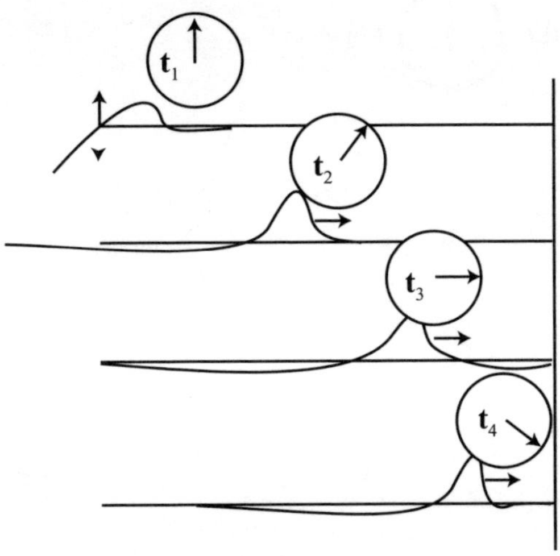

Abbildung A-4: Pulse erzeugen Wellenbewegung

Kommen Pulse von beiden Enden der Saite (sagen wir, weil der Puls von der Wand abprallt oder reflektiert wird), anstatt ein Puls, der nur von einem Ende des Strings ausgeht, nehmen wir etwas wahr, das für alle Wellen charakteristisch ist. Zwei aus entgegengesetzten Richtungen kommende Wellen addieren sich zueinander oder subtrahieren sich voneinander. Sie können sich zu einer größeren Welle addieren oder sich gegenseitig aufheben. In der Wissenschaft spricht man von diesem Phänomen als der Superposition von Wellen.

Superposition

Superposition, die Art und Weise, wie sich Wellen überlagern, ist eine spezielle Eigenschaft von Wellen, die in Erscheinung tritt, wann immer sie sich begegnen. Nur Wellen zeigen diese Art und Weise, wie sie sich addieren und subtrahieren, wie sie sich übereinander lagern. Teilchen verhalten sich vollkommen anders. In der Konsensusrealität prallen Teilchen gegeneinander, wenn sie zusammentreffen. Doch Wellen sind anders. Sie addieren (oder subtrahieren) sich und ziehen dann fröhlich ihrer Wege, wobei sie mehr oder weniger vergessen, dass sie frontal miteinander zusammengestoßen sind. In meinem nächsten Diagramm (Abb. A-5) zur Interaktion zwischen Wellen kommt eine von links und die andere von rechts.

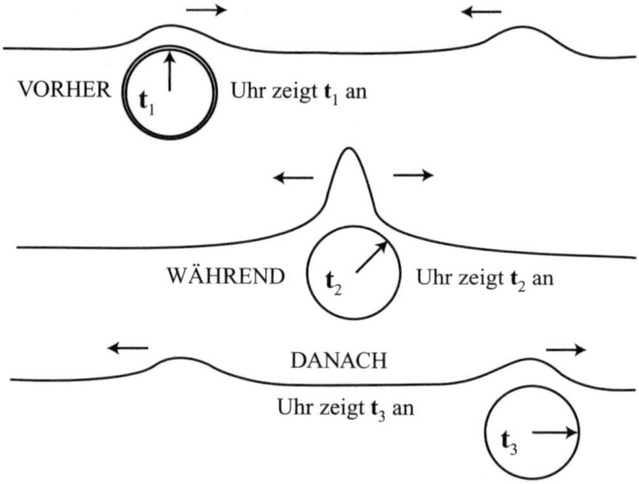

Abbildung A-5: Wellenaddition

Superposition findet statt, wenn die Wellen zusammentreffen oder sich kreuzen. Beachten Sie, dass die Pulse nach ihrer Begegnung bei t_2 im Grunde unverändert sind und bei t_3 ihren Weg fortsetzen. Wellen besitzen eine unabhängige oder separate Natur. Sie interagieren, addieren und subtrahieren sich, aber sie verlieren nicht aus den Augen, was sie sind.[7]

Was wäre passiert, hätten die Wellen eine gegensätzliche Polarität gehabt und nicht die gleiche Größe und Form besessen? Betrachten Sie das nächste Diagramm, in dem die Wellen sich gegenseitig aufheben, während sie bei t_2 durcheinander hindurchgehen. Wohin ging ihre Energie? Die Energie geht in die Schwingungen der Saite.

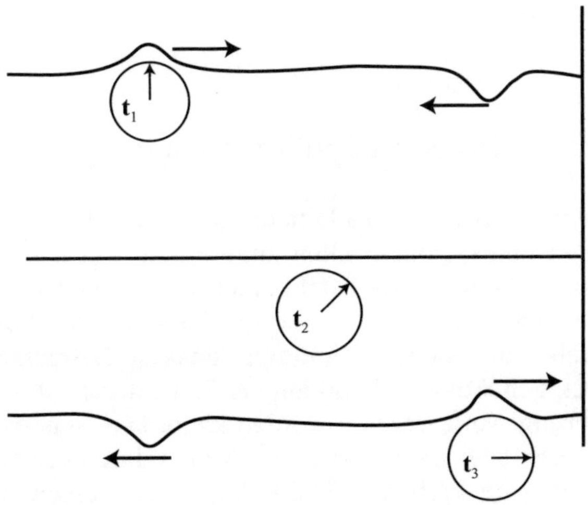

Abbildung A-6: Wellenauslöschung

Wellen beziehen sich auf eine ganz andere Art und Weise aufeinander als Teilchen. Wellen addieren sich (oder subtrahieren sich und heben sich gegenseitig auf), wenn sie zusammentreffen, wohingegen Teilchen voneinander abprallen. Nach einem Zusammentreffen ist der Weg von Teilchen verändert. Wellen setzen sich fort wie zuvor, als seien sie relativ unabhängig von einander.[8]

Teilchen versuchen während Interaktionen nicht loszulassen; sie sind ein wenig wie rigide Menschen, die ineinander prallen, wenn sie sich begegnen. Wellen sind wie entspanntere Menschen, die sich addieren oder subtrahiert werden können, aber danach weitergehen, ohne im Wesentlichen verändert worden zu sein.

Wir Menschen sind sowohl wellenähnlich als auch teilchenähnlich. Wenn Sie mich kritisieren, verhalte ich mich meist wie ein Teilchen, werde „deformiert" und stoße vielleicht zurück. Ist meine Aufmerksamkeit jedoch auf die Nicht-Konsensusrealität fokussiert, verhalte ich mich mehr wellenähnlich, wenn ich kritisiert werde; ich akzeptiere die Situation – fühle mich im Einklang damit oder korrigiert – und gehe weiter.

Dieselbe Superposition geschieht in uns, so wie sie außen in der Nicht-Konsensusrealität geschieht. Sagt zum Beispiel eine Seite von mir „ja" und die andere sagt „nein“, werde ich mich wahrscheinlich einfach leer fühlen. (Würde ich meine Aufmerksamkeit gebrauchen, um wahrzunehmen, was geschieht, nähme ich einen dynamischen inneren Ausgleich wahr, der sich an einem Punkt wie t_2 ereignen würde.)

Mein Punkt ist, dass innere Erfahrungen wellenähnliche Prozesse sind; sie überlagern sich. Jede Welle oder Welt tendiert dazu, relativ getrennt und unverändert zu bleiben.

Das Superpositionsprinzip

Das Superpositionsprinzip ist ein allgemeines Gesetz.[9] Auf Wellenphänomene wie Wasserwellen und Quantenwellen angewandt, sagt das Superpositionsprinzip aus, dass der kombinierte Effekt einer beliebigen Anzahl interagierender Wellen an einem Punkt die Summe der Stärken (oder Amplituden) aller vorhandenen Wellen an einem bestimmten Punkt ist. Betrachten Sie das Beispiel der rechteckigen Welle in Abbildung A-7, die durch Überlagerung anderer Wellen näherungsweise erzeugt werden kann. Das Superpositionsprinzip sagt aus, dass, wenn sich zwei oder mehr Wellen durch dieselbe Region des Raumes bewegen, jene Wellen sich überlagern und einen wohldefinierten kombinierten Effekt, bestehend aus der Summe beider Wellen, hervorbringen werden. Wellen bewahren ihre Integrität bei der Überlagerung (zum Beispiel ohne selbst dauerhaft verändert zu werden).

Jede Welle, selbst eine rechteckige Welle, kann als Überlagerung vieler anderer Wellen verstanden werden. Wie zum Beispiel diese langwellige

und diese kurzwellige mit einer höheren Frequenz,

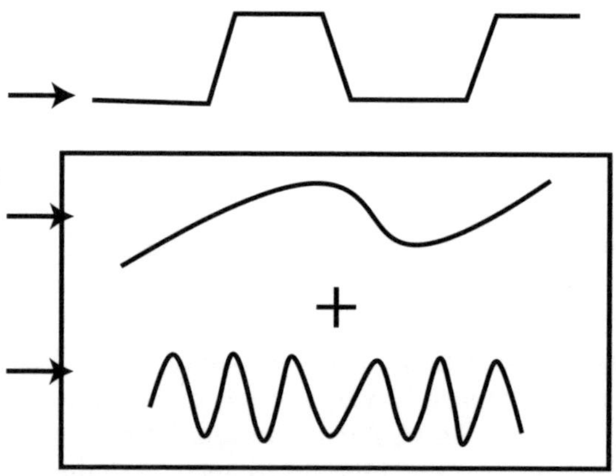

die, werden sie (mit vielen weiteren Wellen) zueinander addiert, die obige rechteckige Welle erzeugen können.

Abbildung A-7: Ein Beispiel für Superposition

Ich stimme mit Richard Feynman überein, der sagte, dass das Superpositionsprinzip (jede Welle kann als die Summe anderer Wellen verstanden werden) das erstaunlichste Prinzip in der gesamten Mathematik und Physik ist. Da jede Welle (wie die quadratische auf der Abbildung) als eine Gruppe anderer Wellen gedacht werden kann, kann jedes Teilchen mit einer wellenähnlichen Erscheinung ebenfalls durch eine Gruppe von Wellen repräsentiert werden.

Die Physiker der 1920er Jahre wie Erwin Schrödinger, der als Erster die Quantenwellen entdeckte (er nannte sie „Materiewellen“), stürzten sich auf dieses Prinzip und sagten: „Nun, wenn jede Welle die Summe vieler anderer Wellen ist, dann muss jede einzelne Welle – wie eine Quantenwelle für ein Teilchen – über eine Menge von Subwellen verfügen, von denen jede voneinander getrennte Quantenzustände jener Welle/jenes Teilchens repräsentiert.“

Sie hatten Recht! Die Gesamtwelle eines Objektes spaltet sich in Subwellen auf, die ihre subatomaren Zustände repräsentieren. Die Gesamtwellenfunktion für ein Objekt ist die Summe all seiner Sub-Quantenzustände. Kurz gesagt, bestehen die subatomaren Zustände eines Atoms aus den verschiedenen Weisen, in denen es schwingt! In der Alltagssprache können wir sagen, dass die grundlegenden mathematischen Strukturen eines Atoms – oder schließlich jedes physikalischen Objektes – die Summe all seiner möglichen Quantenzustände oder traumähnlichen Muster sind.

Traumfragmente sind Subwellen

In gewisser Hinsicht war Schrödinger ein Therapeut. Therapeuten wie ich denken, dass eine Person nur in der Konsensusrealität wie eine Person aussieht, aber tatsächlich aus einer Gruppe von Subpersönlichkeiten in der Nichtkonsensus-Realität besteht. Dies ist der Grund, weshalb Therapeuten stets nahelegen, dass sich selbst zu kennen bedeutet, seine verschiedenen Teile und Prozesse zu kennen. Betrachten Sie nur Ihre Träume. Wir wissen, dass, selbst wenn Sie in der Nacht zuvor einen Traum mit fünf verschiedenen Fragmenten hatten – sagen wir, Sie träumten von Bäumen, Hunden, Ihrem Vater, Ihrer Schwester und einem Lehrer –, jede dieser Figuren oder Subpersönlichkeiten benötigt wird, um sich zu Ihrer Essenz zu summieren. In Ihrem Alltagsleben sehen Sie diese Traumsubstanzen nicht; sie sind übereinandergelagert und erzeugen das, was wir Ihr gesamtes Leuchten, Ihre Aura, Ihre Kraft der Stille, das subtile Muster, das Sie antreibt, nennen könnten.

Im Traumland besitzen Sie viele Subpersönlichkeiten, so wie ein Atom über viele Quantenzustände verfügt. Jeder Zustand, jede Persönlichkeit, repräsentiert eine Tendenz oder mögliche reale Art und Weise, wie Sie sich unter bestimmten Umständen verhalten könnten.

Separierbare Welten

Jede Welle ist eine getrennte oder parallele Welt, ein Weg, den Sie nehmen könnten, der im Wesentlichen von den anderen Wegen, auf denen Sie sich befinden, unabhängig bleibt. Sie haben wahrscheinlich in Ihrem Leben unzählige separierbare Teile erfahren. Sie können eine Sache tun, während Sie sich gleichzeitig vage bewusst sind, dass Sie von einem anderen Objekt träumen, darüber phantasieren oder eine dazu passende Melodie summen. Eine Sache zu tun, während sie eine Melodie zu einer anderen singen, ist ein gewöhnliches Beispiel für parallele Welten. Ihr gesamtes Ich ist eine Superposition dieser Welten.

Wellen und Teilchen

Fügen wir nun einige dieser verschiedenen Vorstellungen über die Materie zusammen. Denken Sie daran, dass in der klassischen Physik, und auch in der heutigen Medizin, ein Teilchen noch immer als ein Teilchen gedacht wird, eine chemische Substanz als eine chemische Substanz und Ihr Körper als ein Körper. Nun haben die Quantenphysik und die Stringtheorie die Idee hinzugefügt, dass Teilchen und Körper *Wahrscheinlichkeitswolken* oder einfach Wellen sind.[10]

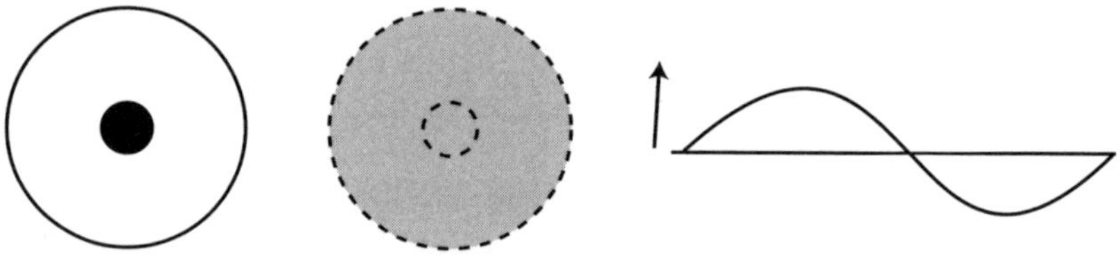

Atommodell Konsensusrealität — **Wolkenmodell des Atoms** Traumland — **Wellenamplitude** (Pfeil) Sicht der Essenz

Abbildung A-8: Sich entwickelnde Bilder der Materie

Wir haben gerade gelernt, dass jede Welle die Summe anderer Wellen ist. Erinnern Sie sich, dass ich in den ersten Kapiteln dieses Buches erörtert habe, wie David Bohm (und sein Vorgänger DeBroglie) das der Konsensusrealität angehörige Teilchen wie zum Beispiel ein Elektron als eine Art imaginäres Etwas betrachtete, das durch seine Welle durch Raum und Zeit geleitet wird. Bohm stellte sich die Quantenwelle als eine Pilotwelle vor.

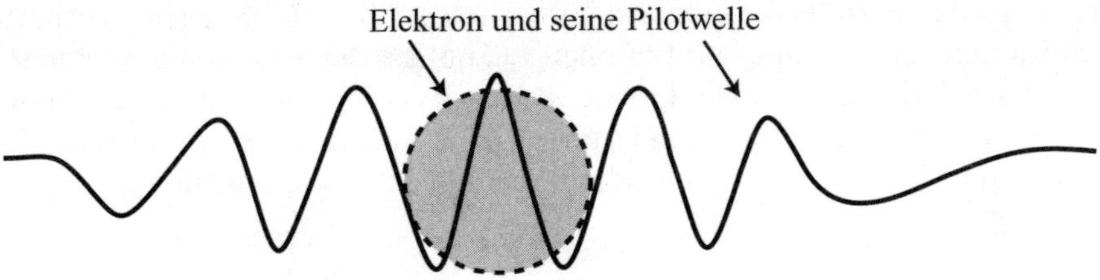

Abbildung A-9: Zeichnung von Bohms Vorstellung der Materie

Bohms Vorstellung von Teilchen schließt die virtuelle Natur der Materie, die wir in unserem Körper erfahren (die informatorische Natur des intentionalen Feldes), in sich ein und enthält zugleich ein Bild dessen, wie wir uns darauf geeinigt haben, uns Materie und uns selbst in der Konsensusrealität vorzustellen – zum Beispiel als Teilchen, Objekte, Menschen in Zeit und Raum.[11]

Schrödinger legte nahe, dass die Amplitude (oder Höhe) einer Quantenwelle die Relevanz jenes bestimmten Quantenzustandes für das ganze System enthält.[12] Quadriert man diese Amplitude, so erhält man die Wahrscheinlichkeit für Dinge, die in der Alltagsrealität geschehen. Die Distanz von Wellental zu Wellental (Wellenlänge) repräsentiert eine individuelle Frequenz oder den individuellen „Ton" des virtuellen, unmessbaren Quantenzustandes.

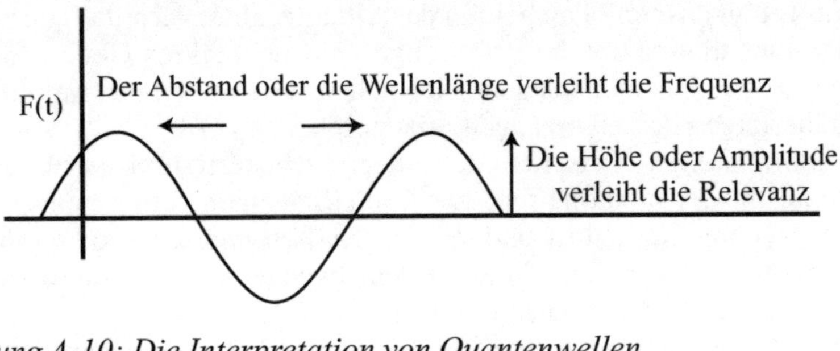

Abbildung A-10: Die Interpretation von Quantenwellen

Schrödingers Entdeckung der Wellengleichung ist eine der großen Errungenschaften des zwanzigsten Jahrhunderts, die weite Teile der Physik und theoretisch die gesamte Chemie umfasst. Sie ist ein kraftvolles mathematisches Werkzeug zum Verständnis der atomaren Struktur der Materie.

Sein erster Name für Quantenwellen war „Materiewellen", unter denen er sich etwas Materielles vorstellte, das letztlich messbar sein würde. Diese Wellen erweisen sich als nicht messbar in den Begriffen der Konsensusrealität, aber sie sind materiell im Sinne von körperlich gefühlten, körperlich gespürten Erfahrungen. Schrödingers Intuitionen bezüglich der subatomaren Bereiche sind meiner Ansicht nach Intuitionen in Bezug auf die Intelligenz des Traumkörpers. Manche nennen sie den Großen Geist; andere könnten sich darauf als Quantengeist beziehen. Für Schrödinger waren es „Materiewellen".

Das Quantenzustand-Cross-over

In diesem Anhang habe ich darauf hingewiesen, dass die unmessbaren Quantenzustände der Materie den erwähnten Subzuständen in unserer so genannten Psychologie analog oder sogar damit identisch sind. Das Quantenfeld oder das Feld der Pilotwelle, worauf ich mich zu empirischen Zwecken auch als Feld der intentionalen Welle beziehe, bewegt uns jederzeit umher und informiert uns auf eine Weise, die der Vorstellung Bohms, wie ein Teilchen durch seine Pilotwelle informiert und transportiert wird, ähnlich ist. Diese Intention ist die Essenz, die Kraft der Stille, die sich in Form von Bewegungstendenzen manifestiert, die man in seinem Alltagsleben spürt, sofern man seine Aufmerksamkeit entwickelt hat oder schläft, luzid und ruhig ist.

Während die Kraft der Stille von der Welt der Essenz ins Traumland aufsteigt, zerfällt sie in Traumfragmente. So wie Quantenzustände (zum Beispiel individuelle Schwingungszustände von Atomen) sind alle Fragmente wesentliche Beiträge zu unserer Ganzheit. In der Alltagsrealität vermittelt uns das Reflektieren über traumähnliche Erfahrungen ein ungefähres Gefühl für unser Verhalten, so wie Quantenzustände sich selbst reflektieren und amplifizieren und Annäherungen dessen erzeugen, was geschehen wird.

Die Ähnlichkeiten zwischen den Ideen, Mustern und Strukturen der Psychologie und der subatomaren Physik schaffen einen Verbindungspunkt, an dem sich Psychologie, Kunst und Wissenschaften überschneiden. Ich nenne jenen Bereich der Überschneidung, in dem Psyche und Materie miteinander verschmelzen, das Quantenzustand-Cross-over.

Unser Gebrauch der alten Begriffe Materie und Psyche nimmt ebenso ab wie unser Gebrauch der von der Konsensusrealität zugehörigen Begriffe wie Zeit und Raum; sie sind zu vage, als dass sie den genaueren Erfordernissen der Forschung genügten. Im Wandel der Kulturen werden die älteren Begriffe schließlich wegfallen; letztlich sind sie lediglich Formen, die aus der Kraft der Stille hervorgehen. Richtet man seinen Fokus auf Bilder, erhält man Psychologie; benutzt man seine Propriozeption und ein Metermaß, erhält man Physik.

Nur in der Konsensusrealität können wir davon sprechen, dass unsere propriozeptiven Gefühle mit unserem realen physischen Körper *interagieren*. Interaktion ist ein der Konsensusrealität zugehöriger Begriff, der sich die

Dinge in Form von getrennten Punkten und Verbindungen vorstellt. In den tiefsten Schichten sind unsere Gefühle unser Körper. Getrennte Welten überkreuzen sich. Quantenzustände und veränderte traumähnliche Bewusstseinszustände sind zwei Namen für dieselbe zugrunde liegende Realität. Wenn sich diese Realität – ob man sie die Kraft der Stille hinter unserer Natur, Strings oder die Materie informierende Quantenwellen nennt – verändert, transformiert sie die gesamten traumähnlichen Muster, die uns leiten, obgleich ihr Einfluss auf spezifische lokale Körpersymptome durch Unschärferelationen beherrscht wird.

Auf jeden Fall ist in einer prozessorientierten Wissenschaft etwas richtig, wenn es in der Konsensusrealität *und* im Traumland vernünftig ist und sich sowohl auf bekannte Fakten als auch auf allgemeine menschliche Erfahrungen (wahrscheinlich unmessbar) bezieht. In der Regenbogenmedizin sollten wir imstande sein, neue Ideen und Theorien zu überprüfen *und zu fühlen*. In dem neuen wissenschaftlichen Paradigma ist eine Idee richtig, wenn sie in der Konsensusrealität überprüft werden und in der Konsensusrealität, dem Traumland, und der Welt der Tendenzen erfahren werden kann.

Dies bedeutet, dass sich die Vernünftigkeit von Konzepten wie der Kraft der Stille, die Richtigkeit der Superposition multipler Subzustände und die Idee des Quantenzustand-Cross-over schließlich zukünftigen Tests im Rahmen der Konsensusrealität stellen könnten und sollten, die ihre Weiterentwicklung ermöglichen.

Anhang B

Everetts viele Welten

Es gibt viele verschiedene Konzepte, die Physikerinnen und Physiker benutzen, um das Geheimnis der Wellengleichung zu verstehen – warum sie amplifiziert (multipliziert) werden muss, damit sie Wahrscheinlichkeiten erzeugt, und was mit ihren Parallelwelten geschieht, wenn sie im Alltagsleben real geworden ist.

Der wahrscheinlich bekannteste Entwurf ist die Kopenhagener Interpretation der Quantenmechanik. Diese Interpretation lässt darauf schließen, dass der Nicht-Konsensusrealität zugehörige Ereignisse wie parallele Welten mathematische Absonderlichkeiten sind und als imaginär und bedeutungslos ignoriert werden können.

Psychologisch wissen wir jedoch, dass wir dazu tendieren, manche Erfahrungen hervorzuheben und sie real zu nennen, so wie wir andere vergessen, ignorieren oder nicht beachten. Meist heben wir die übliche Erscheinung eines Freundes hervor und ignorieren leichte Veränderungen in jenem Freund, die nicht auf Anhieb einen Sinn für uns ergeben. Als Beobachter haben wir mehr Kraft, Realitäten zu erschaffen (so wie die alltägliche Erscheinung eines Freundes) und daran festzuhalten, als uns für gewöhnlich bewusst ist.

Hugh Everett erträumte sich 1957 während seiner Zeit als Doktorand bei John Wheeler eine Alternative zum Kopenhagener Verständnis dessen, wie die Realität durch die Kraft des Beobachters entsteht.[1]

Everett muss, Erzählungen zufolge, ein ziemlicher Träumer gewesen sein. So berichtet Michael Price: „Everett hatte offenkundig eine sehr intensive Art, scharfsinnig zu reden und nach ein paar Worten Fragen zu erwarten. Oh ja, ein paar Belanglosigkeiten: Er fuhr einen Cadillac mit Hörnern.“[2]

Everett hatte eine tiefendemokratischere Betrachtungsweise des Beobachters als andere Physiker. Ihm zufolge sind Quantenzustände Parallelwelten; alle diese Welten existieren gleichzeitig, obgleich diejenige, in der wir uns befinden, die wahrscheinlichste ist, die wir in der Konsensusrealität wahrnehmen und erfahren werden. Mit anderen Worten, für Everett sind alle Parallelwelten reale Zustände. Folglich können wir zu jedem gegebenen Zeitpunkt in einer Welt lebendig sein, während wir in einer anderen tot sind.

Everetts Konzepte führten mich zur Idee der Marginalisierung. Wenn wir alle Welten als real betrachten, ist jene Welt, auf die wir uns einigen können, einfach die wahrscheinlichste Welt, nämlich diejenige Welt, die wir am wahrscheinlichsten beobachten werden. Was geschieht mit den anderen? Warum sehen wir jene Welten nicht? Meine Antwort lautet, dass wir die übrigen Welten marginalisieren, indem wir uns sagen, dass sie nicht existieren, selbst wenn sie sich gerade dort, außerhalb unseres Fokus, befinden.

Everett wies darauf hin, dass zwei Systeme, wenn sie im Begriff sind, miteinander zu interagieren, für den Moment in dieselbe Wellenlänge eintreten. Eins der Systeme registriert diese Wellenlänge als Messung. In einem anderen Moment kann der Beobachter in eine *andere* Wellenlänge oder eine andere Welt mit dem Beobachteten eintreten. Auf diese Weise gibt es keinen Kollaps der Wellengleichung (wie bei der Kopenhagener Interpretation); es gibt nun so viele Welten, wie es Quantenzustände des gesamten Systems gibt.

In der Psychologie kennen wir dieses Konzept gut. An einem Tag treffen wir unsere Freundin und treten mit ihr zusammen in eine Welt ein. Am nächsten Tag interagieren wir in einer anderen Welt und befinden uns in einer vollkommen verschiedenen Schwingung mit jener Freundin. In dieser Weise sind wir alle mit Parallelwelten vertraut (ebenso wie mit dualen Rollen und multiplen Welten in Beziehungen). So wie das Musikverständnis von uns verlangt, die verschiedenen Instrumente und Klänge in einer Symphonie zu hören, sollte das Verständnis der Psychologie und Physik nun von uns verlangen, uns auf die verschiedenen Welten und ihre imaginären Räume und Zeiten einzustellen.

Zusammen mit oder gleich neben jeder einzelnen Beobachtung in der Welt der Konsensusrealität gibt es multiple Universen. Um jeden von uns liegt eine Vielzahl an Erfahrungen und Universen. Üben Sie sich darin, diese wahrzunehmen.

Anhang C

Verschiedene Sichtweisen des Geistes: Der Quantengeist

Fachliche und doch noch immer gemeinverständliche Aspekte des Quantengeistes finden sich in Nick Herberts *Elemental Mind*, Fred Alan Wolfes *Taking the Quantum Leap*, und Amit Goswamis *The Self Aware Universe*. Siehe auch mein Buch *Quantum Mind* für nähere Einzelheiten hinsichtlich der psychologischen Grundlage der Physik und Stuart Hammerhoffs Forschungen über den Quantengeist in der Medizin.[1]

Im Folgenden fasse ich einige der vielen Bedeutungen, die ich dem Begriff Quantengeist zuschreibe, zusammen.

Die Tendenzen des Quantenbereiches existieren Werner Heisenberg zufolge in einer „seltsamen Art von physikalischer Realität, genau in der Mitte zwischen Möglichkeit und Realität" – wie Gefühle, die wir als nicht ganz real erfahren, die aber unsere Alltagsrealität begleiten. Heisenberg sagte, dass „die Atome und die Elementarteilchen nicht so real sind; sie bilden eine Welt von Potentialen oder Wahrscheinlichkeiten, anstelle von einzelnen Dingen oder Fakten. … Die Wahrscheinlichkeitswelle … bedeutet eine Tendenz für etwas. Sie ist eine quantitative Version des alten Konzeptes der *potentia* in der Philosophie von Aristoteles. Es führt etwas ein, das in der Mitte zwischen der Idee eines Ereignisses und dem eigentlichen Ereignis steht, eine seltsame Art von physikalischer Realität genau in der Mitte zwischen Möglichkeit und Realität."[2]

Der Quantengeist ist nicht als ein konkretes Bild zu fassen. Wir wissen, wie Menschen und Steine und Bäume aussehen. Wir vermögen uns den Quantengeist jedoch nicht so ohne weiteres vorzustellen, da dieser Geist, wie die Mathematik der Quantenmechanik, keine Sache ist, die ein konkretes Bild besitzt wie ein Stuhl. In der Tat ist Niels Bohr zufolge einzig die Konsensusrealität messbar. Ich nenne diese Aussage die Annahme der Konsensusrealität. Die Realität des Quantengeistes ist eine Erfahrung der Nicht-Konsensusrealität, ein Gefühl für ein informierendes Feld oder eine Intelligenz, die uns auf Weisen führt, die wir nicht immer erklären können.

Wenn etwas in uns beschließt, den Quantengeist zu beobachten, nimmt er die Eigenschaften von Dingen in der Alltagsrealität an. Sind wir genau in unseren Beobachtungen, nehmen wir wahr, dass, bevor „wir" etwas wahrnehmen, es in unserem Bewusstsein aufflackert, und wir können nicht sicher sein, ob der Impuls zu beobachten vom Objekt der Beobachtung oder von uns ausgeht.

Mit anderen Worten, der Quantengeist befindet sich in dem Feld zwischen den Ideen und Objekten, die uns in der Konsensusrealität erscheinen, und jenseits davon.

Der Quantengeist reflektiert und erweckt sich selbst. Es scheint uns, als wäre die Natur neugierig und würde sich selbst reflektieren. Der Quantengeist reflektiert sich selbst; er wiederholt sich und erzeugt das Gefühl von Festigkeit, Realität, Verständnis und Wachsamkeit. In Kapitel 6 seines Buches *The Mathematical Foundations of Quantum Mechanics* zeigt John von Neumann auf, dass Bewusstsein eine notwendige, wenn auch versteckte Annahme für die Quantenmechanik darstellt, die im Konzept des Beobachters verborgen ist. In seinem Denken ist die Mathematik der fundamentale Boden der Realität und nicht die Objekte, die sie in der Konsensusrealität beschreibt. Mit anderen Worten, das, was wir gewöhnlich für die reale Welt halten, ist nicht die reale Welt. Deshalb nenne ich sie die Konsensusrealität.

Sind Ereignisse einmal miteinander verbunden, sind sie immer miteinander verbunden. Schrödinger sagte, dass, wenn zwei Atome erst einmal miteinander interagiert haben, die Möglichkeiten und Tendenzen eines Atoms für alle Zeit mit dem anderen vermischt oder verflochten sind. Diese unmittelbare nichtlokale Interaktion ist sehr verschieden von unserem alltäglichen Versuch, uns von anderen und unseren Gefühlen zu trennen. Subtile Ereignisse der Nicht-Konsensusrealität sind gegenseitig verbunden.

Quanten- PHYSIK **Nullpunktenergie**	Prozessorientierte REGENBOGENMEDIZIN **Essenz**	Analytische PSYCHOLOGIE **Das Unbewusste**
Beginn des Universums, Quantenwellenfeld, sich selbst reflektierende Wellen, Nanoereignisse	Kraft der Stille, intentionales Feld, reflektierende Flirts, Flirts, Präsignale	*Unus Mundus* psychoides Unbewusstes
Mathematik	**Traumland**	**Träume**
subatomare Zustände, Superposition, Wahrscheinlichkeiten	parallele Welten, Prozess, Körpergefühl, Phantasie	Traumfragmente, Bedeutung, archetypische Bilder
Realität, Zeit, Raum	**Konsensusrealität**	**Alltagsleben**
Beobachtbares, Messung, Teilchen, Objekte	Signale, Doppelsignale, Wahrnehmung, Körper, Geist, Person, Prozess	Verhalten, Bewusstsein, Ego, Persona, Individuation

Raum, Lokalität, Teilchen und Körper sind bloß der Konsensusrealität zugehörige Formen ihrer dem Quantengeist zugehörigen Repräsentationen, die sich überall befinden. Nichtlokale gegenseitige Verbundenheit bedeutet, dass, wenn ein Stück von Ihrer Schuhsohle auf einem Bürgersteig irgendwo in der Stadt abgerieben wird, Sie und jener Bürgersteig immer miteinander verbunden sind. Bohm bezeichnete die unteilbare, verbindende Essenz der Quantenwelt als „ungeteilte Ganzheit".

Parallele Welten sind gleichzeitig vorhanden. Der Quantengeist kann als die Kraft der Stille gefühlt werden und erscheint in verschiedenen getrennten Welten, die durch *Koexistenz* charakterisiert sind. Das heißt, die Parallelwelten des Quantengeistes sind *getrennte Realitäten*. Jede Welt bleibt im Wesentlichen getrennt. Sie können sich zeitweise überschneiden, aber sie beeinflussen einander offensichtlich nicht stark.

Der Quantengeist besitzt viele spirituelle und wissenschaftliche Namen. Die meisten Wissenschaftlerinnen und Wissenschaftler sträuben sich gegen Begriffe wie der Große Geist oder Don Juans Nagual, Gott oder das Tao; dennoch bilden spirituelle Ideen, obgleich durch unsere wissenschaftliche Ausbildung weitgehend abgelehnt, die der Nicht-Konsensusrealität zugehörige Grundlage der Wissenschaft. Ich denke an Einsteins berühmtes Zitat: „Ich möchte die Gedanken von Gott kennen … der Rest sind Details."

In der analytischen Psychologie hätte Jung den Quantengeist wahrscheinlich mit demjenigen identifiziert, das die Alchemisten den *Ununs Mundus* (die Eine Welt) nannten. Wie Wolfgang Pauli spekulierte Jung, dass sich die Vereinigung von Psychologie und Physik durch ein *„tertium comparitionis"* – ein drittes Medium – ereignen würde. Ich meine, dass die vorangegangenen Begriffe der Regenbogenmedizin ein Beitrag sind zur Beschreibung dieses dritten Mediums. Die Liste in der Tabelle erhebt keinen Anspruch auf Vollständigkeit. Sie ist bloß eine Anregung, die unter Physikern und transpersonalen Therapeuten aller Schulen weitergedacht und erweitert werden soll.

Wo kommt der Quantengeist her und wie begann er? Ich habe keine Ahnung. „Wie" und „wo" sind Konzepte der Konsensusrealität und weniger bedeutungsvoll in den imaginären Bereichen des Traumlandes. Was die Auswirkungen von Bewusstsein und Bewusstheit im Bereich der Nicht-Konsensusrealität auf unseren Körper betrifft, muss das Messen mit der Nichtlokalität ringen. Im Prinzip ruft eine Bewusstseinsveränderung an einem Ort Veränderung im ganzen Universum hervor, sowohl vorwärts als auch rückwärts in der Zeit. Folglich tragen Menschen und alles andere dazu bei, den Quantengeist mitzuschöpfen.

Es scheint mir, dass unter diesen Umständen Bewusstheit über Erfahrungen ebenso wie mathematische Schönheit und Messungen in Zeit und Raum schließlich zu einem vorherrschenden Paradigma werden, welches das Traumland und die mathematischen Räume der Physik interpretiert. Der Konsensusrealität zugehörige Messungen und mathematische Strenge und Beweise waren bislang nützliche Paradigmen. Dennoch ist es Zeit für eine erneuerte und inklusivere Konsensusrealität, die multidimensionales Bewusstsein mit einschließt. Ich sage voraus, dass die Konzentration auf die subjektive Körpererfahrung und deren Wertschätzung als eine fundamentale Realität bemerkenswerte und positive Auswirkungen auf Gesundheitsfragen haben wird.

Anmerkungen

Kapitel 1

1. In einer Rede vom April 2001 am Fermi National Laboratory, in der er Physikerinnen und Physiker schilt, vergessen zu haben, wie man träumt. Online unter www.latimes.com/HOME/NEWS/METRO/t000056856.html.
2. Siehe Anhang C „Verschiedene Sichtweisen des Geistes: Der Quantengeist" für nähere Einzelheiten zur Verbindung zwischen dem Quantengeist und Physik und Psychologie.
3. In den Anhängen erörtere ich, inwiefern unser Gefühl für dieses Feld die psychologische Analogie zum Quantenpotential der Physik und seiner Wellenfunktion darstellt. Die Kraft der Stille ist dann der nicht messbare Druck dieses Feldes, die leitende Intelligenz, die wir subjektiv erfahren und die uns durch das Leben bewegt.
4. Für Psychologinnen und Psychologen unterstützt die imaginäre Zeit die Realität von Mythen und mythischen Konzepten!

Kapitel 2

1. *Frontier Perspectives* (The Center for Frontier Sciences at Temple University), Fall 2000, 9(2): 27.
2. In Pais, „Wolfgang Ernst Pauli", *The Genius of Science*, 2000.
3. Dies ist meine Interpretation der Quantenphysik; siehe mein Buch *Quantum Mind* für nähere Einzelheiten.
4. In seinem Buch *Original Tao*, 1999, teilt Harold D. Roth uns mit, dass seine Entdeckung des Materials, genannt „Innere Schulung", von seit langem verloren gegangenen Texten hergeleitet ist, die Laotses berühmtem *Tao te king* vorangingen. In seiner Besprechung uralter Ideen, die unsere Ideen über die alte chinesische Philosophie und Wissenschaft revolutionieren sollen, erschafft das Tao oder „die Kraft des Weges" alle Dinge. Diese Welt ist eine konkrete Manifestation der Kraft des Weges.
5. Ebd., S. 46.
6. Siehe Sogyal Rinpoche *Das tibetische Buch vom Leben und vom Sterben*.
7. Heisenberg *Physik und Philosophie* (1958), Kapitel 2. „Es sollte jedoch hervorgehoben werden, dass die [Welle oder] Wahrscheinlichkeitsfunktion an sich nicht einen Verlauf der Geschehnisse im Laufe der Zeit repräsentiert. Sie repräsentiert eine Tendenz für Geschehnisse und unsere Kenntnis davon."

Kapitel 3

1. Dieser Vortrag wurde am California Institute of Technology (Caltech) gehalten und in der vom Caltech herausgegebenen Fachzeitschrift *Engineering and Science* (welche die Rechte besitzt) in der Ausgabe vom Februar 1960 erstveröffentlicht. Inzwischen ist der Text im Internet verfügbar unter www.zyvex.com/nanotech/feynman.html.
2. Robert Freitas beschreibt in seinem Buch *Nanomedicine* die spannende Arbeit, Nanowissenschaft und Medizin zu vereinigen.
3. Ebd.
4. Siehe mein Buch *Quantum Mind* für eine eingehende Erörterung seines Werkes. Siehe auch Fred Alan Wolf *The Quantum Leap* und insbesondere sein Buch *Parallel Universes* (S. 219–223), worin er ausführlich die von Cramer ursprünglich als reflektierende „Angebots-" und „Antwortwellen" bezeichneten Wellen erklärt, die zwischen Beobachterin und Beobachtetem oder der Beobachterin und ihr selbst wechseln.

5. Ich beschreibe die Flirttendenz ausführlicher in *24 Stunden luzid träumen*.
6. David Bohm *Causality and Chance in Modern Physics* (1957).
7. Ein Aborigine erklärt einem Anthropologen das Konzept eines „Traumplatzes"; ursprüngliche Quelle unbekannt, zitiert aus *IONS Noetic Sciences Review*, September–November 2000, Sausalito, CA 94965.
8. Siehe mein Buch *Quantum Mind* für eine vollständigere Erörterung der Konjugation.
9. In der indischen Philosophie bezieht sich *Prana* auf die Körperenergien. Als ein zentrales Konzept in der frühen Hindu-Philosophie, wie es insbesondere in den Upanishaden zum Ausdruck kommt, galt Prana als das Vitalitätsprinzip, das den „letzten Atemzug" einer Person für die Ewigkeit oder bis zu einem zukünftigen Leben überlebt. Siehe Gopi Krishna und Carl F. von Weizsäcker *Biologische Basis der Glaubenserfahrung*.
10. Ebd. Weizsäcker verknüpft die Kundalini mit der „Wahrscheinlichkeitsamplitude" der Wellenfunktion in der Quantentheorie.

Kapitel 4

1. Siehe Michio Kaku *Im Hyperraum. Eine Reise durch Zeittunnel und Paralleluniversen*, 1994.
2. Siehe Nima Arkani-Hameds, Savas Dimopoulos' und Georgi Dvalis' im *Scientific American* erschienenen Artikel „The Universe's Unseen Dimensions" für eine lebendige und unterhaltsame Beschreibung des mit der modernen Physik und Technologie verbundenen höherdimensionalen Denkens. Den Autoren zufolge „ruht unser ganzes Universum möglicherweise auf einer in höherdimensionalem Raum schwebenden Membran".
3. Ich danke Carl Mindell, dass er mich auf das Buch von Jaques Lusseyran hingewiesen hat.
4. Jaques Lusseyran *Das wiedergefundene Licht*.
5. Übersetzung von Ellen Chen, 1994.

Kapitel 5

1. Richard Feynman *Vom Wesen physikalischer Gesetze*. München: Piper, 1993.
2. Siehe Kapitel 6 meines Buches *Den Pfad des Herzens gehen* für nähere Einzelheiten.

Kapitel 6

1. Dalai Lama *Das Buch der Freiheit*.
2. In *Das wiedergefundene Licht*.
3. Siehe mein Buch *Quantum Mind*, Kapitel 16–18.
4. Siehe Kapitel 3 dieses Buches, S. 43.
5. In ihrem Artikel „Cognition, Complexity, and Teacher Education" in der *Harvard Educational Review* treten Davis und Sumara dafür ein, den Sitz der Wahrnehmung und vielleicht des Lebens selbst neu zu lokalisieren: „Was ist, wenn wir das ‚selbstverständliche' Axiom, dass die Wahrnehmung „in" kognitiven Agenzien lokalisiert ist, die isoliert voneinander und getrennt von der Welt angeordnet sind, verwerfen, und stattdessen darauf dringen, dass alle Wahrnehmung in den ‚Zwischenräumen' einer komplexen Ökologie organismischer Relationalität existiert?"
6. In seinem Buch *Das Tao der Physik*.
7. In *Starwave*.
8. Diese Definition kann überprüft werden, da sie das Leben einer spezifischen chemischen Formel zufolge mit Reproduktion und der Tendenz, sich selbst und andere neu zu erschaffen, verknüpft. Zum Beispiel teilen und reproduzieren sich Kristalle ohne Nukleinsäuren, doch wäre nach dieser Definition ein Kristall nicht lebend. Er besitzt keine Nukleinsäuren. Das Konzept der Moleküle und Enzyme gehört der Konsensusrealität an. In Begriffen der Nicht-Konsensusrealität ist ein System, das sich reproduziert, aber keine sichtbaren Nukleinsäuren besitzt, wie ein „Geist" – es ist nicht länger in diesem physikalischen Sinne

lebend, aber es existiert auf anderen Ebenen. Vielerorts in der Welt glaubt man, dass an bestimmten „Totentagen" die Toten wieder lebendig werden und man sich ihrer erinnern kann. In der Tat kann der Kontakt mit den Toten für die kontaktierte Person ein gesundes Leben gewähren. Die Idee, dass die Toten nicht länger lebendig sind, ist verständlich. Der Konsensusrealität angehörige Überzeugungen der modernen Welt marginalisieren jedoch subtile Erfahrungen und die Glaubenssysteme vieler Völker.

9. In Kapitel 5 seines Buches *The Creative Cosmos. A Unified Science of Matter, Life and Mind* fasst Ervin Laszlo, Mitglied des Club of Rome, viele Aspekte der modernen Kritik an Darwins Theorie in hervorragender Weise zusammen.
10. Zum Beispiel werden Menschen im Koma häufig als unbewusst oder dem Tod nahe betrachtet. Mit einem luziden Bewusstsein für subtile Signale sind jedoch viele Menschen in komatösen Zuständen auf überraschende Weisen lebendig geworden, wie ich in *Koma. Schlüssel zum Erwachen* berichtet habe und Amy Mindell in *Koma. Eine heilende Reise* beschreibt.

Kapitel 7

1. Bruce Chatwin *Traumpfade*.
2. Entelechie (gr. *entelecheia*) ist eine Art von informierendem Geist, der realisiert oder wirklich macht, was ansonsten bloß potentiell ist. Aristoteles unterschied zwischen Stoff und Form oder dem Wirklichen und dem Möglichen. Er dachte, Stoff bräuchte eine Essenz, um wirklich zu werden. In lebenden Dingen erscheint diese Essenz als „Seele" oder „Vitalfunktion", die als erste Entelechie des lebendigen Organismus bezeichnet wird.
3. In seinem Buch fokussiert Paul Davies auf Kosmologie, Gravitation und die Quantenfeldtheorie, mit besonderem Schwerpunkt auf schwarzen Löchern und dem Ursprung des Universums.
4. Siehe insbesondere Bohms *Atomic Physics and Human Knowledge*, S. 58–59.
5. Siehe „Post Quantum Physics" von Jack Sarfatti auf seiner Website www.qedcorp.com/pcr/pcr/.
6. Der taoistische Drache stammt aus *Tao. Eastern Philosophy of Time and Change*, Abb. 55, von Philip Rawson und Laszlo Legeza.
7. Ebd. Abbildung 28 von Liu-Hai dem Unsterblichen.

Kapitel 8

1. Michio Kaku *Im Hyperraum. Eine Reise durch Zeittunnel und Paralleluniversen*.
2. In Anhang A erörtere ich ausführlich die Theorie und Erfahrung von Wellen in Psychologie und Physik und die Art und Weise, wie unsere Psychologie mit unserer Biologie verbunden ist.
3. Siehe Anhang A für nähere Einzelheiten über Atome.
4. Jene, die an Traumarbeit interessiert sind, werden wahrnehmen, inwiefern die Verbindung von Klängen und Rhythmen mit Figuren eine „spürende" Methode zur Arbeit an Träumen darstellt.
5. Diese Summe bildet die Grundlage für Fouriers Ideen. Siehe Anhang A für weitere Einzelheiten über Wellensummen.
6. Mit *Oberton* sind hier alle Teiltöne, also auch Differenztöne und Untertöne gemeint. (Anm. d. Übers.)
7. Siehe mein Buch *Dreambody*.
8. Siehe Anhang B „Everetts viele Welten" für weitere Ausführungen über Hugh Everett. Siehe auch Fred Alan Wolfs Erörterung von Everetts Arbeit in *Taking the Quantum Leap*.

9. Michio Kaku könnte folgendermaßen zu diesem Gedanken gekommen sein: Jeder Quantenzustand oder -prozess ist durch Wellen charakterisiert, die gleichzeitig miteinander koexistieren, sich addieren oder subtrahieren, wenn sie durch einander hindurchgehen, sich aber in ihrer Natur nicht ernsthaft gegenseitig stören.
10. Siehe meine ausführlichere Erörterung von Stephen Hawkings Ideen in *Quantum Mind.*

Kapitel 9

1. Aus *The Sufi Message of Hazrat Inayat Kahn. Music* (Band 2, Kapitel 3). Siehe auch: www.sacramusica.org/elfrm.htm. Ich danke Amy Mindell für diesen Hinweis.
2. Siehe „Throat Singers of Tuva" von Theodore Levin und Michael Edgerton, *Scientific American*, September 1999. Die in der Mongolei und in Sibirien lebenden Tuva sind heute vielleicht die bekanntesten Obertonsängerinnen und -sänger. Ihre pastorale Musik ist mit einer uralten animistischen Tradition verknüpft, dem Glauben, dass natürliche Objekte und Phänomene eine Seele besitzen oder von Geistern bewohnt werden. Im vitalistischen Glaubenssystem der Tuvas manifestieren sich Berge und Flüsse nicht nur in Form ihrer physischen Gestalt und Örtlichkeit, sondern auch in Form der Klänge, die sie erzeugen. Die Völker des alten Indien glaubten, die Erde selbst sei aus dem Klang „OM" hervorgegangen.
3. Siehe www.nanou.com.au/songlines. Dort sind zeremonielle Lieder zu finden, die diese Geschichten weitergeben. Während die Ahnen verschiedene Abenteuer durchlebten, wurden die Gesetze für das Leben und das Jagen festgelegt. Ihre Lieder, Geschichten und Gemälde sind miteinander verflochten. Das Land wurde buchstäblich ins Leben „gesungen".
4. In seinem Buch *The Galaxy on Earth* legt Richard Leviton dar, wie die subtilen Realitäten der Erde in Begriffen der persönlichen Erfahrung, eines grundlegenden esoterischen Wissens in Mythologie und Geschichte und der Beobachtungen der Reisenden zu verstehen sind.
5. Ich kaufte dieses Bild (#LI1) von ihr unter www.nanou.com.au/songlines/.
6. Die Idee zu dieser Übung kam mir im Jahr 2000 nach einer Begegnung mit Wissenschaftlern vom der US-Regierung unterstehenden Los Alamos National Laboratory in Santa Fe. Sie waren sehr daran interessiert, wie Amy und ich die Quantenphysik mit dem Körper verknüpft haben, und äußerten die Ansicht, dass dieser Ansatz der Zeit fünfzehn bis zwanzig Jahre voraus sei. Ihr Eindruck war, dass wir auf der Nanoebene des Körpers intervenieren. Siehe *Nanomedicine* von Robert Freitas für nähere Einzelheiten bezüglich Nanowissenschaft in der Medizin.
7. Erst nachdem ich dieses Buch geschrieben hatte, wurde mir bewusst, dass eine mögliche Auswirkung des Quantenzustand-„Cross-over" eine Neuschöpfung dessen sein würde, was wir Psychologie und Physik nennen, und zwar von einem vereinheitlichteren Standpunkt aus. Mein Vorschlag für diese vereinheitlichte Neuformulierung lautet, die Natur zunächst einmal als über einen Quantengeist, das heißt ein Bewusstsein für winzige, traumähnliche Bewegungen sowie die Fähigkeit zur Selbstreflexion verfügend zu betrachten. Dieser „Geist" manifestiert sich zunächst in Form von Ereignissen im Traumland (zusammengesetzt aus einer Mischung aus realen und imaginären Ereignissen). In der Psychologie erscheinen diese Ereignisse als die Richtungen und Tendenzen von Träumen, und in der Physik als die Richtung und Tendenzen von Materie und Licht im Raum komplexer Zahlen. In einem zukünftigen Buch werde ich eingehend erörtern, wie Vektoren im Sinne von Feynmans Elementarteilchen-Diagrammen im Traumland als Reflexion der Wege virtueller Teilchen betrachtet werden können. Auf jeden Fall reflektieren sich dieser Theorie zufolge die psychophysischen Traumland-Vektoren selbst, erzeugen so die Konsensusrealität und machen Quantenphysik und Traumpsychologie dadurch zu „parallelen Welten".

Kapitel 10

1. Siehe Nadeau und Kafatos *The Non-Local Universe. The New Physics and Matters of the Mind*, S. 36.

2. Pierre Morin aus Portland stellt in seiner interessanten Dissertation *Rank and Salutogenesis* (2002) für das Union Institute in Cincinnati Statistiken zusammen, die darauf hinweisen, dass das Glaubenssystem einer Gemeinschaft (wie es sich in deren Bewertung von Rang zeigt) die Gesundheit von Individuen beeinflusst.
3. Siehe mein Buch *Quantum Mind*, S. 194.
4. In seinem Buch *The Presence of the Past* sagt Rupert Sheldrake: „Morphogenetische Felder unterscheiden sich radikal von elektromagnetischen Feldern, insofern als letztere vom wirklichen Zustand des Systems abhängen – von der Verteilung und Bewegung geladener Teilchen –, wohingegen morphogenetische Felder dem *potentiellen* Zustand eines sich entwickelnden Systems entsprechen und bereits vorhanden sind, bevor es seine schließliche Form annimmt." Er fährt fort: „Chemische und biologische Formen werden nicht wiederholt, weil sie durch unveränderliche Gesetze oder unabänderliche Formen festgelegt sind, sondern aufgrund eines *kausalen Einflusses durch vorhergehende ähnliche Formen*. Dieser Einfluss würde eine Wirkung durch Raum *und Zeit* hindurch erfordern, anders als jede bekannte Art physikalischer Wirkung." Er sagt: „Vergangenheitsfelder beeinflussen Gegenwartsfelder durch einen nicht-energetischen Informationstransfer." Daher sind sie, obgleich physisch real, nicht wie jene Felder, die die Physik kennt, sondern stattdessen mit einer Art Wirkung aus der Entfernung sowohl in der Zeit als auch im Raum verbunden – einer Wirkung, die über die Distanz im Raum oder die Länge der Zeit hinweg nicht abnimmt.
5. Siehe die Erörterung der Nichtlokalität in meinem Buch *Quantum Mind* sowie in Anhang C dieses Buches.
6. *Das Nichtlokale Universum. The New Physics and Matters of the Mind.*
7. Das Experiment, das auf die Verflochtenheit oder die gegenseitige Verbundenheit der Quanten hinausläuft, wird bisweilen das „Einheit-der-Welt-Experiment" oder das Bell-Experiment genannt. Dieses Experiment zeigte, dass Photonenpaare aus einer gegebenen Lichtquelle gegenseitig miteinander verbunden sind. Wie alle anderen Quantenphänomene verhält sich Licht manchmal wie Teilchen und manchmal wie Wellen. Stellen Sie sich zum Beispiel eine Neonlampe vor, die Licht ausstrahlt. Ein Photonenpaar tritt aus der Lampe aus. Ein Photon fliegt in eine Richtung und das andere in die entgegengesetzte Richtung. Ein erstaunliches Experiment zeigte, dass das, was auch immer einem Photon widerfuhr, damit verbunden zu sein schien, was dem anderen Photon widerfuhr, ungeachtet der Entfernung zwischen ihnen oder wie lange sie voneinander getrennt waren. Bells Theorem (John Stuart Bell, 1964: „On the Einstein Podolski Rosen Paradox", in *Physics* 1: 95–200) bewies, dass die Wahrscheinlichkeit für Spinkorrelation für lokale verborgene Variablen durch die quantentheoretische Spinkorrelationsfunktion eingeschränkt und erhöht wurde. Dies impliziert, dass Quantenphänomene von Natur aus nichtlokal sein müssen, wobei die Möglichkeit für Theorien nichtlokaler verborgener Variablen als Alternativen zur Quantentheorie offen bleibt. Seit der experimentellen Verifikation durch Allan Aspect 1982 besteht zwischen Physikerinnen und Physikern ein allgemeines Einvernehmen in Bezug auf Nichtlokalität.
8. Siehe mein Buch *Mitten im Feuer*. Diese Arbeit ist die Weiterentwicklung einer häufig angewandten Technik des Psychodramas, das Jakob Moreno in den 1920er Jahren entwickelte. Bei dieser Methode spielen Individuen die traumartige Atmosphäre anderer Individuen oder kleiner Gruppen aus.
9. Siehe mein Buch *The Deep Democracy of Open Forums. Practical Steps to Conflict Prevention and Resolution for the Family, Workplace, and World* für Beispiele, wie Gruppenprozesse Städte beeinflussen.
10. Ich erzähle verschiedene „reale" Geschichten über solche Momente in meinem Buch *The Deep Democracy of Open Forums. Practical Steps to Conflict Prevention and Resolution for the Family, Workplace, and World.*
11. Siehe Kapitel 1 meines Buches *24 Stunden luzid träumen*.

Kapitel 11

1. Aus Kirchners *Oedipus Aegyptiacus*. Der verzierte Rand enthält Namen von Tieren, Mineralien und pflanzlichen Stoffen. Ihre Beziehungen zu entsprechenden Teilen des menschlichen Körpers werden durch die gepunkteten Linien aufgezeigt. Dieses Bild ist ein Nachdruck mit Genehmigung der Philosophical Research Society, Copyright 1996.
2. Siehe Larry Dossey *Healing Words*
3. In der physikalischen Fachliteratur wird oft von Verschränkung gesprochen. (Anm. d. Übers.)
4. Siehe Richard Wilhelms Übersetzung des *I Ging*.
5. Hier muss ich „Environmental Justice for All. Principles and Practices for Conflict Resolvers" erwähnen, einen Aufsatz meines Kollegen Dr. John Johnson, erschienen in *AcreSolution*, Sommer 2002. Der Artikel zeigt genau auf, inwiefern Umweltthemen von Natur aus Beziehungsthemen von sozialem und psychologischem Rang sind.

Kapitel 12

1. Siehe Stephen Hawkings Website: www.hawking.org.uk
2. Siehe S. 91–100 meines Buches *Quantum Mind* für nähere Einzelheiten zu imaginären Zahlen.
3. Siehe www.hawking.org.uk/lectures/bot.html.
4. Ebd.
5. Siehe Derek A. Long *The Raman Effect*, S. 385.
6. Cramer erörtert die Einstein-Podolsky-Rosen-Experimente mit Nichtlokalität (das heißt Verstärkung der Korrelationen zwischen getrennten Teilen eines verschränkten Quantensystems durch Zeit und räumlichen Abstand hindurch) in seinem Artikel „Quantum Nonlocality and the Possibility of Supraliminal Effects" (Proceedings of the NASA Breakthrough Propulsion Physics Workshop), 12. August 1997.
7. Cramer sagt: „Er (der Reflexionsprozess) ist ein Zweiwegevertrag zwischen der Zukunft und der Vergangenheit mit dem Zweck, Energie, Impuls etc. zu übertragen, während all die Erhaltungssätze und Quantisierungsbedingungen beobachtet werden, die dem Emitter/Beobachter als ‚Randpunkte' der Transaktion auferlegt sind." Die Quantentheorie ist nichtlokal, da „die Zukunft sich, in begrenzter Weise, auf die Vergangenheit auswirkt (auf der Ebene der Nicht-Konsensusrealität von Korrelationen zwischen Quantenwellen).

Kapitel 13

1. Siehe Rupert Sheldrake „Part I. Mind, Memory, and Archetype: Morphic Resonance and the Collective Unconscious" und www.sheldrake.org/articles/pdf/44.pdf.
2. Mae-Wan Ho schrieb eine mutige, höchst alternative, informative und stimulierende Kritik der Genetik und der Genmanipulation. *Genetic Engineering. Dream or Nightmare?* New York: Continuum Publishing, 1998.
3. Ernest Rossi sagt in seinem 2002 erschienenen Buch über die Psychobiologie des Genausdrucks *The Psychobiology of Gene Expression. Neuroscience and Neurogenesis in Hypnosis and the Healing Arts*, dass es im Hinblick darauf kein „Vielleicht" mehr gibt – es gibt eine auf der Molekularebene sichtbare Feedbackverbindung. Er erörtert „Genausdruck … ein neues Konzept in der Psychobiologie, welches eine Brücke schlägt zwischen Gehirnwachstum, Verhalten und kreativer menschlicher Erfahrung". (S. 3) Rossi schlägt auch vor, dass die Wellengleichung „eine Quelle der Psychobiologie des Genausdrucks, der Neurogenese und der Heilung ist". (S. 29) Er stellt Forschungen über zwei neue Genklassen vor: „Immediate Early Gene" und andere Typen, die den gesamten zirkadischen Zyklus hindurch auf Umweltfluktuationen reagieren. Die *Aktivitäts*gruppe reagiert zum Beispiel auf körperliche Bewegung mit der Auslösung einer Kaskade der Neurogenese verwandter Prozesse.

4. Rossi, op. cit., erörtert die neuesten Arbeiten in der neurogenetischen Forschung und kombiniert sie mit dem Verfahren der Optimierung des Genausdrucks und der Neurogenese zur Förderung des Hirnwachstums und der Heilung via kreativer Erfahrungen in den Künsten, den Wissenschaften und der therapeutischen Hypnose. Siehe auch Mae-Wan Hos 1998 erschienenes Buch *Genetic Engineering. Dream or Nightmare?* für eine exzellente Aktualisierung dessen, wie Physik und Genetik miteinander verbunden werden.
5. Es werden dauernd physikalische Methoden entwickelt, um Genunfälle hervorzurufen und zu reparieren. Vielleicht werden uns in der Zukunft sogar Nanoroboter dabei helfen.
6. Diese Traumfreundin hatte eine bedeutende persönliche Botschaft für die Träumerin, die ich hier nicht wiederholen kann.

Kapitel 14

1. Thich Nhat Hanh *Das Herz von Buddhas Lehre.*
2. David Bohm *The Undivided Universe.*
3. Cluster sind Anhäufungen von vielen lose miteinander verbundenen Einheiten, die keine unmittelbare geordnete Struktur zeigen. (Anm. d. Übers.)
4. Diese Analogie muss erst noch durch andere Forscherinnen und Forscher unabhängig voneinander bestätigt werden. Es gibt viele Fragen, die darauf warten, beantwortet zu werden: Inwieweit lassen sich Ereignisse bezüglich unseres Körpers durch Träume vorhersehen, und worin besteht die genaue Beziehung zwischen solchen Vorhersagen und Wahrscheinlichkeiten, die aus genetischer Information gewonnen werden? Was sagen uns Träume, das uns die Genetik nicht sagt, und was impliziert die Genetik, das uns die Träume nicht sagen?
5. Für weitere Informationen siehe Jungs Buch *Psychologie und Religion* sowie *Psychologie und Alchemie* (Bd. 11 und 12 seines *Gesamtwerks*).
6. Soweit ich mich erinnern kann, zeichnete Una Thomas „Kinderträume“ in einem von Jung in den 1920er Jahren an der ETH Zürich gehaltenen Seminar über Träume auf. Una war neunzig Jahre alt, als ich sie in der 60ern in Zürich traf. Sie war zweifellos eine seiner kreativsten Schülerinnen.

Kapitel 15

1. *Tao te King.*
2. Siehe Thich Nhat Hanhs Überblick über den Buddhismus in seinem Buch *Das Herz von Buddhas Lehre.*
3. Der achtfache Pfad beinhaltet: 1) Rechte Anschauung – Vertrauen in die buddhistische Sicht der Existenz; 2) Rechte Gesinnung – den Buddhismus zu praktizieren versuchen; 3) Rechtes Reden – Vermeidung von Lügen, Verleumdung oder beleidigendem Reden; 4) Rechtes Handeln – sich des Tötens, Stehlens oder verletzenden sexuellen Verhaltens enthalten; 5) Rechter Lebenserwerb – Zurückweisung bestimmter Arbeiten, die nicht mit den buddhistischen Prinzipien in Einklang stehen; 6) Rechtes Streben – Entwicklung guter mentaler Zustände und die Vermeidung schlechter; 7) Rechte Achtsamkeit – bewusstes Wahrnehmen von Körper, Gefühlen und Gedanken; und 8) Rechtes Sichversenken – Meditation.

Kapitel 16

1. Richard Feynman: *Vom Wesen physikalischer Gesetze.*
2. Zur Auflösung starker Süchte empfehlen spirituelle Traditionen, sich einer höheren Kraft zu übergeben. Die Anonymen Alkoholiker (AA) wurden gegründet infolge von C. G. Jungs Idee, dass Süchte und Sehnsüchte Indikatoren für ein tieferes Bedürfnis nach einer Beziehung zu „einer höheren Macht“ sind.
3. Ich erkläre diese virtuellen Teilchen in Kapitel 33 und 34 meines Buches *Quantum Mind*, weshalb ich hier nur einige der interessanteren Details erwähne.

4. Feynmans erstaunliches Konzept der „virtuellen Teilchen“ verbindet die Relativitätstheorie, Prinzipien der Quantenmechanik und die Theorie des elektrischen Feldes auf harmonische Weise miteinander. Obgleich nicht perfekt, ist sie noch immer in vieler Hinsicht die beste Theorie. Neuere Hypothesen wie die Superstringtheorie werden vielleicht letztlich an die Stelle der Quantenelektrodynamik treten, doch haben diese Theorien noch einen weiten Weg vor sich, bevor sie uns so viel über die Welt sagen können wie die Quantenelektrodynamik.
5. Dies ist der Fall, weil die beiden Elektronen Photonen „austauschen“, etwa so, wie zwei Schlittschuhläufer auf einem Teich einen Ball „austauschen“ oder sich zuwerfen könnten. (Der Ball repräsentiert das virtuelle Photon, welches einen Impuls zwischen den Läufern überträgt, was zur gegenseitigen Abstoßung der Läufer führt.)
6. Heisenbergs Unschärferelation zufolge ist die Lebensdauer meßbarer Teilchen durch den Ausdruck $E \times t > h$ begrenzt, mit E Energie, t Lebensdauer und h Plancks Konstante. So kann ein Teilchen mit irgendeiner Energie für kurze Zeit ins Leben treten ohne meßbar zu sein, solange es nicht die oben genannte Gleichung erfüllt. Je höher die Energie, desto kurzlebiger ist das virtuelle Teilchen.

Kapitel 17

1. Da die Telomerase längeres Leben in den Zellen hervorruft, könnten Sie denken, dass im Fall von Krebs, wobei Zellen in ihrem Wachstum immer weiter fortschreiten, *zu viel* Telomerase vorhanden sein könnte. Dieser Gedanke erweist sich als richtig: Etwas schaltet das Enzym an, das im Fall von Krebs überproduziert zu werden scheint.
2. Siehe insbesondere Carlos Castanedas *Reise nach Ixtlan*.
3. Ich bin dankbar für die Erlaubnis von www.buddhanet.net, diese wunderbaren Bilder benutzen zu dürfen. Die zehn Bilder vom Ochsenhirten stammen offenbar von einem Ch'an- Meister der chinesischen Sung-Dynastie (1126–1279 n. Chr.) und haben spirituelle Wurzeln in den frühen buddhistischen Texten. Der Graphikdesigner Hor Tuck Loon hat diese Bilder zeitgenössisch bearbeitet. Siehe www.buddhanet.net/oxherd1.htm.

Kapitel 18

1. Roger Penrose *Shadows of the Mind*.
2. Entropie ist ein Maß für die Unverfügbarkeit von Energie zur Leistung von Arbeit in einem System.
3. Die Thermodynamik ist das Studium der Gesetze, die bestimmen, wie sich Energie von einer Form in eine andere transformiert, wie sich Wärme bewegt und wie freie Energie mehr oder weniger verfügbar wird. „Verfügbare physikalische Energie“ kann direkt in Arbeit umgewandelt werden. Diese Energie wird auch als verwendbare oder „geordnete“ Energie bezeichnet, im Gegensatz zu nicht verwendbarer oder „ungeordneter“ Energie (wie Wärme), die nicht direkt in Arbeit umgewandelt werden kann.
4. *Verfallen* bedeutet, dass alle verwendbaren Formen von Energie in unverwendbare Formen wie Wärme (hier der Verweis auf den „Wärmetod des Universums“) umgewandelt werden. Es gibt eine anhaltende Diskussion darüber, ob das Universum wirklich geschlossen ist oder nicht. Führenden Wissenschaftlern auf diesem Gebiet wie L. D. Landau und E. M. Lifshitz zufolge kommt das Universum nicht exakt einem geschlossenen System gleich, wird die Schwerkraft als eine dynamische „äußere“ Bedingung betrachtet. Demzufolge könnte unser Bewusstsein ebenfalls eine äußere, oder zumindest nichtlokale Bedingung sein.
5. Wäre Ihre Stadt zum Beispiel ein geschlossenes System, so wäre jedes Gebäude mit seiner Umgebung aus Wärme, Licht und Materie, die sich hinein- und herausbewegen, ein Subsystem mit seiner Umgebung.
6. Maxwell stellte sich zwei Gasvolumen in einem Behälter vor, die durch eine Trennwand voneinander getrennt sind und zu Beginn dieselbe Temperatur aufweisen. Indem der Dämon die schnelleren Moleküle wahrnimmt und eine Tür in der Trennwand zwischen den Volumen

(ohne Energieverlust) kurzzeitig öffnet und ihnen so ermöglicht, sich vorzugsweise auf die eine Seite zu bewegen, kann das eine Volumen aufgrund der erhöhten Geschwindigkeit der Moleküle wärmer werden. Auf diese Weise vermag er Ordnung aus der Unordnung zu erzeugen, welche charakteristisch ist für Gase im Gleichgewicht, also mit gleicher Temperatur.

7. Es scheint mir wahrscheinlich, dass Fälle von Spontanheilung mit einem luziden Bewusstsein verbunden sind, das den inneren Konflikt auflöst.

Kapitel 19

1. Siehe Lynn Caporale *Darwin in the Genome*, S. 10.
2. Diese Worte des persischen Baha'i Sufi-Mystikers stammen aus seinem Buch *Beantwortete Fragen*.
3. Ich denke insbesondere an das als „Schrödingers Katze" benannte Quantenparadoxon, wobei die Katze in der Quantenwelt vor der Beobachtung sowohl tot als auch lebendig sein kann. Die Grundidee ist, dass die getrennten Zustände des Lebens und des Todes als Parallelwelten vorhanden sind, obgleich der beobachtete, der Konsensusrealität angehörige Zustand des Lebens (oder des Todes) jene Welten ausschließt.
4. „Bardo" ist ein tibetischer Begriff, der „Phase" bedeutet und sich auf Phasen im Alltagsleben in der Zeit nahe dem Tode bezieht („Licht", „hungrige Geister", etc.) ebenso wie auf Phasen nach Eintritt des physischen Todes. Siehe Sogyal Rinpoche *Das tibetische Buch vom Leben und vom Sterben* für nähere Einzelheiten.
5. Siehe mein Buch *Koma. Schlüssel zum Erwachen.*
6. Camille und Kabir Helminski, Übersetzer von *Rumi.Daylight.*
7. Altersbedingter Gedächtnisverlust bedeutet für viele Menschen den Verlust dessen, was man zu tun beabsichtigte. Man hat vergessen, „warum" man etwas tat. Eine prozessorientierte Sicht eines solchen Gedächtnisverlustes besteht darin, dass man das Wissen darum, warum man etwas zu tun beabsichtigte, loslassen „muss", um sich „davon" bewegen zu lassen und den subtilen „Tendenzen" und der Kraft der Stille zu erlauben, Leben zu erschaffen.
8. Siehe mein Buch *Koma. Schlüssel zum Erwachen*, S. 49/50.
9. David Nankervisis' Interview mit Lewis O'Brien „We're built like a Giant Kangaroo", *Adelaide Times*, November 1996.
10. Siehe mein Buch *Koma. Schlüssel zum Erwachen* für weiteres solches Fallmaterial.
11. Siehe Reggie Rays wundervoll luzides Buch *Indestructable Truth.*
12. Siehe Amy Mindell *Koma. Ein Weg der Liebe* für weitere Beschreibungen der „praktischen" Arbeit mit Sterbenden.
13. Ich erörtere die Mythologie der Aborigines im ersten Kapitel meines Buches *24 Stunden luzid träumen.*
14. Siehe Frank Fiedelers Arbeit unter www.lunarlogic.de/Frank/introduction.htm.
15. Siehe Wilhelm *I Ging*, S. 342.
16. Siehe *Causality and Chance in Modern Physics*, S. 11.

Kapitel 20

1. Siehe *The Quantum Self*, S. 132.
2. In seinem zukunftsweisenden Buch *Das Tao der Physik* zitiert Fritjof Capra Lama Anagarika aus The Govinda Foundations of Tibetan Mysticism. Siehe Capras Buch S. 305.
3. Dieser Dämon ist eine Beschreibung einer fehlenden Eigenschaft in der Quantenphysik, die gebraucht wird, um zu erklären, warum Selbstreflexion in der Wellentheorie erscheint. Ohne die Fähigkeit des Universums zur Selbstreflexion gäbe es vielleicht kein Universum. Amit Goswami hat ein erhellendes Buch mit dem Titel *The Self-Aware Universe* zu diesem Thema überarbeitet. Er benutzt das Wort *Bewusstsein*, wo ich von *Luzidität* spreche.
4. Ich erörtere den Austausch von Signalen in meinem Buch *Der Traumkörper in Beziehungen*.

5. In einem medizinischen oder therapeutischen Setting ist das wahrscheinlichste Rollenpaar dasjenige von Ärztin/Therapeutin und Patient/Klient. Die bestimmten Rollen und Welten, in die wir miteinander eintreten, hängen davon ab, wer wir sind und was wir tun, ebenso wie von der Natur des Momentes. Der Ausdruck „duale Beziehung" besagt, dass die Beziehung zwischen der professionellen Helferin und der Klientin oder Patientin nicht nur im klinischen Bereich abläuft. Zum Beispiel würde eine duale oder multiple Beziehung bedeuten, dass eine Person zusätzlich zu ihrer Rolle als Therapeutin auch Supervisorin, Lehrerin oder Freundin sein kann.
   Duale Rollen sind der Anlass für viele Diskussionen in den therapeutischen Gemeinschaften heutzutage. Allgemein gesprochen wird jede Rolle jenseits der klinischen als ein Problem im therapeutischen Setting betrachtet, sofern sie die Objektivität der Therapeutin beeinflusst. Regenbogenbewusstheit unterstützt Mainstream-Ansichten. Jedoch kann, mit oder ohne Regeln, „Objektivität" *niemals* vollständig erreicht werden, da die Beobachterin *immer* mit dem Beobachteten in der Nicht-Konsensusrealität „verflochten" ist (zum Beispiel auf der Quantenebene und in der Traumarbeit). Daher wird die Arbeit an der Wahrnehmung von Parallelwelten in Beziehungen immer essentiell sein.
6. Zum Beispiel erzähle ich in meinem Buch *Den Pfad des Herzens gehen*, wie ein kenianisches Schamanenpaar seine Arbeit beschreibt. Das Paar trifft sich einmal mit seinen „Klienten" und schickt sie dann nach Hause. Dann begibt sich das Paar in eine Trance und löst in jenem Zustand die Probleme der Klienten. Das ehrwürdige Alter des Schamanismus und der Glaube daran weisen darauf hin, dass er häufiger „funktioniert", als die moderne, in der Konsensusrealität befindliche Beobachterin zunächst glauben könnte.
7. „Regeln" in Bezug auf multiple Rollen sind wichtig, da sie die Helfer-Klient-Beziehung bestätigen und schützen. Andererseits jedoch müssen Regeln bezüglich des Gebrauchs von Macht in Verbindung mit Rollen überhaupt erst aufgrund eines Mangels an Bewusstheit durchgesezt werden.

Kapitel 21

1. *Causality and Chance in Modern Physics*, S. 11.

Anhang A

1. Fritjof Capra *Das Tao der Physik*, S. 241–242.
2. Obgleich wir unsere Uhren als in der Zeit vorwärtsgehend erfahren, kann sich die Erfahrung der Zeit für Beobachter, die sich in sich relativ zueinander bewegenden Bezugssystemen befinden, verkürzen oder verlängern. Darüber hinaus beweisen Einsteins Raumzeitkurven eindeutig, dass wir von der Zeit niemals annehmen sollten, dass sie linear ist.
3. Siehe *Encyclopedia Britannica* „Dualism" und das Unterthema „Life and Death".
4. Für einen einfachen Überblick über die Stringtheorie siehe Dr. Patricia Schwarz' „Official Superstring" Website unter www.superstringtheory.com/basics/index.html.
5. In seinem Buch *Das Universum in der Nussschale* (S. 57–65) spricht Stephen Hawking über neueste Theorien, die die Quantenmechanik mit der Relativitätstheorie verbinden. In diesem Buch spricht er in zugänglicher Sprache über die Verallgemeinerungen der Stringtheorie, die p-Bran-Theorie und die M-Theorie, welche alle Arten von Strings und deren multidimensionale Gegenstücke, die p-Branen, umfassen. Als „Positivist" sagt er, dass wir die Mathematik, da sie nützlich ist, anwenden und darüber nachdenken sollten, ohne uns in der Diskussion zu verfangen, ob sie „real" ist oder nicht. Diese pragmatische Sichtweise erlaubt ihm, über imaginäre Zeit und Konzepte der imaginären Zeit nachzudenken.
   Mein Standpunkt ist, dass alle Theorien psychologisch sind; sie stammen von unserer Essenz und entfalten sich in Form unserer Träume, der Mathematik, die wir uns vorstellen, unserer Hoffnungen und Visionen, der Alltagsdinge. So stammt die angenommene Schwingungsnatur der Quantenmechanik und deren neueste Version in Form der Stringtheorie von

der in unserer Psychologie erfahrenen wellenähnlichen Eigenschaft – die wir als Körpererfahrungen wie Kundalini, Tendenzen oder Nanobewegungen wahrnehmen.

6. Nullpunktenergie ist diejenige Energie, die (in einer Substanz) bei absolut null übrig bleibt, das heißt bei –273,2 Grad Celsius, der Temperatur, bei der Materie nach Entfernen sämtlicher Wärmeenergie zu schwingen aufhört. Trotzdem existiert noch eine Restenergie: Gemäß der Quantentheorie besitzt ein Teilchen, das mit einfacher harmonischer Bewegung oszilliert, keinen absoluten Ruhezustand ohne kinetische Energie. Die Unschärferelation erlaubt einem solchen Teilchen nicht, genau im Zentrum (Kernpunkt) seiner Oszillationen zur Ruhe zu kommen. Daher ist immer Energie (am absoluten Nullpunkt) vorhanden, selbst wenn alles vollkommen leer erscheint.
7. Zumindest nicht in den hier erläuterten einfachsten Situationen.
8. Werden zwei oder mehr Wellen übereinander gelagert, ist das Ergebnis eine Art „Nettowelle", die sich aus der Summe aller Ausschläge der individuellen Wellen zusammensetzt. Da diese Ausschläge positiv oder negativ sein können, kann ihre Summe entweder größer oder kleiner sein als die individuellen Ausschläge. Der erstere Fall wird konstruktive Interferenz und der letztere destruktive Interferenz genannt. Wasserwellen, Lichtwellen und Quantenwellen interferieren alle miteinander. Interferenz ist eine Folge des Superpositionsprinzips.
9. Für so genannte lineare Systeme. Zum Beispiel ist Wasser „linearer" als ein sehr viskoses Material. Wellen zerstreuen und verlieren sich, sofern sie sich nicht durch ein „ideales" (oder reibungsfreies) Medium fortpflanzen.
10. In der Physik wird die Verbindung zwischen Wellen und Teilchen durch die Berechnung der Wahrscheinlichkeit hergestellt, ein Teilchen an einem gegebenen Ort zu einer gegebenen Zeit zu finden. Zu dieser Berechnung gelangt man, indem man die normierte Amplitude der Wellenfunktion jenes Zustandes quadriert. Dazu nimmt man die Höhe (oder Amplitude) einer Welle und multipliziert sie mit sich selbst, um zu der Wahrscheinlichkeit zu gelangen, dass es in der Konsensusrealität ein messbares „Teilchen" gibt.
11. In seinem exzellenten Buch *Einstein's Moon* (S. 148 ff.) erörtert David Peat Bohms Denken auf eine elementare, nicht mathematische Weise. Obgleich Bohms Mathematik mit der Mainstream-Interpretation der Physik übereinstimmt, weist Peat darauf hin, wie einige Physiker, ohne Bohms Ideen vollkommen zu verstehen, seine Interpretation der Quantenmechanik nicht akzeptierten, da in Bohms Sicht das Bild eines Teilchens mehr oder weniger ein „Teilchen" bleibt. Seine Wellenfunktion, die Bohm „das Quantenpotential" nennt, wird zu einer neuen Art von „In-form-ation" oder nichtlokaler leitender Kraft. Obgleich das Quantenpotential eine kausale und exakte Gleichung darstellt, ist die Bahn des Teilchens ungewiss, da die leichten Veränderungen in den Werten der Umgebung leichte Veränderungen im Quantenpotential verursachen. Später erweiterte Bohm seine „kausale" Interpretation und hielt an der grundlegenden Unbestimmtheit der Bahn des Teilchens (aufgrund der Sensibilität des Quantenpotentials) fest.

    Auseinandersetzungen über die Philosophie der Physik und die Interpretation der Wellenfunktionen sind mir nicht so wichtig wie deren Verbindungen zur Psychologie der Wahrnehmung und zur psychologischen Erfahrung. Nichtlokale unmessbare Felder können als vertraut und nah „gefühlt" werden, obgleich sie in der Konsensurealität vielleicht weit voneinander entfernte Objekte verbinden. Anders als bei den Feldern der Physik, wie dem Magnetfeld um einen Magneten herum, vermindert sich das Essenzgefühl oder die informative Qualität des Quantenpotentials nicht, während sich die Dinge weiter voneinander entfernen. Ein Magnetfeld hingegen verliert seine Kraft in Bezug auf ein Eisenstückchen, während sich der Magnet und das Eisenstückchen voneinander trennen. Das Quantenpotential oder die leitende Welle übt eine subtile informative „Kraft" aus, die sich vielleicht „hinter" anderen realen Feldern wie Magnetismus und Schwerkraft befindet, die messbar sind. Dies ist der Grund, warum ich das Quantenpotential und seine Wellenfunktion, den anscheinend unmessbaren Druck oder die Intelligenz, die wir subjektiv als uns bewegend erfahren, als „die Kraft der Stille“ bezeichnet habe.

12. Ein Quantenzustand ist ein Zustand eines quantisierten Systems, das durch seine Quantenzahlen beschrieben wird. Beispielsweise besitzt ein Wasserstoffatom vier solcher Quantenzahlen (im Grundzustand mit den Werten 1, 0, 0 und $^1/_2$), welche die Eigenschaften des Elektrons (und seiner spezifischen Energien, der Ausrichtung und des Spins) beschreiben.

Anhang B

1. Siehe www.hedweb.com/everett/everett.htm für Michael Prices „The Everett FAQs“ – großartige Einsichten bezüglich Everett.
2. Ebd.

Anhang C

1. Seine Website listserv.arizona.edu/archives/quantum-mind/ ist ein guter Ort, um sich über den neuesten Stand bezüglich der Anwendungen der Theorien des Quantengeistes auf Biocomputer und Medizin zu informieren.
2. Ein guter Überblick über Heisenbergs Arbeit ist in Nick Herberts ausgezeichnetem Buch *Elemental Mind* S. 146–178 zu finden.

Bibliographie

Abbott, E.: *Flatland*. New York: Dover, 1952 (die Erstveröffentlichung erschien 1884 [Seeling and Co.] und die neueste Auflage Dover Thrift Edition erschien 1992).

Abdu'l-Baha: *Beantwortete Fragen*. Hofheim-Langenheim: Baha'i Verlag, 1977.

Arkani-Hamed, Nima, Savas Dimopoulos und Gerogi Dvali: „The Universe's Unseen Dimensions". *Scientific American*. Bd. 282, Ausgabe 8, S. 62.

Arye, Lane: *Unbeabsichtigte Musik. Seine tiefste Kreativität befreien*. Petersberg: Via Nova, 2004.

Batchelor, Martine und Stephen Batchelor: *Thorson's Principles of Zen. The Only practical Introduction You'll ever need.* Audiokassette #0-7225-9926-9: Thorson's Audio/National Book Network, 1995, www.nbnbooks.com.

Dies. *Walking on Lotus Flowers. Buddhist Women living, Loving and Meditating*. London und San Francisco: Thorsons, HarperCollins, 1996.

Beller, Mara: „The Soakal Hoax: At Whom Are We Laughing?" *Physics Today*. Januar 1997, S. 61, und März 1997, S. 73.

Bohm, David: Causality and Chance in Modern Physics. London: Routledge and Kegan Paul, 1984 (Erstveröffentlichung 1957).

Bohm, David und Basil Hiley: *The Undivided Universe. An Ontological Interpretation of Quantum Theory.* London und New York: Routledge, 1993.

Bohr, Niels: *Atomic Physics and Human Knowledge*. New York: John Wiley, 1958.

Caporale, Lynn: *Darwin in the Genome*. Molecular Strategies in Biological Evolution. New York: McGraw-Hill/Contemporary Books, 2002.

Capra, Fritjof: *Das Tao der Physik*. München: Droemersche Verlagsanstalt Th. Knaur Nachf., 1997.

Castaneda, Carlos: *Reise nach Ixtlan. Die Lehre des Don Juan*. Frankfurt am Main: Fischer 1975.

Chatwin, Bruce: *Traumpfade.* Frankfurt a. M: Fischer, 1992.

Chen, Ellen: *Tao te king*. München: Diederichs, 1994.

Chopra, Deepak: *Ageless Body, Timeless Mind*. New York: Random House, 1998.

Cramer, John: „Quantum Nonlocality and the Possibility of Supraliminal Effects." Protokolle des the NASA Breakthrough Propulsion Physics Workshop, Cleveland. Cleveland, Ohio, 12.–14. August 1997.

Dalai Lama: *Das Buch der Freiheit*. Bergisch-Gladbach: Luebbe Verlagsgruppe, 1992.

Damasio, Antonio R.: *The Feeling of What Happens. Body and Emotion in the Making of Consciousness*. New York: Harcourt Brace, 1999.

Ders.: „How the Brain Creates the Mind". *Scientific American*, 281,6 (1999): 12–117.

Davies, Paul: *The Fifth Miracle*. New York: Simon and Schuster, 1999.

Dossey, Larry: *Healing Words*. New York: Harper Collins, 1993.

Encyclopedia Britannica 2001. (Siehe insbesondere die CD-ROM Version, erhältlich unter www.britannica.com.)

Feynman, Richard P: „Notes on the Beginning of Nanoscience". Caltech's Enigineering and Science Website www.zyvex.com/nanotech/feynman.html.

Ders.: *Vom Wesen physikalischer Gesetze*. München: Piper, 1993.

Freitas, Robert A.: *Nanomedicine. Bd. I: Basic Capabilities*. Austin, Texas: Landes, 1999.

Godwin, Jocelyn: *Athanasius Kircher. A Renaissance Man and the Quest for Lost Knowledge*. London: Thames and Hudson, 1979.

Goswami, Amit, R. E. Reed, M. Goswami: *The Self-Aware Universe. How Consciousness Creates the Material World*. New York: Tarcher/Putnam, 1993.

Gould, James L. und Carol Grant Gould: *Life at the Edge*. New York: Freeman and Co, 1988.

Govinda, Lama Anagarika: *The Foundations of Tibetan Mysticism*. New York: Samuel Weiser, 1973.

Grimms Märchen. Stuttgart: Reclam, 1980.

Hammeroff, S. R.: „Quantum Coherence in Microtubules, a Neural Basis for Emergent Consciousness?“ *Journal of Consciousness Studies*, 1: 91.

Ders. und Roger Penrose: „Orchestrated Reduction of Quantum Coherence in Brain Microtubules. A Model for Consciousness.“ In S. Hameroff, A. Kaszniak und A. Scott (Hrsg.) *Toward a Science of Consciousness. The First Tucson Discussions and Debates* (S. 115). Cambridge, Mass.: MIT Press, 1996.

Hanh, Thich Nhat: *Das Herz von Buddhas Lehre. Leiden verwandeln. Die Praxis des glücklichen Lebens*. Freiburg: Herder, 2004.

Hawking, Stephen: *Black Holes and Baby Universes, and other Essays*. New York: Bantam Books, 1993.

Ders.: Public Lectures 1999 unter www.hawking.org.uk/text/public/public.html.

Ders.: *Das Universum in der Nussschale*. Hamburg: Hoffmann und Campe, 2002.

Heisenberg, Werner: *Physik und Philosophie*. Stuttgart: Hirzel, 1959.

Ders.: *Das Naturbild der heutigen Physik*.. Basel: Rowohlt, 1955.

Helminski, Camille und Kabir Edmund Helminski: Rumi. Daylight: *A Daybook of Spiritual Guidance*. Putney, Vt.: Theshold Books, 1990.

Herbert, Nick: *Elemental Mind. Human Consciousness and the New Physics*. New York: Dutton, 1993.

Ho, Mae-Wan: *Genetic Engineering. Dream or Nightmare?* New York: Continuum Publishing, 1998.

Inkamana, Lorna. „Snake Dreaming“, Gemälde, 2001, #LI1. www.nanou.com/au/songlines.

IONS *Noetic Sciences Review*, Sausalito, Calif. (Allgemein hilfreiche Zeitschrift.)

Johnson, John L.: „Environmental Justice for All: Principles and Practices for Conflict Resolvers“, *AcreSolution*, Sommer 2002, S. 24 ff.

Journal for Frontier Sciences der Temple University, Philadelphia. (Allgemein hilfreiche Zeitschrift zum Verständnis der Biophysik und Medizin.)

Jung, Carl Gustav: „Synchronizität. Ein akausales Verbindungsprinzip.“ *Struktur und Dynamik der Psyche*. Gesammelte Werke, Bd. 8, Ed. 7. Solothurn: Walter Verlag, 1995.

Ders.: *„Kinderträume“*. Unveröffentlichtes Manuskript einer 1924 an der E.T.H. Zürich gehaltenen Vorlesungsreihe.

Khan, Hazrat Inayat: *Sufi Message of Hazrat Inayat Khan*. (Sufi Message Series) New York: Hunter House, 2001.

Kaku, Michio: *Im Hyperraum. Eine Reise durch Zeittunnel und Paralleluniversen*. Reinbek: Rowohlt TB, 1994.

Kircher, Athanasius: *Oedipus Aegyptiacus*. Quelle: Thomas A. P. van Leeuwen, *The Skyguard Trend of Thought*. Cambridge, Mass.: MIT Press, 1986.

Krishna, Gopi und Carl Friedrich von Weizsäcker: *Biologische Basis der Glaubenserfahrung. Schöpferische Kraft für eine bessere Welt*. München: Heyne, 1983.

Landau, L. D. und E. M. Lifshitz: *Statistical Physics*, 3rd ed. *Course of Theoretical Physics*, Bd. 5. J. B. Sykes und M. J. Kearsley, Übers. Oxford, UK: Butterworth-Heinemann, 1999.

Laszlo, Ervin: *Kosmische Kreativität. Neue Grundlagen einer einheitlichen Wissenschaft von Materie, Geist und Leben*. Frankfurt: Insel, 1999.

Levin, Theodore und Michael Edgerton: „The Throat Singers of Tuva.“ *Scientific American*, September 1999. www.sciam.com/1999/0999issue/0999levin.html

Leviton, Richard: *The Galaxy on Earth. A Traveler's Guide to the Planet's Visionary Geography*. Charlottesville, Va.: Hampton Roads, 2002.

Ders.: *Physician. Medicine and the Unsuspected Battle for Human Freedom*. Charlottesville, Va.: Hampton Roads, 2000.

Ders.: „Landscape Mysteries and Healing Gaia: A Précis of Spiritual Geomancy". *West Coast Astrologer-Geomancer,* März 1992, S. 15.

Long, Derek A.: *The Raman Effect. A Unified Treatment of the Theory of Raman Scattering by Molecules*. New York: John Wiley & Sons, 2002.

Lusseyran, Jacques: *Das wiedergefundene Licht*. München: Deutscher Taschenbuch Verlag, 1966.

McEvoy, J. P. und Oscar Zarate: *Quantum Theory for Beginners*. Cambridge, UK: Icon Books, 1999.

Menken, Dawn: *Speak Out! Talking about Love, Sex and Eternity*. Tempe, Ariz.: New Falcon, 2002.

Mindell, Amy: *An Alternative to Therapy. A Few Bacic Process Work Principles*. Zero Publications, 2002. (Erhältlich über Lao Tse Press laotse@e-z.net.)

Dies.: *Die Weisheit der Gefühle*. Petersberg: Via Nova, 1999.

Dies. *Koma. Ein Weg der Liebe*. Petersberg: Via Nova, 2000.

Mindell, Arnold.: *Seine Träume deuten lernen. Träume mit Hilfe veränderter Bewusstseinszustände verstehen*. Petersberg: Via Nova, 2003.

Ders.: *24 Stunden luzid träumen. Techniken, um den nichtdualistischen Hintergrund der Alltagsrealität wahrzunehmen*. Petersberg: Via Nova, 2002.

Ders.: *The Deep Democracy of Open Forums. Practical Steps to Conflict Prevention and Resolution for the Family, Workplace, and World*. Charlottesville, Va.: Hampton Roads, 2002.

Ders. *Quantum Mind. The Edge between Physics and Psychology*. Portland, OR.: Lao Tse Press, 1999.

Ders. *Den Pfad des Herzens gehen*. Schamanistische *Praktiken und moderne Psychologie*. Petersberg: Via Nova, 1996.

Ders. *Schatten der Stadt. Prozeßorientierte Therapie in Aktion*. Paderborn: Junfermann, 1989.

Ders. Traumkörper in Beziehungen. Prozeßorientierte Psychologie in Praxis und Theorie. Basel: Sphinx, 1994.

Ders. T*raumkörperarbeit oder: Der Lauf des Flusses*. Paderborn: Junfermann, 1987.

Ders. *Dreambody. Krankheit und Individuation. Über die Beziehung zwischen Traum- und Körperprozessen*. Fellbach: Bonz, 1985.

Morin, Pierre: Rank and Salutogenesis. *A Quantitative and Empirical Study of Self-Rated Health and Perceived Social Status*. Dissertation. Cincinnati: Union Institute, 2002.

Muktananda, Swami: *Kundalini. The Secret of Life*. Soutz Fallsberg, N. Y.: Syda Foundation, 1994.

Nadeau, Robert und Menas Kafatos: *The Non-Local Universe. The New Physics and Matters of the Mind*. New York: Oxford Universitiy Press, 1999.

New, Eldon: www.geocities.com/Athens/Acropolis/2606/superpos.htm.

North, Caroline: *Death: The Experience of a Lifetime*. Berkeley, Calif.: Regent Press, 1997.

Pais, Abraham: *The Genius of Science*. London: Oxford University Press, 2000.

Peat, David: *Einstein's Moon. Bell's Theorem and the Curious Quest for Quantum Reality*. Chicago: Contemporary Books, 1990.

Penrose, Roger: *Shadows of the Mind*. London: Oxford University Press, 1994.

Ders.: *The Emperor's New Mind*. London: Oxford University Press, 1989.

Pert, Candice: *Molecules of Emotion*. New York: Simon and Schuster, 1999.

Pickover, Clifford A.: *Surfing through Hyperspace*. Understanding Higher Universes in Six Easy Lessons. New York: Oxford University Press, 1999.

Price, Michael Clive: „The Everett FAQ". www.hedweb.com/everett/everett

Rawson, Philip und Laszlo Legeza: Tao. *Eastern Philosophy of Time and Change*. New York: Avon Books, 1973.

Ray, Reginald: *Indestructible Truth. The Living Spirituality of Tibetan Buddhism*. London: Shambala, 2000.

Reiss, Gary: *Changing Ourselves, Changing Our World*. Tempe, Ariz.: New Falcon, 2001.

Regis, Ed: *Nano. The Emerging Science of Nanotechnology*. New York: Little Brown, 1995.

Rinpoche, Sogyal: *Das tibetische Buch vom Leben und vom Sterben*. München: O. W. Barth, 1994.

Rossi, Ernest L: *The Psychobiology of Gene Expression. Neuroscience and Neurogenesis in Hypnosis and the Healing Arts*. New York: W. W. Norton, 2002.

Roth, Harold: *Original Tao*. New York: Columbia University Press, 1999.

Rucker, Rudy: *The Fourth Dimension*. Boston: Houghton-Mifflin, 1984.

Sarfatti, Jack: „Post Quantum Physics". www.qedcorp.com/pcr/pcr/.

Schrödinger, Erwin: *Was ist Leben?: Die lebende Zelle mit den Augen des Physikers betrachtet*. München: Piper, 1999.

Schüpbach, Max: „Process Work". In S. Shannon, Hrsg., *Handbook of Complementary and Alternative Therapies in Mental Health*. New York: Academic Press, 2002.

Schwarz, Patricia: „Official Super String Website", 2002. www.superstringtheory.com/basics/index.html.

Sheldrake, Rupert: „Sheldrake Online", 2002. www.sheldrake.org.

Ders: „Part 1: Mind, Memory, and Archetype. Morphic Resonance and the Collective Unconscious" in *Psychological Perspectives*, Bd. 18, Nr. 1, S. 9–25, Herbst 1997. Los Angeles: C. G. Jung Institute of Los Angeles.

Ders: *The Rebirth of Nature. The Greening of Science and God*. London und Sydney: Century, 1990.

Ders: *Das Gedächtnis der Natur. Das Geheimnis der Entstehung der Formen in der Natur*. München: Piper, 1990.

Ders: *A New Science of Life.The Hypothesis of Formative Causation*. Los Angeles: J. P. Tarcher, 1981.

Sheldrake, Rupert, Ralph Abraham und Terence McKenna: *Trialogues at the Edge of the West: Chaos, Creativity, and the Resacralization of the World*. Santa Fe, N. M.: Bear and Company Publishing.

Stargrove, Mitch: „Vital Systems. Integrative Medicine, Wellness, and the Healing Process", 2003. www.VitalSystems.org.

Strachan, Alan: „The Wisdom of the Dreaming Body. A Case Study of a Physical Symptom." *Journal of Process Oriented Psychology*, 5(2). Portland, Ore.: Lao Tse Press, 1993.

Sutton, Peter, et al., Hrsg: *Dreamings: The Art of Aboriginal Australia*. New York: George Braziller, 1989.

Taber's Cyclopedic Medical Dictionary. Donald Venes, Clayton L. Thomas (Hrsg.). Clarence Wilbur Taber. Philadelphia: F. A. David Co, 2001.

Tompkins Peter, Christopher Bird: *Das geheime Leben der Pflanzen*. Frankfurt: Piper, 1997.

Von Franz, Marie-Louise: *Zeit*. München: Kösel, 1992.

Von Neumann, John: *The Mathematical Foundations of Quantum Mechanics*. Princeton: Princeton University, 1932.

Wheeler; John Archibald und Max Tegmark: „100 Years of Quantum Myteries." *Scientific American*, Bd. 284, Nr. 1, S. 68–75, 2001.

Wilhelm, R. (Hrsg. und Übers.): I Ging. *Das Buch der Wandlungen*. München: Diederichs 1989

Wolf, Fred Alan: Yi-Fu, Tuan: *Passing Strange and Wonderful. Aesthetics, Nature, and Culture*. Washington, D. C.: Island Press, 1993.

Zohar, Danah: *The Quantum Self*. New York: William Morrow, 1990.

Parallel Universe. New York: Simon and Schuster, 1988.

Ders.: *Starwave. Mind, Consciousness and Quantum Physics*. New York: Collier Books, 1984.

Ders.: *Taking the Quantum Leap. The New Physics for Non-Scientists*. San Francisco: Harper & Row, 1981.

Index

Weitere Bücher aus dem Verlag Via Nova:

24 Stunden luzid träumen

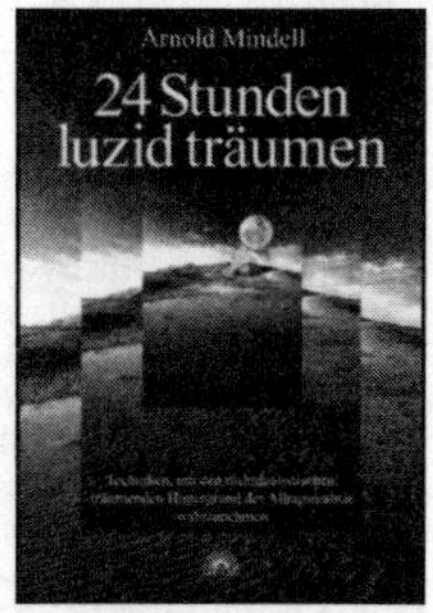

Techniken, um den nichtdualistischen träumenden Hintergrund der Alltagsrealität wahrzunehmen

Arnold Mindell

2. Auflage

Paperback, 274 Seiten, 52 Graphiken – ISBN 978-3-936486-03-2

In seinem Buch *„24 Stunden luzid träumen“* zeigt der innovative Psychotherapeut und spirituelle Lehrer Arnold Mindell zum ersten Mal auf, wie man in die Welt des Träumens eintritt, jene Welt, aus der die sichtbare Realität hervorgeht. Greift man Ereignisse, die die eigene Aufmerksamkeit erregen wie beispielsweise Körpersymptome, Beziehungsmomente, spontane Gedanken und Phantasien auf und entfaltet deren Signale mit Hilfe der Methode des 24 Stunden luziden Träumens, tritt man vollkommen wach in die nichtdualistische Welt des Träumens ein und lernt deren Botschaften zu verstehen und in die Alltagswelt einzubringen. Die Praxis des 24 Stunden luziden Träumens hilft bei der Lösung persönlicher, körperlicher oder emotionaler Probleme. Sie hilft bei der Lösung von Konflikten in Beziehungen, Familien, Großgruppen, Unternehmen und sogar in der Politik.

Seine Träume deuten lernen

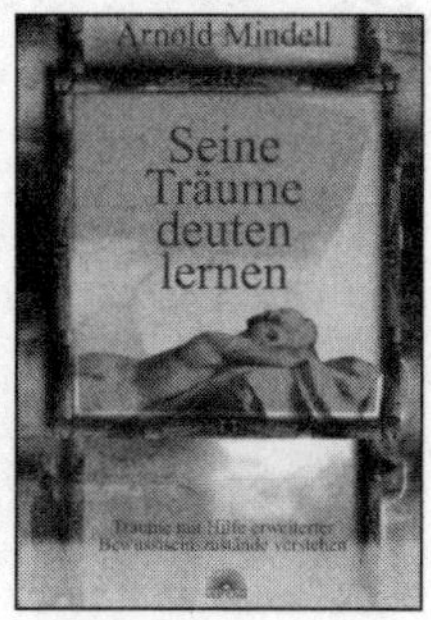

Träume mit Hilfe erweiterter Bewusstseinszustände verstehen

Arnold Mindell

Paperback, 208 Seiten, 32 Abbildungen – ISBN 978-3-936486-32-2

Auf der Grundlage seiner sechsunddreißigjährigen Praxis gelangt Arnold Mindell zu einer aufregenden Fusion von Physik und Psychologie, die einen selbst auf den Fahrersitz der eigenen Träume setzt und so deren Bedeutung offenbart. Wir können unsere Träume verstehen, indem wir sorgfältig beobachten, wie wir unsere Aufmerksamkeit gebrauchen, wie wir uns bewegen und was wir in unserem Körper sowie in veränderten Bewusstseinszuständen erfahren. Nachtträume sind bloß eine Reflexion des kontinuierlichen Flusses subtiler Signale oder „Flirts“, die 24 Stunden am Tag in unser Bewusstsein eintreten, der grundlegenden Quelle der Realität und des Bewusstseins für das Träumen, der unsichtbaren Kraft hinter allen Erscheinungen. Dann wird einem bewusst, dass etwas anderes uns bewegt, das die eigenen Träume, Phantasien und Erfahrungen erschafft.

Die Weisheit der Gefühle

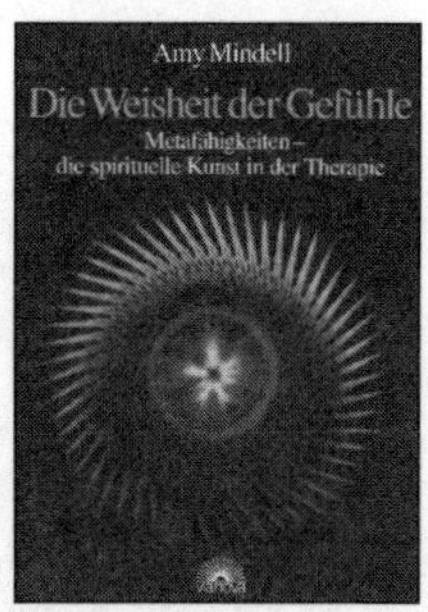

Metafähigkeiten – die spirituelle Kunst in der Therapie

Amy Mindell

Gebunden, 192 Seiten – ISBN 978-3-928632-45-4

Ein neues Verstehen der Wirkung von Gefühlen

Amy Mindell nennt das, was eine Therapie und einen Therapeuten erfolgreich macht, Metafähigkeiten (Metakills). Sie geht davon aus, dass unter allen unseren Verhaltensweisen gefühlsmäßige Einstellungen und Muster liegen, die nicht nur unser ganzes Verhalten im Alltag, sondern auch den Verlauf einer Therapie, ihren Erfolg oder Misserfolg, bestimmen. Und weil sie nicht nur den Menschen prägen, der sich einer Therapie unterzieht, sondern auch den Therapeuten, sind sie für den Verlauf einer Therapie so entscheidend. Die Kenntnis dieser Zusammenhänge ist hilfreich für jeden zur Bewältigung des Alltags und zum Gelingen einer jeden Therapie.

Den Pfad des Herzens gehen

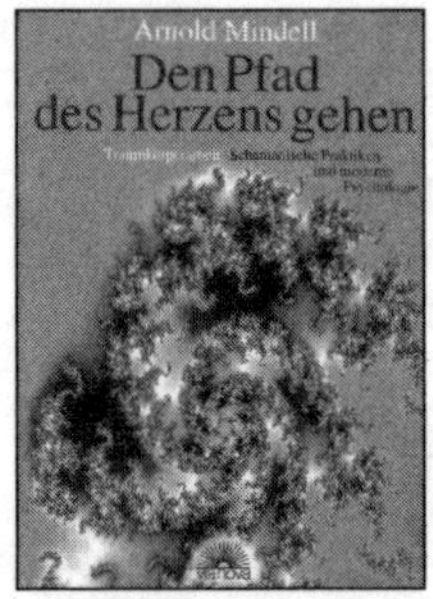

Traumkörperarbeit – Schamanische Praktiken und moderne Psychologie

Arnold Mindell

Gebunden, 256 Seiten
ISBN 978-3-928632-24-9

Jahrzehntelange Erfahrungen in der Prozessorientierten Psychologie und intensive Begegnungen mit Schamanen, eingeborenen Heilern und Weisen, in allen Erdteilen bilden die Grundlagen dieses Buches, das sowohl moderne Psychologie als auch schamanische Praktiken und Heilmethoden zu einer fruchtbaren Synthese verbindet, die Sie im Alltag nutzen können. Sie werden in dem Buch mit mächtigen, unbekannten und heilenden Kräften konfrontiert, die den Weg des „Jägers" und des „Kriegers" begleiten. Um dem „Größeren", das der Verfasser Geist nennt, dem „Verbündeten" und dem „Doppelgänger" zu begegnen, werden die Erfahrungen, die aus Körperempfindungen oder Traumbildern auftauchen, bewusst gemacht und eine „zweite Aufmerksamkeit" entwickelt. Jedes Kapitel schließt mit Übungen ab, die jeweils die persönliche Erfahrung des vorher beschriebenen Inhalts ermöglichen. Es werden praktische Methoden angeboten, wie Sie mit Ihrem Traumkörper in Verbindung kommen, ganz werden und zu sich selbst finden.

Der Weg durch den Sturm

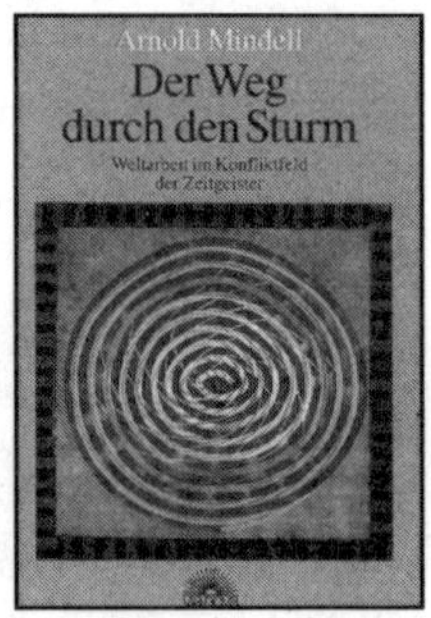

Weltarbeit im Konfliktfeld der Zeitgeister

Arnold Mindell

Gebunden, 248 Seiten
ISBN 978-3-928632-29-4

Wie sollen wir Menschen an der Schwelle zum dritten Jahrtausend unsere gigantischen Probleme lösen? Ausgehend von seinen Erfahrungen in der psychotherapeutischen und supervisorischen Arbeit mit Einzelnen und Gruppen in vielen Teilen der Welt hat Mindell Ansätze für eine Methode entwickelt, welche Lösungen nicht von außen überstülpt, sondern Gruppen und Großgruppen dabei unterstützt, sich selbst kennenzulernen und bisher unterdrückte oder übersehene Teile als Ressourcen für den Umgang mit ihren Schwierigkeiten und zur Entwicklung von Gemeinschaft zu nutzen. Wie können Betroffene dabei unterstützt werden, aus ihrem Prozess und ihrem jeweiligen Feld heraus Zugang zu den eigenen Potenzialen von Führungskraft und Weisheit zu finden? Dieses Buch schildert Schritte auf dem steinigen Weg der Suche nach einer **neuen „Weltarbeit"**, welche Erkenntnisse aus der Psychologie, den modernen Naturwissenschaften und den alten spirituellen und schamanistischen Traditionen zusammenbringt, um den Herausforderungen unserer Zeit zu begegnen.

Das Pferd rückwärts reiten

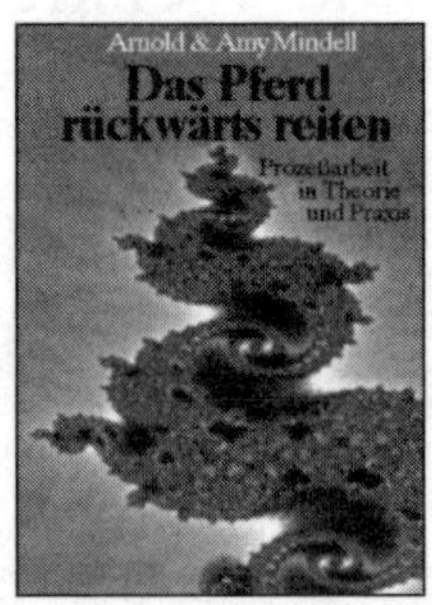

Prozessarbeit in Theorie und Praxis

Arnold und Amy Mindell

Gebunden, 264 Seiten, 50 Zeichnungen
ISBN 978-3-928632-25-6

Dieses Buch richtet sich an Menschen, die an ihrer persönlichen Entwicklung interessiert sind, und an all diejenigen, die es sich zur Aufgabe machen, anderen im Prozess ihres persönlichen Wachstums behilflich zu sein. Es wird auch all denen nützlich sein, die sich für Tanz, Kunst, Gruppenarbeit und Transpersonale Psychologie interessieren. Es berichtet vom Entstehen der Philosophie, den Methoden und den Anwendungen der Prozessorientierten Psychologie anhand von wortgetreuen Aufzeichnungen und Berichten über Prozessarbeit „in Aktion". Mit diesem neuen Paradigma können alle gewinnen.

Heilung und Neugeburt

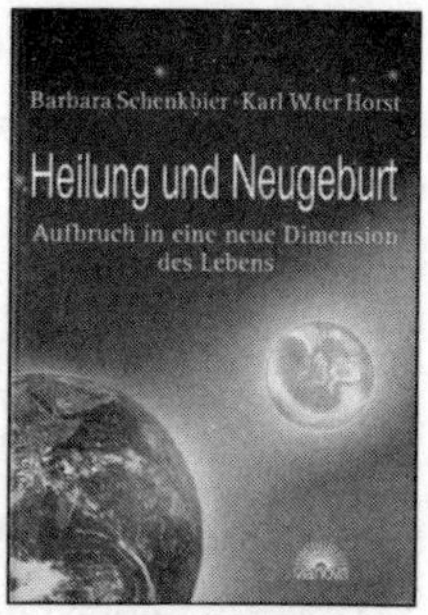

Aufbruch in eine neue Dimension des Lebens

Barbara Schenkbier / Karl W. ter Horst

Hardcover, 272 Seiten, 30 Fotos, 10 Grafiken – ISBN 978-3-936486-57-5

Immer mehr Menschen suchen Auswege aus Einsamkeit und Trauer, Isolation und Sinnkrise. Sie sehnen sich nach Wärme und Licht, einem Aufbruch ins Leben, dem erneute Enttäuschungen und Niederlagen erspart bleiben. Barbara Schenkbier und Karl W. ter Horst geben anregende Impulse für den Aufbruch in eine neue Dimension des Lebens, für die spirituelle Neugeburt des Menschen. Diese Impulse sind begleitet von wegweisenden Ratschlägen für die Heilung von Seele und Körper. Die Autoren schöpfen aus der spirituellen Erfahrung einer neuen Dimension der Heilung und der Geschichte ganzheitlicher Heilverfahren aus dem göttlichen Feld. Die spirituelle Heilung wird ausführlich dargestellt. Mit einer bisher unveröffentlichten evolutions-psychologischen Methode ermöglichen sie dem Leser überraschende Einblicke in die verschlungenen Verläufe seiner eigenen Entwicklung. Alles Mitmenschliche und Kraftspendende, das dabei ans Licht des Bewusstseins dringt, bewerten die Autoren als Quellen von Heilung und Glück.

Heilung durch unbegrenzte Energien

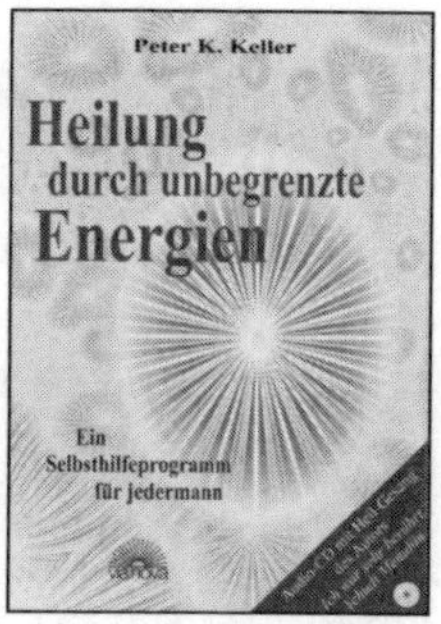

Ein Selbsthilfeprogramm für jedermann

Audio-CD mit Heil-Gesang des Autors

Peter K. Keller

Hardcover, 176 Seiten, 3 Grafiken – ISBN 978-3-86616-033-0

Dieses neue, einzigartige Selbsthilfeprogramm gibt einen Schlüssel in die Hand, das gesamte menschliche Potenzial zu erschließen. Es zeigt auf anschauliche Weise, wie sich jeder an ein unendliches Energie-Reservoir anschließen und stets daraus schöpfen kann. Dabei erhält der Leser wertvolle Anregungen, um ein positives Selbstbild aufzubauen, das geeignet ist, das Leben erfolgreich zu gestalten. Wichtige Erkenntnisse der modernen Wissenschaft, der Kunst und Religion über das Thema des Buches werden zusammengefasst. Der Verfasser wendet sie in seinem Buch an und bezieht die verschiedenen Wahrnehmungskanäle des Menschen mit ein. Er benutzt unter anderem hierfür ein Energiebild, in dessen Heilwirkung der Leser sofort einsteigen kann. Außerdem hat der Autor eingängige Lieder komponiert, die uns wie gute Freunde begleiten. Sie helfen uns, loszulassen und neu anzufangen, vermitteln uns eine positive Lebens-Einstellung und befreien uns von alten, krank machenden Konditionierungen. Der Autor selbst war so krank, dass er von den Ärzten aufgegeben wurde. Er heilte sich aus eigener Kraft und gibt in diesem Buch seine Erkenntnisse und Erfahrungen weiter.
Yehudi Menuhin über den Heil-Gesang des Autors: „Ich war sehr berührt."

Die heilende Kraft des Scheiterns

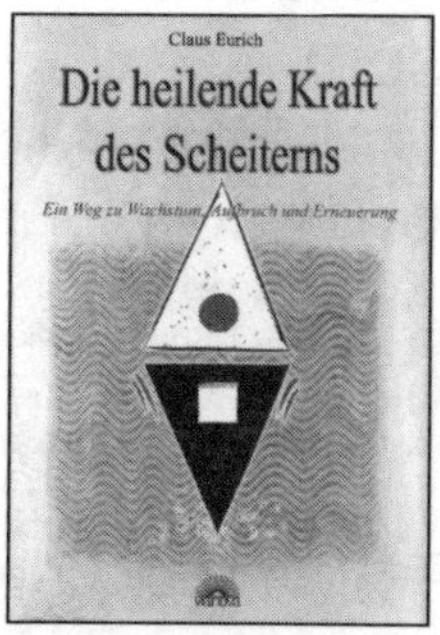

Ein Weg zu Wachstum, Aufbruch und Erneuerung

Claus Eurich

Hardcover, 128 Seiten – ISBN 978-3-86616-043-9

Ohnmacht und Scheitern zu erfahren ist ebenso alltäglich wie zu erleben, dass Erwartungen zerbrechen. In unserer Kultur werden diese schmerzhaften Lebenserfahrungen überwiegend verdrängt und als Schwäche des Menschen diskriminiert. Dieses Buch verändert den Blick auf das Scheitern grundlegend: fort vom Makel, hin zu den heilenden Aspekten. Es zeigt auf, dass Neues nur entstehen kann, wenn Altes sich auflöst bzw. zerbricht. Scheitern wird in diesem Blick zur Chance. Das Buch gibt Hinweise für eine entsprechende Gestaltung des Lebens. Es ist zudem in eine Zeit hinein geschrieben, die im Großen wie im Kleinen von Krisen geschüttelt ist, in der zugleich aber auch die Sehnsucht nach Aufbruch und Erneuerung überall spürbar ist. In Krisen und Grenzerfahrungen wird dieses Buch ein wertvoller Begleiter sein.

Im Gleichgewicht der Wünsche

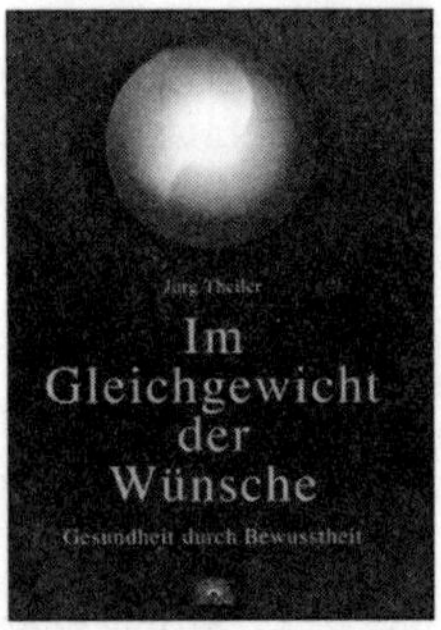

Wollen und Sollen in Übereinstimmung bringen

Jürg Theiler

Paperback, 304 Seiten – ISBN 978-3-86616-037-8

Krankheiten sind die Folge von Verletzungen, die Sie sich zufügen, ohne es zu wissen und zu merken. Weil Ihre Wünsche sich oft widersprechen und gegensätzlich sind, benachteiligen, verdrängen, unterdrücken, verletzen und zerstören Sie die einen umso mehr, je intensiver und erfolgreicher Sie die anderen verfolgen. Um gesund zu sein, um Ihr Lebenswerk zu vollbringen, müssen Sie bewusst erkennen, welche Wünsche Sie haben und wie Sie alle – nicht die einen auf Kosten der anderen – erfüllen können. Das erfordert, Ressourcen von Wünschen, denen Sie bisher viel Gewicht beigemessen haben, auf Wünsche umzuverteilen, denen Sie bislang wenig Beachtung schenkten. Es erfordert, die Wünsche, die Sie aktiv verfolgen – Ihre Wünsche nach Konsum, Besitz, Erfolg, Macht, Kontrolle – an jenen auszurichten, die sich Ihnen rezeptiv erschließen – Ihre Wünsche nach Liebe, Schönheit, Kreativität und die Fähigkeit zu leiden. Dieses Buch zeigt Ihnen, wie Sie vom Ungleichgewicht zum Gleichgewicht, von der Zerstörung eines Teils von Ihnen zu Ihrer „In-Dividualität", Ihrer Ganzheit finden.

Von der Psychotherapie zu schamanischen Heilweisen

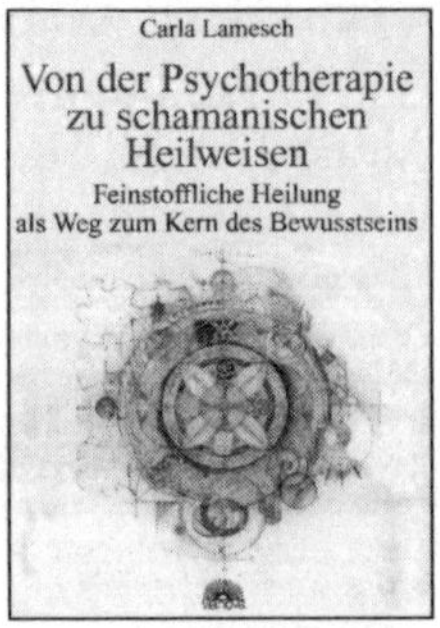

Feinstoffliche Heilung als Weg zum Kern des Bewusstseins

Carla Lamesch

Paperback, 192 Seiten, ISBN 978-3-86616-038-5

Das Buch zeigt auf, wie durch die Verbindung von Methoden der modernen Psychotherapie mit altem schamanischem Heilwissen auch schwer zugängliche Schichten im Unbewussten direkt erreicht werden können. Durch die auf diese Weise bewirkte Heilung kann der Weg zum innersten Kern des Bewusstseins erschlossen werden. In spannenden Protokollen beschreibt Carla Lamesch, wie blockierte Energien freigelegt werden und ein Heilungsprozess in Gang gesetzt wird. Sie macht deutlich, dass schamanische Traditionen nichts mit Magie oder Zauberei zu tun haben, sondern auf altem, überliefertem Wissen beruhen und sich der höchsten geistigen Ebenen bedienen, um Heilung zu bewirken. Dieses faszinierende und unkonventionelle Buch richtet sich nicht nur an Fachleute, sondern bietet auch interessierten Laien eine große Fülle an Anregungen und neuen Einsichten.

Tore zum transpersonalen Bewusstsein

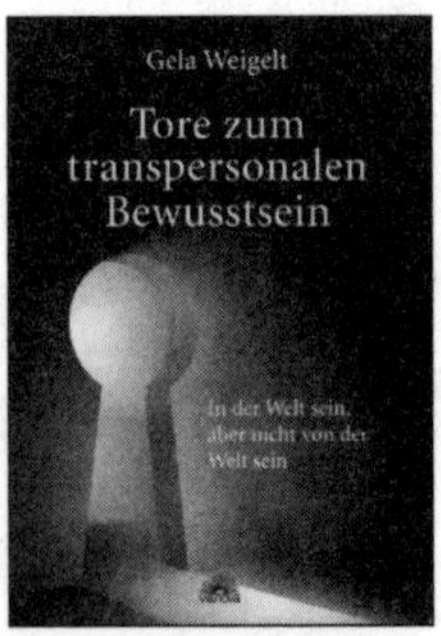

In der Welt sein, aber nicht von der Welt sein

Gela Weigelt

Paperback, 184 Seiten,
ISBN 978-3-86616-148-1

Dieses Buch stellt alte Weisheitslehren und neuere wissenschaftliche Erkenntnisse der Quantenphilosophie und Neurowissenschaft vor, die sich mit den großen Problemfragen der Menschheit beschäftigen: Wer oder was ist der Mensch, diese Person (lat. persona = Maske des Schauspielers), die an sich selbst und an anderen Personen leidet, die alle ihre Lebensrollen spielen? Wie kann es gelingen, hinter der Maske die wahre Identität zu erkennen? Wie können wir unsere Ego-Masken transzendieren und das Absolute, das Göttliche, jenseits der Person hindurchtönen lassen und dieses erkennen? Die Autorin Prof. Dr. Weigelt ist im Sinne Buddhas überzeugt: kein Ego – kein Leid.